AF904365

Evelyn Tribole
Elyse Resch

Intuitiv essen

Das Workbook

GOLDMANN

Buch

Dieses umfassende Arbeitsbuch bietet eine ganz neue und befreiende Sichtweise auf Nahrungsmittel und Mahlzeiten. Basierend auf dem Bestseller »Intuitiv essen« vermittelt es zehn Prinzipien, die dabei helfen, eine gesunde Beziehung zum Essen aufzubauen, die natürlichen Hunger- und Sättigungssignale des Körpers wahrzunehmen und ein positives Körperbild zu entwickeln. Und – was am wichtigsten ist – aufzuhören, sich beim Essen unwohl zu fühlen!

Autorinnen

Evelyn Tribole ist Ernährungswissenschaftlerin mit eigener Praxis. Sie war Ernährungsexpertin bei »Good Morning America« und nationale Sprecherin der American Dietetic Association. Sie lebt in Newport Beach, Kalifornien.

Elyse Resch ist seit 30 Jahren als Ernährungstherapeutin mit eigener Praxis tätig. Ihr Spezialgebiet sind Essstörungen, intuitives Essen und präventive Ernährung. Sie lebt in Beverly Hills, Kalifornien.

Außerdem von Evelyn Tribole und Elyse Resch im Programm

Intuitiv essen

auch als E-Book erhältlich

ELYSE RESCH
EVELYN TRIBOLE

INTUITIV ESSEN
DAS WORKBOOK

10 Prinzipien für eine gesunde Beziehung zum Essen

Aus dem Amerikanischen
von Gabriele Lichtner

GOLDMANN

Die amerikanische Originalausgabe erschien 2017 unter dem Titel
»The Intuitive Eating Workbook: Ten Principles for Nourishing a Healthy Relationship with Food« bei New Harbinger Publications, Inc., Oakland.

1. Auflage
Deutsche Erstausgabe Dezember 2024

Redaktion: Andrea Kalbe
Intuitive Eating Assessment Scale-2 aus Tylka, T.L., & Kroon Van Diest, A.M. (2013)
Umschlag: Uno Werbeagentur, München
Satz: Uhl + Massopust, Aalen
Druck und Bindung: Nørhaven A/S, Viborg
Printed in Denmark
CH · MW

ISBN 978-3-442-18029-5

www.goldmann-verlag.de

Wir widmen dieses Arbeitsbuch unseren ehemaligen und derzeitigen Klientinnen und zukünftigen intuitiven Esserinnen.
Mögen Ihnen Würde, Gesundheit und Glück beschieden sein – unabhängig von Ihrer Körpergröße oder -form – und mögen Sie niemals an Ihrer inneren Weisheit zweifeln.

Inhalt

Vorwort

Glückwunsch zu Ihrer Entscheidung für dieses Buch! Vielleicht haben Sie Diäten so überaus satt, mit all ihren Regeln und Bestimmungen. Vielleicht fühlen Sie sich überwältigt von den Versprechen der Diäten, die niemals dauerhaft eingelöst werden. Vielleicht sind Sie es müde, sich dauernd mit Essen zu beschäftigen, weil es Ihre kostbare Zeit in Anspruch nimmt und Ihnen Energie raubt. Vielleicht sind Sie frustriert davon, Ihren Körper zu hassen und ständig das Gefühl zu haben, gegen ihn anzukämpfen. Vielleicht wünschen Sie sich eine andere Beziehung zum Essen und zu Ihrem Körper, eine, die durch Freundlichkeit anstatt durch Kritik gekennzeichnet ist. Sie wünschen sich Hilfe. Oder vielleicht kennen Sie jemanden, der mit diesen Problemen kämpft, und Sie möchten ihr oder ihm helfen.

Mit dem Arbeitsbuch *Intuitiv essen – das Workbook* von Evelyn Tribole und Elyse Resch tun Sie etwas dafür, sich von all diesen Problemen zu befreien. Sie werden lernen, wie Sie eine gesunde Beziehung zum Essen und zu Ihrem Körper aufbauen und weiterentwickeln können. Und dadurch erreichen Sie genussvolle Essenserlebnisse, Selbstmitgefühl, gesteigertes Wohlbefinden und Respekt für Ihren Körper und Geist.

Tribole und Resch sind ideal, um Sie auf diese Reise mitzunehmen, denn sie haben das Konzept des intuitiven Essens geprägt. Dabei geht es um einen flexiblen Essstil, bei dem man vor allem seinen inneren Hunger- und Sättigungsgefühlen folgt, die einem sagen, wann und was man essen und wann man mit dem Essen aufhören soll. Durch intuitives Essen bauen Sie Vertrauen zu Ihrem Körper auf. Intuitives Essen beruht auf einem Prozess, in dessen Verlauf wir Instinkte wiederentdecken, die wir alle kannten. Wir werden als intuitive Esser geboren, aber die kulturellen Botschaften, Diäten einzuhalten und abzunehmen, sinken oft in unsere Köpfe ein und verhindern, dass wir auf unseren Körper hören. Intuitives Essen ist das Gegenteil von Diäten, die uns mit ihren sturen äußeren Regeln vorschreiben, wann, was und wie viel wir essen sollen. Diäten zu befolgen, zerstört das Vertrauen in Ihren Körper.

Tribole und Resch entwickelten die zehn Prinzipien intuitiven Essens, um den Heilungsprozess der problematischen Beziehung ihrer Klientinnen und Klienten zum Essen und ihrem Körper zu erleichtern. Die Autorinnen veröffentlichten ihr erstes Buch über intuitives Essen 1995, und 2003 und 2012 erschienen spätere Ausgaben, die aktualisierte Informationen und neue Kapitel enthielten. Es gibt auch ein 2009 erschienenes Hörbuch, das keine wörtliche Version des Buches ist, sondern ein Gesprächsformat mit geführten Übungen für alle Prinzipien intuitiven Essens. Ich habe 2001 zum ersten Mal eins dieser Bücher gelesen, als ich Beratungspsychologie studierte und als Praktikantin in einem Beratungszentrum am College arbeitete. Dort wandte ich die zehn Prinzipien an, um meinen Klientinnen und Klienten zu helfen, eine freundschaftlichere Beziehung zum Essen und ihrem Körper aufzubauen. Nachdem ich in der klinischen Umgebung die Vorteile intuitiven Essens erlebt hatte, wollte ich Untersuchungen durchführen, um Antworten auf wichtige Fragen zu bekommen. Ist intuitives Essen für uns alle geeignet?

Für meine Untersuchungen entwickelte ich eine Skala zur Messung intuitiven Essens und überprüfte diese mit Stichproben von Frauen und Männern im College und in der Gemeinde. Diese Forschung hat uns gezeigt, dass intuitives Essen eine ganze Reihe Vorteile mit sich bringt, darunter eine gesteigerte Zufriedenheit mit dem Leben, Selbstmitgefühl, Selbstbewusstsein, Optimismus und Körperwertschätzung. Es besteht ebenfalls ein Zusammenhang zwischen intuitivem Essen und niedrigeren Stressfaktoren, zum Beispiel sind gestörtes Essverhalten, Essenssorgen, mit Essen zusammenhängende Ängste, Körperunzufriedenheit, Binge-Eating, unkontrolliertes Essen und Depressionen nicht so stark ausgeprägt. Obwohl Gewichtsverlust nicht das Ziel intuitiven Essens ist, hat die Forschung ergeben, dass es zu einem niedrigeren Prozentanteil von Körperfett und einem niedrigeren Body-Mass-Index führt. Bis jetzt verkünden über sechzig Artikel die Vorteile intuitiven Essens. Ganz wichtig – es gibt eine große und wachsende Forschungsgrundlage, die belegt, dass intuitives Essen vorteilhaft für Geist, Körper und Seele ist.

In diesem Arbeitsbuch erklären Tribole und Resch, warum intuitives Essen Sie zu erhöhtem Wohlbefinden führt, während Diäten Sie in die entgegengesetzte Richtung lenken. Und jedes Prinzip begründen sie mit aktuellen Forschungsergebnissen. Aber dabei belassen es Tribole und Resch nicht. Sie führen Sie durch eine Reihe durchdachter Aktivitäten und Denkübungen, durch die Sie mit jedem der zehn Prinzipien intuitiven Essens vertraut werden. Die Grundlage der Prinzipien bilden die Fähigkeit zur *Einstimmung* – die Fähigkeit, sich mit dem zu verbinden, was im Körper vor sich geht – und die Wertschätzung des Körpers durch Selbstfürsorge und Selbstmitgefühl. Wie Tribole und Resch betonen, sollten diese Prinzipien regelmäßig praktiziert werden, und die Übungen in diesem Arbeitsbuch bieten innovative und praktische Möglichkeiten zur Erreichung dieses Ziels. Die Autorinnen helfen Ihnen auch, Faktoren zu identifizieren, die Einfühlung und Selbstfürsorge stören und dadurch intuitives Essen zunichtemachen, und bieten Ihnen Strategien gegen diese Störungen. So dient dieses Arbeitsbuch als wertvolles Werkzeug, um die zehn Prinzipien in Ihrem täglichen Leben umzusetzen.

Tracy L. Tylka, PhD, FAED
Abteilung Psychologie der Ohio State University
Fellow, Academy for Eating Disorders
Mitherausgeberin von *Body Image: An International Journal of Research*

Einleitung

Das gut gemeinte Streben nach Wellness und einem so genannten gesunden Gewicht ist heute von einem Zusammenwirken mehrerer Faktoren übernommen worden, und gesundes Essen hat sich zu einem fast schon religiösen Bemühen entwickelt, bei dem es moralisch zugeht und man Absolution erhält, wenn man die »richtigen Nahrungsmittel« zu sich nimmt. Die öffentliche Gesundheitspolitik hat zu diesem Dilemma beigetragen, indem sie Fettleibigkeit den Krieg erklärt hat; einen heiligen Krieg, wenn man so will, der sowohl zu Gewichtsstigmatisierung als auch zu einer blühenden Diätindustrie geführt hat – mit einem Umsatz von fast 60 Milliarden Dollar im Jahr.

Angstmacherei im Namen der Gesundheit und vor dem Hintergrund einer auf Aussehen basierenden Kultur hat zu der Wahrnehmung geführt, dass wir nur einen Bissen von der Katastrophe entfernt sind. Es ist eine kulturelle Neurose; die Gabel ähnelt einer geladenen Pistole – eine falsche Bewegung und man hat abgedrückt. Das schafft eine ständige Hintergrundangst am Küchentisch und jedes Mal wenn man etwas isst: *Esser sei vorsichtig – du bist nur einen Bissen von einem Herzinfarkt oder von Fettleibigkeit entfernt.*

Kein Wunder, dass die Leute von populären Essensverrücktheiten angezogen werden, zum Beispiel von Clean Eating und Modediäten, und all das im Namen der Gesundheit. Aber in Wirklichkeit schafft dieses Streben mehr Probleme. Viele Studien zeigen, dass Diäten nicht nachhaltig sind und zu einer Reihe von Problemen führen, darunter Essstörungen, Sorgen ums Essen und um den eigenen Körper, Ablenkung von anderen persönlichen Gesundheitszielen, verringertes Selbstbewusstsein, Gewichtsstigmatisierung, Diskriminierung und – paradoxerweise – Gewichts*zunahme*.

Das Ergebnis ist, dass die Menschen der Diäten müde sind, aber trotzdem Angst vorm Essen haben. Sie wissen nicht mehr, wie sie essen sollen. Sie schämen sich für ihren Körper und haben kein Vertrauen, dass er »funktioniert«. Der Genuss beim Essen ist gestohlen worden. Intuitives Essen – ein Konzept, das wir 1995 auf der Grundlage von Hunderten Studien und unserer eigenen klinischen Erfahrung entwickelt haben – ist die Lösung für dieses wachsende Dilemma.

Was ist intuitives Essen?

Intuitives Essen ist ein dynamisches Mind-Body-Zusammenspiel aus Instinkt, Gefühl und Denken. Es ist ein persönlicher Prozess, bei dem Sie Ihre Gesundheit würdigen, indem Sie den Botschaften Ihres Körpers Aufmerksamkeit schenken und Ihre körperlichen und emotionalen Bedürfnisse befriedigen. Es ist eine innere Entdeckungsreise, die Sie selbst in den Vordergrund stellt; denn *Sie* sind die Expertin Ihres eigenen Körpers. Schließlich kennen nur *Sie selbst* Ihre Gedanken, Gefühle und Erfahrungen. Nur Sie wissen, wie groß Ihr Hunger ist und welches Essen oder welche Mahlzeit Sie zufriedenstellen wird. Kein Diätplan oder Guru kann das wissen!

Beim intuitiven Essen gibt es zehn Prinzipien, die auf zwei hauptsächliche Weisen funktionieren. Einige helfen Ihnen, das Einfühlen in Ihren Körper zu erreichen – das heißt, die Fähigkeit, körperliche Empfindungen wahrzunehmen (und so auf sie reagieren zu können), zum Beispiel biologische Hunger- oder Sättigungssignale –, und andere Prinzipien beseitigen die Widerstände gegen diese Körpereinstimmung.

Einstimmung auf den Körper ausbilden. Die Fähigkeit, körperliche Empfindungen wahrzunehmen, wird *interozeptive Wahrnehmung* genannt und ist wesentlich für die Einstimmung. Biologische Zustände wie eine volle Blase, Müdigkeit oder Hunger führen zu einer körperlichen Empfindung. Sogar emotionale Zustände lösen körperliche Empfindungen aus, die sehr fein sein können. Ein gutes Gespür für seine körperlichen Empfindungen zu haben, gibt einem bedeutsame Informationen über den eigenen körperlichen und emotionalen Zustand und versetzt einen in die Lage, das zu tun, was die Bedürfnisse von Körper und Geist erfüllt. Vielleicht brauchen Sie Schlaf, vielleicht brauchen Sie etwas zu essen oder zu trinken oder vielleicht brauchen Sie einfach eine Pause. Ihr Körper weiß es! Das ist eine grundlegende Tatsache – dass all diese Informationen für Sie zugänglich sind, nur indem Sie in Ihren Körper hineinhorchen und ihm Aufmerksamkeit schenken.

Widerstände gegen die Einstimmung beseitigen. Wenn Sie wiederholt verrückten Modediäten gefolgt sind, anstatt auf Ihren Körper zu hören, denken Sie vielleicht, dass Sie gar nicht mehr wissen, wie Sie essen sollen. Vielleicht sind Sie verwirrt, haben widersprüchliche Gefühle und misstrauen Ihrem Körper. Deswegen funktionieren die Prinzipien intuitiven Essens auch, um die Widerstände gegen die Einstimmung auf den Körper zu entfernen. Widerstände gegen interozeptives Bewusstsein entstehen meist im Geist, in der Form von Gedanken, Einstellungen und Regeln – zum Beispiel Regeln, was man essen oder nicht essen *sollte*, dem Glauben, wie ein gesunder Körper aussehen *sollte*, und wertende Gedanken darüber, welche Nahrungsmittel gut und welche schlecht sind. Um dagegen anzugehen, werden Ihnen einige Prinzipien helfen, diese Glaubenssätze, Regeln und Gedanken in Frage zu stellen, während Sie gleichzeitig auf Ihrer Reise zum intuitiven Esser eine freundliche und mitfühlende Haltung praktizieren.

Entscheidend ist auf unserer Reise, Selbstmitgefühl zu praktizieren. Es geht darum, mit Freundlichkeit auf Ihre eigene Situation zu schauen, denn das Mitgefühl mit sich selbst schafft eine einladende Atmosphäre für das Lernen und die Weiterentwicklung.

Wenn es ein elftes Prinzip intuitiven Essens gäbe, wäre es die Selbstfürsorge. Die Nichtbeachtung seiner Grundbedürfnisse (wie dasjenige nach genügend Schlaf) kann sich negativ auf die Einstimmung auf den Körper auswirken. Im besten Fall wird das Hören der Körpersignale schwierig, und erst recht die rechtzeitige Antwort darauf. Im schlimmsten Fall wendet man sich zur Beruhigung und zur Bewältigung Essen zu. Daher werden Sie in diesem Buch viel über Selbstfürsorge erfahren.

Vorteile intuitiven Essens

Als wir vor über zwanzig Jahren unser erstes Buch über intuitives Essen geschrieben haben, wussten wir nicht, dass unser Konzept viele Untersuchungen nach sich ziehen würde. Bis heute gibt es über sechzig Studien aus aller Welt zum intuitiven Essen, die viele damit zusammenhängende Vorteile zeigen, darunter gesteigertes Wohlbefinden, ein geringeres Risiko von Essstörungen und verbesserte Biomarker wie Blutzucker- und Cholesterinspiegel. Intuitive Esser konsumieren auch eine Vielfalt an Nahrungsmitteln und haben eine größere interozeptive Wahrnehmung und psychische Widerstandsfähigkeit.

Eine der grundlegenden Studien stammt von der Psychologin und Forscherin Tracy Tylka von der Ohio State University, die die Skala zur Messung intuitiven Essens entwickelt und diese durch eine Studie mit über viertausend Männern und Frauen überprüft hat (Tylka 2006; Tylka und Kroon Van Diest 2013). Gegen Ende dieser Einleitung haben Sie Gelegenheit, Ihr Essverhalten anhand dieses Werkzeugs zu überprüfen.

Aufgrund seiner vielen Gesundheitsvorteile wurde das intuitive Essen in viele Bereiche integriert, dazu gehören zum Beispiel öffentliche Gesundheitsbereiche, Wellnessprogramme für Angestellte, Gesundheitsprogramme für Collegestudenten und viele andere Programme für die Förderung von Gesundheit und Wohlbefinden. An vielen Universitäten ist *Intuitiv essen* Pflichtlektüre in Kursen unterschiedlicher akademischer Bereiche, darunter Ernährung, Psychologie und Gesundheitserziehung. Und schließlich werden die Prinzipien auch in Programme zur Behandlung von Essstörungen als wichtiger Teil ihres Behandlungsplans mit aufgenommen.

Die Vorteile intuitiven Essens haben sich über die Forschungswelt hinaus verbreitet – wachsendes Interesse zeigen Medien, Gesundheitsexperten, Firmen für ihre Wellnessprogramme und die Leser unserer Bücher. In der Folge wurden wir mit Anfragen nach einem Arbeitsbuch zu den Prinzipien intuitiven Essens überschwemmt. Interesse an diesem Arbeitsbuch kommt sowohl von Konsumenten, die ihre Fähigkeiten noch ausbauen möchten, als auch von Gesundheitsexperten und Forschern, die sich praktische Übungen für ihre Klienten wünschen.

Wer kann vom Arbeitsbuch Intuitiv essen – das Workbook *profitieren?* Dieses Arbeitsbuch kann individuell, mit einer Beraterin oder innerhalb einer Gruppe bearbeitet werden. Ein wichtiger Hinweis für diejenigen mit einem gesundheitlichen Leiden: Wir empfehlen dringend, dass Sie dieses Arbeitsbuch gemeinsam mit Ihrem Behandlungsteam durcharbeiten.

Was sollten Sie erwarten? Die Durchführung der Übungen in diesem Buch hilft Ihnen, eine gesunde Beziehung zum Essen, zu ihrem Geist und

Ihrem Körper aufzubauen. Wir nennen das Ergebnis *wahrhafte Gesundheit.* Wahrhaft ist dieser Zustand deshalb, weil er Ihren inneren Zustand der Einstimmung auf Ihren Körper und Geist widerspiegelt und – gleichermaßen – Gesundheitsrichtlinien auf der Grundlage wissenschaftlicher Übereinstimmung entspricht (siehe Abbildung 1.1).

Intuitives Essen: die dynamische Integration
von innerer Einstimmung & Gesundheitswerten
zur Erreichung wahrhafter Gesundheit

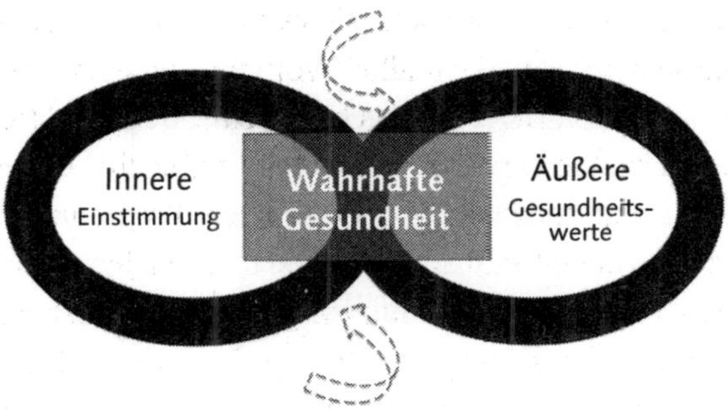

Abbildung 1.1 Intuitives Essen: die dynamische Integration.
Abdruck mit Genehmigung von Tribole und Resch 2012/St. Martin's Press.

Es ist wichtig, sich bewusst zu machen, dass Gesundheit aus einer Vielzahl von Faktoren besteht. »Gesundheit ist der Zustand vollständigen körperlichen, mentalen und sozialen Wohlbefindens und nicht nur die Abwesenheit von Krankheit oder Gebrechen. Der Genuss des höchsten erreichbaren Standards von Gesundheit ist eines der Grundrechte jedes Menschen ohne Unterschied von Rasse, Religion, politischer Einstellung, ökonomischer oder sozialer Lage« (Weltgesundheitsorganisation 2006).

Wenn wir mit Menschen über intuitives Essen sprechen, werden wir oft gefragt: »Werde ich abnehmen?« Wenn Sie den zehn Prinzipien intuitiven Essens folgen, wird sich Ihre Beziehung zum Essen und zu Ihrem Körper normalisieren. Gewichtsverlust kann als Nebeneffekt auftreten oder auch nicht. Wenn Sie sich auf das Abnehmen fokussieren, werden Sie davon so in Anspruch genommen sein, dass es Ihre Fähigkeit beeinträchtigt, Entscheidungen aufgrund Ihrer intuitiven Signale zu treffen; Ihr Fokus liegt dann auf dem Äußeren anstatt auf Ihrer inneren Weisheit. Es gibt auch viele solide Forschungsarbeiten – mit unzähligen Probanden –, die zeigen, dass das Gewicht, vor allem der Body-Mass-Index, kein guter Indikator für Gesundheit ist (Lavie 2014; Ross et al. 2015; Friedemann et al. 2015; Tomiyama et al. 2016). Darüber hinaus kommt ein wissenschaftlicher Forschungsüberblick zu dem Ergebnis, dass allein das Anstreben von Gewichtsverlust mit einer verschlechterten Gesundheit im Zusammenhang steht (Tylka et al. 2014). Andererseits verhilft es zu gesundheitlichen Vorteilen mit oder ohne Gewichtsverlust, wenn man sich auf eine gesunde Lebensweise anstatt auf das Gewicht konzentriert (Ross et al. 2015; Bacon und Aphramor 2011). Es wird Zeit, dass die öffentliche Gesundheitspolitik den Fokus auf Gesundheit und gesundes Verhalten legt. Punkt. Ein bestimmtes Gewicht anzustreben, ist kein Gesundheitsverhalten. Bei intuitivem Essen geht es darum, eine gesunde Beziehung zum Essen, zum Geist und zum Körper zu kultivieren – es geht um Selbstfürsorge und Körperwertschätzung – ungeachtet der Körpermaße – und nicht um das Streben nach Gewichtsverlust.

Wie Sie dieses Arbeitsbuch am wirkungsvollsten nutzen

Wir hoffen, dass Ihnen dieses Arbeitsbuch nicht nur einen umfassenden Überblick über die zehn Prinzipien intuitiven Essens gibt, sondern Ihnen mit seinen praktischen Übungen auch den Weg weist, um am Ende wieder mit Ihrem angeborenen intuitiven Esser verbunden zu sein. Das Buch ist entsprechend den zehn Kapiteln von *Intuitiv essen* aufgebaut und jedes Kapitel behandelt ein Prinzip. Es enthält Übungen, die verzerrte Gedanken über Essen und Ihren Körper hinterfragen und verändern, und ebenfalls solche, die Ihre Gefühle identifizieren und Bewältigungsmechanismen vorstellen, um mit diesen umzugehen. Übungen zur Einstimmung auf ihren Körper helfen Ihnen, dessen Botschaften wahrzunehmen und zeitgerecht darauf zu reagieren.

Den größten Gewinn werden Sie erzielen, wenn Sie das Arbeitsbuch sorgfältig durcharbeiten:

- Jedes Kapitel beginnt mit einem Absatz, in dem das in diesem Kapitel diskutierte Prinzip zusammengefasst ist. Überdenken Sie diese Zusammenfassung, um eine deutliche Vorstellung vom Zweck der entsprechenden Übungen zu bekommen.
- Nehmen Sie sich die Zeit, jede Aktivität niederzuschreiben oder auszuführen. Manchmal müssen Sie eine Übung vielleicht häufiger als einmal machen - um sie zu trainieren. Es ist nichts anderes, als wenn Sie schwimmen oder das Spielen eines Instruments lernen; manchmal brauchen Sie Wiederholung und Übung, um die Tätigkeit wirklich zu verstehen, auch wenn Sie die Funktionsweise durchschaut haben. Sie brauchen Erfahrung in der Arbeit mit Geist und Körper, um das Vertrauen in die innere Weisheit Ihres Körpers auszubilden.
- Als nützliche Ergänzung lesen Sie die jüngste Ausgabe von *Intuitiv essen.* Auch wenn dieses Arbeitsbuch für sich stehen kann, ist es unserer Meinung nach hilfreich, wenn Sie die Begründung für jedes Prinzip sowie die detaillierte Darstellung der Fallbeispiele und der Forschung lesen.

Einer der großen Vorteile dieses Arbeitsbuchs ist, dass es den Lesern einen soliden und detaillierten Rahmen für die Einübung intuitiven Essens bietet. Ein intellektuelles Verständnis der Konzepte und Prinzipien intuitiven Essens ist wichtig, aber es ist nicht das Gleiche wie dessen Erleben. Sich auf die Bedürfnisse Ihres Körpers einzustimmen und sie zu erfüllen, braucht praktische Übung und Geduld - und entsteht nicht, wenn man nur darüber liest.

Wir laden Sie ein, an zwei Aktivitäten zur Einführung teilzunehmen. Dabei geht es um die Tätigkeit des Schreibens mit der Hand; dadurch werden Sie verstehen, welche drei Verhaltensweisen für das Erlernen intuitiven Essens wichtig sind: *Aufmerksamkeit*, *Geduld* und *praktische Übung*. Danach können Sie Ihr momentanes Essverhalten in Bezug auf intuitives Essen einschätzen.

Mit der Hand schreiben

Diese Tätigkeit besteht aus drei Teilen. Sie brauchen dafür ein Schreibgerät. Es ist wichtig, dass Sie sich für die Übung Zeit nehmen und sie vorzugsweise in einer ruhigen Umgebung ohne Ablenkung durchführen.

Teil 1. Schreiben Sie Ihren Namen

Nehmen Sie Ihr Schreibgerät in Ihre dominante Hand (bei den meisten Menschen die rechte). Dann schreiben Sie hierunter Ihren Namen. Nehmen Sie sich so viel Zeit, wie Sie brauchen. Richten Sie Ihre *Aufmerksamkeit* darauf, wie sich das Schreibgerät während des Schreibens in Ihrer Hand anfühlt.

____

Als Nächstes wechseln Sie die Hände. Nehmen Sie das Schreibgerät in Ihre nicht dominante Hand (bei den meisten Menschen die linke) und schreiben Sie hier Ihren Namen auf.

____

____

Teil 2. Vergleichen Sie die zwei Namen

1. Schauen Sie sich beide Namen an. Gibt es einen Unterschied zwischen den mit der dominanten und der nicht dominanten Hand geschriebenen Namen? Wie kommt das?

____

____

____

2. Fühlte es sich unbequem an, den Stift in der nicht dominanten Hand zu *halten*? Wie *fühlte es sich körperlich* an, als Sie mit Ihrer nicht dominanten Hand *geschrieben* haben? Vergleichen Sie die körperlichen Gefühle, als Sie den Stift in Ihrer dominanten und Ihrer nicht dominanten Hand gehalten haben, und stellen Sie sie einander gegenüber.

3. Was haben Sie gedacht, als Sie geschrieben haben? Vielleicht hatten Sie Gedanken der Frustration und der Wertung: *Meine Schrift sieht aus wie die einer Schulanfängerin.*

4. Was haben Sie emotional gefühlt? Vielleicht waren Sie ungeduldig, wertend, fasziniert, verwirrt, ängstlich oder amüsiert?

5. Haben Sie gedacht oder erwartet, dass Ihre Schrift gleich aussehen würde, obwohl Ihre nicht dominante Hand weniger Erfahrung hatte?

Teil 3. Besprechung und Auswertung

Ihre Hände werden beide vom selben Gehirn gesteuert, das weiß, wie Ihr Name geschrieben und buchstabiert wird. Und trotzdem gibt es bei den meisten Menschen einen deutlichen Unterschied im Aussehen der Schrift. Das ist das Ergebnis von Erfahrung und Praxis.

Das Erlernen intuitiven Essens ähnelt dem Erlernen des Schreibens mit Ihrer nicht dominanten Hand – es braucht Übung. Intellektuelles Wissen reicht nicht aus. Wenn Sie nicht viel Erfahrung darin hatten, auf Ihre Körpersignale zu hören und zu antworten, werden Sie dafür Geduld und Übung brauchen. Wenn Sie Jahre damit zugebracht haben, Diäten durchzuführen und Essensregeln für sich aufzustellen, wird es einige Zeit dauern, um diese Regeln und Glaubenssätze, die dem intuitiven Essen im Weg stehen, zu hinterfragen und wieder abzubauen.

Denken Sie über Ihre Essenserfahrungen nach. Haben Sie viel Erfahrung darin, Ihre *Aufmerksamkeit* auf Ihren Körper zu richten und diesen zu respektieren? Was könnte das für Sie bedeuten, wenn es darum geht, im Verlauf des Erlernens *Geduld* und Mitgefühl zu zeigen?

____

____

____

____

____

Wie die sinnbildliche Tätigkeit des mit der Hand Schreibens werden Ihnen die Übungen in diesem Arbeitsbuch helfen, eine Verbindung mit Ihren Körpergefühlen, Gedanken, Gefühlen und Glaubenssätzen herzustellen. Und sie werden Ihnen helfen, Ihre *Aufmerksamkeit* auf sie zu richten und neue Wege zu *praktizieren*, um mit ihnen zu arbeiten. Sie werden Ihnen

Wege aufzeigen, um sich selbst zu respektieren, um herauszufinden, was Sie im Leben wirklich brauchen, und sie werden Sie mit lange wirkenden Erfahrungen ausstatten. So entwickeln Sie wieder ein tiefes Vertrauen in Ihren Körper, Ihren Geist und Ihre Seele. Bitte seien Sie auf Ihrer Reise zum intuitiven Esser freundlich und *geduldig* mit sich selbst.

Bewertungsskala für intuitives Essen

Diese Bewertungsskala ist mit Genehmigung übernommen aus Tracy Tylkas Forschung zu Triboles und Reschs Modell intuitiven Essens. Sie wurde aktualisiert und zu einer verkürzten Version mit einfacherer Bewertung umgearbeitet (Tylka et al., 2024).

Anleitung: In der folgenden Tabelle finden Sie Aussagen zu Essgewohnheiten. Es geht um den Umgang mit dem Verzehr von Nahrungsmitteln, die Ihnen zur Verfügung stehen, das heißt Nahrungsmittel, zu denen Sie Zugang haben, die Sie sich leisten können und für die es keinen medizinischen oder wertebasierten Grund gibt, sie zu meiden (z.B. Insulinresistenz, Nahrungsmittelunverträglichkeiten, Nahrungsmittelallergien oder vegetarische oder vegane Ernährung). Bitte lesen Sie jede Aussage sorgfältig durch und geben Sie an, inwiefern sie zu Ihren Essgewohnheiten passt.

Auswertung: *Stimme überhaupt nicht zu* (1 Punkt), *Stimme nicht zu* (2 Punkte), *Neutral* (3 Punkte), *Stimme zu* (4 Punkte), *Stimme voll zu* (5 Punkte)

Aussage	Punkte
Bedingungslose Erlaubnis zu essen	
1. Ich nehme mir die Freiheit, Lebensmittel zu essen, deren Geschmack ich mag, ohne zu urteilen.	
2. Ich erlaube mir, Lebensmittel zu essen, die mir schmecken, ohne mich schuldig zu fühlen.	
3. Ich esse, wonach ich gerade ein Bedürfnis habe, ohne es mir übel zu nehmen.	

Essen eher aus körperlichen als emotionalen Gründen	
4. Ich esse hauptsächlich, wenn ich Hunger habe, nicht wenn ich gestresst bin.	
5. Ich esse hauptsächlich, um meinen Körper mit Nährstoffen und Energie zu versorgen, nicht um negative Gefühle zu überdecken.	
6. Mein Umgang mit belastenden Gedanken und Gefühlen steht in der Regel nicht mit Essen in Verbindung.	
Verlass auf Hunger- und Sättigungssignale	
7. Ich verlasse mich auf meine Hungersignale, die mir sagen, wann ich essen soll.	
8. Ich verlasse mich auf meine Sättigungssignale, die mir sagen, wann ich aufhören soll zu essen.	
9. Ich vertraue meinem Körper, dass er mir sagt, wann, was und wie viel ich essen soll.	
Verlass auf Hunger- und Sättigungssignale	
10. Ich esse meist Nahrungsmittel, die meinem Körper Energie und Ausdauer geben.	
11. Ich esse meist Nahrungsmittel, durch die mein Körper gut funktioniert.	
12. Ich esse Lebensmittel, die sich in meinem Körper gut anfühlen.	
Gesamtpunktzahl	
Durchschnittliche Punktzahl (Gesamtpunktzahl geteilt durch 12)	

Es hilft, wenn Sie Ihre Bewertung regelmäßig wiederholen, um Ihren Fortschritt zu beurteilen. Hier können Sie Ihre Ergebnisse notieren und vergleichen.

Datum:				
Bereich	**Punktzahl**			
1. Bedingungslose Erlaubnis zu essen				
2. Essen eher aus körperlichen als emotionalen Gründen				
3. Verlass auf Hunger- und Sättigungssignale				
4. Essen aus körperlichen Gründen				

Im ersten Kapitel werden Sie erfahren, wie Sie sich von der Diätmentalität lösen können. Dies ist ein entscheidender erster Schritt zu innerem Frieden und der Freiheit, ein intuitiver Esser zu werden.

KAPITEL 1

Prinzip 1
Legen Sie die Diätmentalität ab

Werfen Sie alle Diätbücher und Zeitschriftenartikel weg, die immer wieder die falsche Hoffnung wecken, dass Sie schnell und dauerhaft abnehmen können. Werden Sie wütend auf all die Lügen, die Sie dazu gebracht haben, sich als Versagerin zu fühlen, wenn abermals eine Diät nicht funktioniert hat und Sie alle Pfunde wieder zunahmen. Wenn Sie auch nur eine winzige Hoffnung zurückbehalten, dass eine neue und bessere Diät kommen und Sie retten wird, hindert Sie das daran, endlich frei zu sein und das intuitive Essen wiederzuentdecken.

Wenn Diätprogramme der gleichen Überprüfung ausgesetzt wären wie Medikamente, würden sie niemals zum Gebrauch für die Allgemeinheit freigegeben werden. Stellen Sie sich zum Beispiel nur ein Cholesterinmedikament vor, das Ihre Blutwerte für ein paar Wochen verbessert, langfristig aber Ihre Arterien verstopft. Würden Sie wirklich eine Diät beginnen (auch eine so genannte vernünftige Diät), wenn Sie wüssten, dass diese Sie mehr zunehmen lässt und Ihr emotionales Wohlbefinden negativ beeinflusst?

Diäten führen zu Gewichtszunahme

Viele Menschen sind sich bewusst, dass Diäten langfristig nicht wirken, aber die meisten sind überrascht zu erfahren, dass Diäthalten tatsächlich das Risiko erhöht, sogar *mehr* zuzunehmen. Seit den späten 1940er Jahren haben viele Forschungen gezeigt, dass das Diäthalten bei verschiedensten Altersgruppen, von Kindern über Teenager bis zu Erwachsenen, Gewichtszunahme fördert.

Tiefgreifende biologische Mechanismen sind im Spiel, die die erneute Gewichtszunahme nach Diäten auslösen. Ihre Zellen werden während der Diät einer Hungersnot ausgesetzt und werden alles tun, um zu überleben, denn sie wissen ja nicht, dass Sie selbst entschieden haben, Ihre Kalorien (oder bestimmte Nahrungsgruppen) einzuschränken, um abzunehmen. Als eine Maßnahme zum Überleben verlangsamt sich ihr Stoffwechsel. Eine sechsjährige Studie mit Teilnehmern der amerikanischen Fernsehshow *The Biggest Loser*, bei der diese abnehmen sollten, ergab, dass der Stoffwechsel der Teilnehmer im Vergleich zum Beginn der Show im Durchschnitt um fünfhundert Kalorien unterdrückt war (Fothergill et al. 2016). Wie vorherzusehen, nahmen sie einen großen Teil ihres Gewichts wieder zu.

Ein anderer Überlebensmechanismus des Körpers besteht darin, seine eigenen Muskeln zu verzehren. Denn für den Körper ist Energie so wichtig, dass er seine eigenen Muskeln zerstört, um sie als Kohlenhydrate zu verbrennen. Das ist, als wäre man so arm, dass man sich keine Heizenergie oder Holz für ein Feuer leisten kann und dann die Küchenschränke als Wärmequelle verbrennt. Diese Wirkung zeigte die Studie mit den Teilnehmern der Show *The Biggest Loser* ebenfalls. Die Teilnehmer hatten tatsächlich am Beginn des Wettbewerbs mehr Muskelgewebe (Fothergill et al. 2016)! Sechs Jahre später hatten ihre Muskeln sich nicht wieder zum Ausgangszustand zurückentwickelt. Außerdem hatten die Teilnehmer jetzt niedrigere Peptinspiegel – Peptin ist ein Hormon, das Sättigungsgefühle auslöst.

Eine andere Art, wie der Körper versucht, eine Diät zu überleben, ist Fettüberschuss (Dulloo, Jacquet und Montani 2012). Dabei führt der Verlust von Fett und magerem Muskelgewebe dazu, mehr Gewicht in Form von Körperfett zu behalten, um zu überleben. Hormonelle Veränderungen führen darüber hinaus zu mehr Hunger und Gedanken ans Essen.

Zusammengenommen machen diese mächtigen kompensatorischen Maßnahmen des Körpers Gewichtsverlust durch Diäten für die meisten Menschen extrem schwer. Diese Mechanismen sind Grundlage für ein lukratives Geschäftsmodell (mit eingebauter Wiederholung) der fast

60 Milliarden schweren Abnehmindustrie. Sie ist die einzige Industrie, die ein Produkt verkauft, das nicht funktioniert, für dessen Scheitern sie aber nicht verantwortlich gemacht wird – die Konsumenten geben sich selbst die Schuld.

Das Paradox des so genannten gesunden Gewichts

> *Wir haben schon lange unterstrichen, dass wenig für die Auffassung spricht, dass Gewichtsverlust notwendig ist, um durch eine Veränderung des Lebensstils Gesundheitsvorteile zu erreichen.*
>
> Ross et al. 2015

Vielleicht wollten Sie ja aus gesundheitlichen Gründen abnehmen und meinten, Sie hätten keine andere Wahl als eine Diät. Vielleicht hat Ihnen Ihr Arzt gesagt, dass Sie um Ihrer Gesundheit willen abnehmen sollten. Allerdings entlarven viele Forschungsergebnisse diesen Trugschluss.

In seinem Buch *The Obesity Paradox* beschreibt der Kardiologe und Forscher Carl J. Lavie, wie der Krieg gegen Fettleibigkeit tatsächlich zu größeren Gesundheitsproblemen geführt hat. Studien mit Millionen Menschen zeigen, dass weniger Gewicht keine bessere Gesundheit bedeutet. Lavie schlussfolgert: »Gesundheit sollte nicht an einer Zahl auf der Waage oder der Größe Ihrer Jeans gemessen werden« (Lavie 2014, 230). Zwei jüngere Studien kamen zu einer ähnlichen Schlussfolgerung:

- Eine Studie an der University of California ergab, dass 54 Millionen Amerikaner aufgrund ihres Body-Mass-Index als fettleibig oder übergewichtig eingestuft werden, tatsächlich jedoch gesund sind (Tomiyama et al. 2016).
- Übergewichtige Patienten mit Diabetes Typ 2 wurden zum Abnehmen auf eine Diät gesetzt und sechs Jahre lang von Medizinern betreut; eine Kontrollgruppe mit vergleichbaren Patienten erhielt keine Behandlung zum Abnehmen. Mit Erstaunen stellten die Forscher fest, dass die Diäthaltenden eine schlechtere Prognose als die Personen der Kontrollgruppe hatten, die ihren übergewichtigen Status beibehalten hatten (Køster-Rasmussen et al. 2016).

Das Streben nach Gewichtsverlust, auch im Namen der Gesundheit, festigt das Vorurteil gegen Personen mit höherem Gewicht und die Gewichtsstigmatisierung. Das sind Formen von Voreingenommenheit, die Vermutungen über Ihre Gesundheit und Ihren Wert nur aufgrund Ihrer Körpermaße anstellen. Traurigerweise hat die Diskriminierung aufgrund des Körpergewichts ähnlich derjenigen aufgrund der Hautfarbe eine negative Auswirkung auf die Gesundheit (Bacon und Aphramor 2011).

Jedoch sind gesunde Verhaltensweisen ungeachtet der Körpergröße wichtig. Deswegen gibt es eine wachsende Bewegung mit dem Namen Health at Every Size (HAES), die den Schwerpunkt von der Beschäftigung mit dem Gewicht auf gesunde, nachhaltige Verhaltensweisen verlagert (Bacon und Aphramor 2011; Tylka et al. 2014). Dieser Ansatz richtet sich gegen die Vorstellung, dass Ihr Body-Mass-Index (BMI) Ihr Gesundheitsverhalten, Ihren Gesundheitszustand oder sogar Ihren moralischen Charakter widerspiegelt (Tylka et al. 2014).

Diäten schaden Ihrer psychischen Gesundheit und Ihrem Wohlbefinden

Viele unserer Klienten romantisieren ihre erste Diät wie eine erste Liebe – es war so einfach und mühelos. Das Gewicht schmolz nur so dahin. Aber die erste Diäterfahrung ist die verführerische Falle, die den Teufelskreis von Abnehmen und erneutem Zunehmen in Gang setzt. Mit jeder Diät passt Ihr Körper sich an und lernt zu überleben, sodass es jedes Mal schwerer wird abzunehmen. Mit jedem gescheiterten Abnehmversuch wird die erlernte Hilflosigkeit stärker und führt zu weniger Vertrauen in sich selbst und die eigene Stärke (Ross et al. 2015; Tylka et al. 2014). Als Ergebnis fühlen sich viele unserer Patientinnen wie Versagerinnen – aber es ist das Diätsystem, das Ihr Scheitern verursacht hat.

Es ist kein Wunder, dass Diäten auch das Risiko für Essstörungen vergrößern, darunter auch für Binge-Eating. Diäten sind mitverantwortlich für Körperunzufriedenheit, Essens- und Körpersorgen, Heißhunger, Vernachlässigung anderer persönlicher Gesundheitsziele, verringertes Selbstwertgefühl sowie Gewichtsstigmatisierung und -diskriminierung

(Bacon und Aphramor 2011; Tomiyama et al. 2016; Tylka et al. 2014; Mann 2015).

Wenn die Diätmentalität im Spiel ist, wird Ihre Nahrungswahl von Ernährungsregeln diktiert, die Ihnen vorschreiben, was Sie zu essen haben, und zwar ohne Rücksicht auf Ihre Essensvorlieben, Ihren Energiebedarf, Ihren Hunger und so weiter – und das ruft Gefühle von Entbehrung hervor. Kein Ernährungsplan kann jemals Ihr Hungerniveau kennen oder wissen, welche Nahrungsmittel Sie zufriedenstellen. Die Diätregeln lösen auch eine innere Rebellion aus, denn sie sind ein Angriff auf Ihre persönliche Autonomie und Ihre Grenzen.

Auch wenn Sie gerade nicht Diät halten, ist Ihr Geist vielleicht noch immer in der heimtückischen Diätmentalität gefangen – bestimmt von diesen Regeln des *Sollens* und *Nichtsollens* beim Essen. Dieses mentale Konstrukt ist ein Hindernis für intuitives Essen.

Intuitives Essen beruht auf Einstimmung und der direkten Erfahrung Ihres Körpers. Spürt Ihr Körper gerade Hunger? Ist Ihr Körper angenehm gesättigt und zufrieden? Es geht um einen Prozess, bei dem Sie die Bedürfnisse Ihres Körpers hören und darauf reagieren. Die Diätmentalität zerstört das Vertrauen in Ihren Körper, denn »die Regeln« bestimmen, was Sie essen, *unabhängig davon, wie Sie sich fühlen.* Das bewirkt eine kognitive Dissonanz, einen Gegensatz zwischen dem, was Sie als Wirklichkeit spüren, und dem, was Sie gesagt bekommen. So entsteht eine Verwirrung in Bezug auf Essen und die häufige Klage: »Ich weiß gar nicht mehr, wie ich essen soll.«

Die Übungen in diesem Kapitel werden Ihnen helfen,

- Selbstmitgefühl zu kultivieren;
- Ihre Diätgeschichte zu erforschen;
- anzuerkennen, wie störend sich Diäten auf Ihr Leben ausgewirkt haben, sowohl körperlich als auch psychisch;
- die Vorteile eines Lebens ohne Diäten zu erkunden;
- die Merkmale und das Denken der Diätmentalität zu identifizieren;
- sich von den Werkzeugen der Diäten zu befreien.

Selbstmitgefühl kultivieren

Es ist wichtig, im Kopf zu behalten, dass jede Ihrer Essenserfahrungen, egal ob Sie sie als negativ oder positiv wahrnehmen, eine Gelegenheit ist, etwas über Ihren Körper zu lernen. Intuitives Essen ist kein Prozess des Bestehens oder Scheiterns, es ist eine Erfahrung, bei der man lernt. Ein Kleinkind, das laufen lernt, wird experimentieren, stolpern und hinfallen, aber die Eltern freuen sich über jeden einzelnen Schritt und reagieren mit einfühlender Ermutigung. Es ist unvorstellbar, dass Eltern ein Kleinkind, das noch unsicher ist und hinfällt, ausschimpfen und sagen: »Du Dummkopf, steh auf!« Und so ist es auch für Sie wichtig, dass Sie Selbstmitgefühl praktizieren, anstatt sich selbst Vorwürfe zu machen. Forschungen haben ergeben, dass eine selbstmitfühlende Haltung im Zusammenhang mit auf den Körper bezogenen, schwierigen Erlebnissen helfen kann, intuitives Essen zu erleichtern und Körperunzufriedenheit zu überwinden (Schoenefeld und Webb 2013; Albertson et al. 2015).

Selbstmitgefühl steht im Zusammenhang mit Wohlbefinden, gesteigerten Glücksgefühlen und größerer persönlicher Initiative, um nötige Veränderungen im Leben vorzunehmen (Neff 2003, 2016; Neff und Costigan 2014). Manchmal wird die Sorge geäußert, dass Selbstmitgefühl als Ausrede benutzt werden kann, um sich übermäßigen Genuss zu gönnen und sich aus der Verantwortung zu entlassen, aber das ist nicht der Fall. Selbstmitgefühl bedeutet einfach, sich selbst und seine Handlungen mit einem neutralen, aber verständnisvollen Blick zu betrachten. Die Forschung hat gezeigt, dass Selbstmitgefühl den Menschen hilft, das Schuldgefühl für Ihre Essenswahl abzulegen (Adams und Leary 2007). So kann Selbstmitgefühl beim Herbeiführen von Veränderungen helfen, denn selbstmitfühlende Menschen kritisieren und tadeln sich nicht, wenn sie Fehler machen. Dadurch wird es für sie einfacher, Verletzlichkeit und Fehler zuzugeben, unproduktives Verhalten zu verändern und neue Herausforderungen anzunehmen – zum Beispiel das Erlernen intuitiven Essens.

Bevor wir also damit beginnen, Ihre Diätgeschichte und damit zusammenhängende Probleme zu erforschen, wollen wir zunächst Selbstmitgefühl einüben. Die folgenden Übungen beruhen auf der Forschung und den Übungen von Kristin Neff (http://self-compassion.org) und sind mit deren Genehmigung übernommen.

Übungen für Selbstmitgefühl

1. Denken Sie an Zeiten, in denen Sie mit Ihren Essgewohnheiten zu kämpfen hatten. Wie haben Sie meist reagiert? Schreiben Sie auf, was Sie normalerweise tun und was Sie zu sich selbst sagen. Notieren Sie auch den Ton Ihrer Gedanken – ist er barsch und heftig oder sanft und freundlich?

____

____

____

____

2. Wenn eine liebe Freundin oder einer Ihrer Lieben mit ihren oder seinen Essgewohnheiten zu kämpfen hätte, wie würden Sie reagieren? Schreiben Sie auf, was Sie zu ihr oder ihm sagen würden. Notieren Sie auch den Ton, in dem Sie reden würden – ist er barsch oder freundlich?

____

____

____

____

3. Gibt es einen Unterschied zwischen der Art, wie Sie mit einer Ihnen lieben Person und sich selbst reden würden? Wenn ja, welche Faktoren oder Ängste spielen eine Rolle dabei, dass Sie sich und andere so verschieden behandeln?

___

___

___

4. Was könnte sich ändern, wenn Sie freundlich mit sich selbst sprächen (so wie Sie normalerweise mit einem engen Freund reden, der Probleme hat)?

___

___

___

5. Im Namen der Gesundheit mit sich zu schimpfen oder Panik zu verbreiten, funktioniert nicht und kann langfristig tatsächlich Ihrer Gesundheit schaden. Verwenden Sie Selbstkritik oder Selbstschelte zur Motivation bei Ihren Essensproblemen? Denken Sie an eine noch nicht lange zurückliegende schwierige Situation mit Ihrem Essen oder Ihrem Körper. Wenn Sie sich diese ins Gedächtnis rufen, versuchen Sie, ob Sie das emotionale Unbehagen in Ihrem Körper fühlen können. Beschreiben Sie das Gefühl.

___

___

___

6. Mit welchen mitfühlenden Wörtern oder Sätzen könnten Sie Ihren inneren Tyrannen ersetzen? Überlegen Sie sich einen freundlicheren, unterstützenderen inneren Dialog. Denken Sie zum Beispiel daran, was ein fürsorglicher Freund zu Ihnen sagen würde, wenn es Ihnen nicht gut geht. Wie fühlen Sie sich dabei emotional und körperlich?

____

____

____

____

Ihre Diätgeschichte

Im Laufe der Jahre haben uns immer wieder Klienten berichtet, dass eine bestimmte Diät bei ihnen wirklich funktioniert hat. Bei näherer Betrachtung war das allerdings nicht der Fall. Unsere Klienten hatten zwar zeitweise abgenommen, dann aber alle Pfunde wieder zugenommen (und oft sogar noch mehr im Vergleich zu ihrem Ausgangsgewicht).

Ziel dieses Abschnitts ist es, Ihnen dabei zu helfen, Ihre wahre Diätgeschichte zu sehen. Während dieses Arbeitsblatt die Geschichte Ihres Gewichts in den Blick nimmt, wollen wir betonen, dass es beim intuitiven Essen nicht ums Messen und Zählen geht. Intuitives Essen ist keine Diät! Diäten versprechen Gewichtsabnahme, und wir möchten, dass Sie die Wahrheit dieser Versprechen überprüfen. Haben Sie auf Dauer abgenommen oder war es nur ein zeitlich begrenzter Gewichtsverlust? Oder geht es Ihnen wie den Millionen Menschen, bei denen nicht nur die abgenommenen Pfunde bald wieder zurück waren, sondern die sogar noch mehr zugenommen haben (so wie es eine Studie nach der anderen gezeigt hat)?

Arbeitsblatt zur Diätgeschichte

In dieses Arbeitsblatt schreiben Sie Ihr Alter zum Zeitpunkt einer bestimmten Diät, Ihren Grund für die Diät, die Art der Diät, die Länge der Diät, ob Sie abgenommen haben und ob Sie wieder zugenommen haben. In der Spalte »Sonstiges« können Sie Ihre eigenen Bemerkungen notieren.

Alter	**Grund für den Beginn der Diät**	**Art der Diät**	**Wie lange sind Sie bei der Diät geblieben?**	**Haben Sie abgenommen?**	**Wenn Sie abgenommen haben, wie lange blieb Ihr Gewicht dann so?**	**Haben Sie das abgenommene Gewicht wieder zugenommen?**	**Haben Sie mehr zugenommen, als Sie abgenommen hatten?**	**Sonstiges**

Beantworten Sie auf der Grundlage Ihres Arbeitsblatts zu Ihrer Diätgeschichte folgende Fragen:

1. Überlegen Sie, warum Sie angefangen haben, eine Diät zu machen. Fühlten Sie sich von Ihrer Familie, Freunden oder einem Arzt zum Abnehmen gedrängt?

____

____

____

2. Wie fühlte sich Ihre erste Diät an? War sie einfach, sogar mühelos? Wieso?

____

____

____

3. Wie lange blieb maximal ein Gewichtsverlust durch eine Diät erhalten?

____

____

____

4. Welchen Trend sehen Sie bei Ihrem Körpergewicht seit Ihrer ersten Diät?

____

____

5. Finden Sie es heute schwieriger, bei einer Diät zu bleiben – sowohl mental als auch körperlich?

____

____

____

6. Wie oft haben Sie gesagt, dass eine Diät wirkte, weil Sie zeitweilig abgenommen haben? Wenn Sie Ihre Diätgeschichte überprüfen, war der Gewichtsverlust je dauerhaft oder kam das Gewicht nach und nach zurück?

____

____

____

Wie hat es sich auf Ihr Leben ausgewirkt, wenn Sie Diät gehalten haben?

Das Durchführen von Diäten verursacht, ganz abgesehen von den finanziellen, auch sonst hohe Kosten. Es kann sich nicht nur schädlich auf Ihr Verhalten und Ihre mentale Gesundheit auswirken, sondern auch auf Ihre sozialen Beziehungen und Ihre körperliche Gesundheit. Mit der folgenden Bestandsaufnahme können Sie überprüfen, wie das Diäthalten Ihr Leben beeinflusst hat.

Wie hat es sich auf Ihr Leben ausgewirkt, wenn Sie Diät gehalten haben?

Diese Liste enthält Folgen, die sich aus dem Diäthalten ergeben. Kreuzen Sie alle an, die auf Sie zutreffen. Jede Spalte hat am Ende Platz, um hier nicht aufgeführte Folgen zu notieren.

Körperliche Symptome	**Soziale Symptome**
☐ Gewichtszunahme	☐ Ich esse anders in Gegenwart anderer.
☐ Abgeschwächter Stoffwechsel	☐ Ich vergleiche mein Essen mit dem anderer, in Bezug auf Menge und die Art des Essens.
☐ Extremes Verlangen nach Kohlenhydraten	☐ Ich mache mir Sorgen, was andere Leute über mein Essen denken.
☐ Blutzuckerschwankungen	☐ Ich mache mir Sorgen, was andere Leute über meinen Körper denken.
☐ Abkopplung von Hungersignalen	☐ Ich versuche, die gleiche Menge und Art von Essen zu mir zu nehmen wie andere.
☐ Abkopplung von Sättigungssignale.	☐ Ich sage soziale Ereignisse wegen des Essens oder der Mahlzeiten ab, die dort serviert werden.
☐ Chronisch müde, selbst nach gutem Schlaf	☐ Ich vermeide es, in sozialen Situationen zu essen.
☐ Haarausfall (mehr als üblich.	☐ Mein Essverhalten und meine Ansichten über mein Essen und meinen Körper haben Beziehungen negativ beeinflusst.
☐ Wenn weiblich: Ausfall oder Unregelmäßigkeiten der Periode	☐ Andere:
☐ Körperliche Stumpfheit	
☐ Andere:	

Psychische Symptome	Verhaltenssymptome
☐ Ich mache mir Sorgen um mein Essen. ☐ Ich habe strenge Regeln für mein Essen. ☐ Ich zähle Kalorien, Kohlenhydrate oder andere Eigenschaften meines Essens. ☐ Ich denke von Essen als »gut« oder »schlecht«. ☐ Ich fühle mich schuldig, wenn ich »schlechtes« Essen zu mir nehme. ☐ Ich habe Stimmungsschwankungen. ☐ Ich habe Angst davor, Hunger zu fühlen. ☐ Ich habe Angst davor, mich zu voll zu fühlen. ☐ Ich vertraue meinem Körper nicht. ☐ Ich habe Angst, dass ich nicht mehr aufhöre zu essen, wenn ich etwas »Verbotenes« esse. ☐ Ich habe Fantasien über Essen. ☐ Ich bin in Gedanken damit beschäftigt, was ich esse und was nicht. ☐ Andere:	☐ Wenn ich eine Essensregel breche, esse ich sogar noch mehr davon. ☐ Wenn ich zu viel esse, mache ich es wieder gut, indem ich eine Mahlzeit auslasse oder bei der nächsten Mahlzeit weniger esse, auch wenn ich Hunger habe. ☐ Ich esse mehr, wenn ich gestresst bin. ☐ Ich mache nur Sport, um Kalorien zu verbrennen oder abzunehmen. ☐ Ich rede viel über Diäten, Gewicht und Essen. ☐ Wenn ich im Urlaub bin, ignoriere ich meine Essensregeln und esse mehr, als ich müsste, egal wie satt ich mich fühle. ☐ Ich habe Anfälle von Binge-Eating. ☐ Ich vermeide körperliche Intimität. ☐ Andere:

Welche persönlichen Vorteile hat es, wenn man keine Diäten mehr macht?

Beantworten Sie folgende Fragen anhand der Informationen aus dem Arbeitsblatt Ihrer Diätgeschichte und dem Blatt, auf dem Sie die Auswirkungen des Diäthaltens auf Ihr Leben notiert haben.

Teil 1. Die verschiedenen Kosten des Diäthaltens

1. Wie hat das Diäthalten Ihr soziales Leben beeinflusst?

____

____

____

2. Wie hat das Diäthalten Ihr Essverhalten beeinflusst?

____

____

____

3. Wie hat das Diäthalten Ihre Gedanken und Ihre Stimmung beeinflusst?

____

____

____

____

4. Welche körperlichen Folgen haben Sie durch das Diäthalten erlebt?

5. Wie viel Zeit und Geld hat es Sie gekostet, abnehmen zu wollen?

Teil 2. Vergleichen Sie Ihre Fantasiegedanken mit Ihrer Geschichte

1. Was für Gedanken haben Sie, die vielleicht die Fantasie anregen, noch ein letztes Mal eine Diät zu machen?

2. In Anbetracht Ihrer Diätgeschichte und der Folgen für Ihr Gewicht, Ihr Essverhalten, Ihr Sozialverhalten und Ihren psychischen Zustand – was wären Gründe für Sie, keine Diät mehr zu machen, jetzt nicht und nie wieder?

____

____

____

____

Die Gefahren von Gewichtsschwankungen

Wenn Sie eine Diät nach der anderen machen, führt das zu Gewichtsschwankungen oder Gewichtsfluktuation, auch als Jo-Jo-Effekt bezeichnet. Gewichtsschwankungen haben negative Auswirkungen auf Körper und Psyche. In den letzten fünfundzwanzig Jahren hat die Forschung ergeben, dass es sowohl einen starken Zusammenhang zwischen Gewichtsschwankungen und schlechter körperlicher Gesundheit als auch einen zwischen Gewichtsschwankungen und schlechtem psychischen Wohlbefinden gibt (Dulloo et al. 2012; Tylka et al. 2014):

- Bei der bahnbrechenden Framingham Heart Study wurden die Daten von über fünftausend Menschen ausgewertet; es zeigte sich, dass es sowohl einen starken Zusammenhang zwischen Gewichtsschwankungen und allgemeinen Todesraten als auch einen zwischen Gewichtsschwankungen und Sterblichkeit sowie Erkrankungen im Zusammenhang mit Herzleiden gab.
- Eine Studie aus Korea ergab, dass Frauen mit Gewichtsschwankungen im Vergleich zu Frauen, die keine Gewichtsschwankungen, aber eine ähnliche Menge an Gesamtgewicht verloren hatten, mehr Muskelmasse abbauten, jedoch nicht mehr Körperfett.

- Die Nurses' Health Study 2 zeigte, dass Frauen mit häufigen Gewichtsschwankungen im Laufe der Zeit mehr zunahmen und öfter unter Binge-Eating-Anfällen litten als die Kontrollgruppe.
- Gewichtsschwankungen erhöhen das Risiko von Knochenbrüchen aufgrund von Osteoporose, das von Gallensteinen, Muskelverlust, Bluthochdruck, chronischer Entzündung und einigen Krebsarten.
- Es hat sich auch gezeigt, dass bei männlichen Sportlern, die mit hohem Körpergewicht einhergehende Sportarten wie Boxen, Wrestling und Gewichtheben betreiben, Gewichtsschwankungen ein Hinweis auf spätere Gewichtszunahme sind.

Verabschieden Sie sich von der Fantasie

Auch wenn Ihnen klar ist, dass Diäten bei Ihnen nicht funktionieren und Ihnen darüber hinaus sogar schaden, kann es schwer sein, sich von der Fantasie, abzunehmen und ein »neues Ich« zu werden, zu verabschieden:

1. Was ist ganz allgemein Ihre Einstellung zum Abnehmen?

____

____

____

2. Was ist Ihre Einstellung zu Ihrem eigenen Abnehmen?

____

____

____

____

3. Woher kommt diese Einstellung? Was ist ihr Ursprung?

4. Wie ändert sich Ihr Leben in Ihrer Fantasie, wenn Sie weiterhin Gewichtsreduzierung anstreben?

5. Wie hat Ihre Einstellung zum Abnehmen Sie beeinflusst?

   A. Haben Sie Aspekte Ihres Lebens aufgeschoben, um vor deren Verwirklichung abzunehmen?

B. Denken Sie über Ihre Antworten auf Frage 5A nach. Was wäre für Sie nötig, damit Sie Ihre Wünsche in Ihrem »Hier-und-Jetzt-Körper« verfolgen könnten?

___

___

___

___

Wenn Sie in der Fantasie eines Gewichtsverlusts gefangen bleiben, kann Sie das in der Diätmentalität festhalten, auch wenn Sie nicht planen, sich einer Diät zu unterwerfen.

Die Werkzeuge der Diäten loswerden

Wiegen, Abmessen und Zählen sind äußere Werkzeuge von Diäten, und ebenso die von Ihnen gesammelten Diätbücher und -artikel. Welche der folgenden Werkzeuge und Techniken benutzen Sie vielleicht noch? Machen Sie ein Häkchen an diejenigen, die auf Sie zutreffen.

	1. Ich zähle Kalorien oder Punkte und versuche, täglich ______ nicht zu überschreiten.
	2. Ich lasse mich einen bestimmten Snack nicht essen, wenn er mehr als eine bestimmte Anzahl Kalorien oder Punkte enthält.
	3. Ich lasse mich eine bestimmte Mahlzeit nicht essen, wenn sie mehr als eine bestimmte Anzahl Kalorien oder Punkte enthält.
	4. Wenn ich im Restaurant esse, wähle ich Vorspeisen mit den wenigsten Kalorien oder Punkten.
	5. Ich erlaube mir keine Getränke, die Kalorien haben.
	6. Ich wähle körperliche Aktivitäten oder Sport danach aus, was am meisten Kalorien verbrennt.

	7. Ich kann eine bestimmte Mahlzeit oder ein Nahrungsmittel nicht essen, wenn ich dessen Kalorien oder Punkte nicht kenne.
	8. Ich vermeide Nahrungsmittel mit vielen Kohlenhydraten wie Brot, Müsli oder Pasta.
	9. Ich vermeide Nahrungsmittel, die Zucker enthalten.
	10. Ich vermeide Nahrungsmittel, die Fett enthalten.
	11. Ich wiege mich oft.
	12. Ich messe mein Essen ab, um sicher zu sein, dass ich nicht zu viele Kalorien zu mir nehme.
	13. Ich zähle genau ab, wie viel ich essen muss (zum Beispiel Nüsse oder Kräcker), damit ich sicher bin, dass ich nicht mehr esse als eine Portionsgröße.
	14. Ich wiege mein Essen, um sicher zu sein, dass ich nicht zu viel esse.
	15. Wenn ich denke, ich habe zu viel gegessen, treibe ich zum Ausgleich mehr Sport.
	16. Ich googele Artikel über neue Diäten und darüber, wie man abnimmt.
	17. Ich lese Blogs und Websites über Diäten und mit Tipps zum Abnehmen.
	18. Ich hebe Bücher mit verschiedenen Diäten und Essensplänen auf.
	19. Ich sammle Rezepte für Essen mit wenigen Kalorien, damit sie mir beim Abnehmen helfen.
	20. Ich nehme Nahrungsergänzungsmittel und trinke Tees, die Fett verbrennen, den Stoffwechsel verbessern oder beim Abnehmen helfen sollen.

Schauen Sie sich die Aussagen – die Werkzeuge – an, an die Sie ein Häkchen gemacht haben. Vielleicht sind es viele, und das ist in Ordnung. Es ist wichtig, dass Sie dort anfangen, wo Sie tatsächlich sind. Wir arbeiten dauernd mit Menschen, die mehrere Werkzeuge benutzen, um ihr Essen »in Schach zu halten«. Mit der Zeit werden Sie lernen, diese loszulassen, wodurch Sie eine gesündere Beziehung zum Essen bekommen. Für den Moment wählen Sie erst einmal die drei Werkzeuge aus, von denen Sie meinen, dass Sie sich am leichtesten von ihnen trennen können.

1. Schreiben Sie das erste Werkzeug auf, das Sie gewählt haben, um daran zu arbeiten. Beschreiben Sie einen Schritt, den Sie tun könnten, um es loszulassen. (Zum Beispiel: Wenn Sie im Restaurant essen, dann könnten Sie nicht mehr die Vorspeise mit den wenigsten Kalorien wählen, sondern eine, die Sie am liebsten essen würden, unabhängig von den Kalorien.)

____

____

____

2. Notieren Sie das zweite Werkzeug und beschreiben Sie einen Schritt, den Sie tun könnten, um es loszulassen.

____

____

____

3. Notieren Sie das dritte Werkzeug und beschreiben Sie einen Schritt, den Sie tun könnten, um es loszulassen.

____

____

____

Wird der Kalorienzähler in Ihrem Kopf jemals verschwinden?

Wenn Sie sehr lange Kalorien gezählt haben, ist es schwer, damit aufzuhören, denn es ist zu einer automatischen mentalen Gewohnheit geworden. Die Konzentration auf Kalorien stellt keine Verbindung zum intuitiven Essen dar. Sie ist ein Werkzeug des Diäthaltens. Diese Gewohnheit nur mit der Willenskraft zum Verschwinden zu bringen, funktioniert nicht. Aber mit der fortschreitenden Arbeit am Erlernen des intuitiven Essens wird das Kalorienzählen nachlassen und schließlich aufhören. Wirklich!

Es wird sich ungefähr so abspielen: Zunächst wird das Zählen von Kalorien sich für Sie ärgerlich und lästig anfühlen, weil Sie dieses ständigen Kaloriengeplappers müde sind. Wenn Sie sich dann langsam darauf verlassen, dass durch das intuitive Essen Ihr Hunger, Ihre Sättigung und Ihre Zufriedenheit zum Maßstab werden, wird das Kalorienzählen mehr und mehr in den Hintergrund treten. Als Nächstes sind Sie sich der Kalorien kaum noch bewusst, vielleicht wissen Sie noch die Kalorienanzahl eines bestimmten Essens, aber Sie treffen Ihre Essensentscheidungen nicht mehr aufgrund dieser Information. Und schließlich werden diese Kalorien für Sie immer weniger wichtig und verschwinden dann ganz.

Diätmentalität: die versteckten Formen des Diäthaltens

Ihre selbstkritische Diätstimme ist Ihnen vielleicht so vertraut, dass sie Ihnen gar nicht mehr bewusst wird. Das kann bewirken, dass Sie das intuitive Essen unbeabsichtigt in eine andere Diät mit Regeln und Vorschriften verwandeln, wodurch Sie sich gestresst und schuldbewusst fühlen. Deswegen ist es wichtig, dass Sie lernen, die Diätmentalität zu erkennen. Sie folgen vielleicht keiner bestimmten Diät, aber im Kopf könnten Sie gewohnheitsmäßig noch immer die Sprache der Diät verwenden, was ein restriktives Essverhalten befördern kann. Außerdem sind einige Essenspläne in Wahrheit Diätpläne, geschickt vermarktet als förderlich für die Gesundheit. Schauen Sie sich die folgenden Aussagen an und setzen Sie ein Häkchen neben die, die auf Sie zutreffen.

	1. Ich versuche, keine Kohlenhydrate zu essen, vor allem solche auf der Grundlage von Getreide wie Müsli, Reis oder Pasta.
	2. Ich mache gerne Saftkuren zur Reinigung des Körpers.
	3. Ich beschreibe einen Essenstag meist als gut oder schlecht.
	4. Wenn ich ein Dessert esse, muss ich mehr Sport machen.
	5. Wenn ich merke, dass ich bei einer Mahlzeit zu viel gegessen habe, esse ich automatisch bei der nächsten weniger, unabhängig von meinem Hunger und meiner Sättigung.
	6. Ich betrachte Essen als Feind.
	7. Ich erlaube mir »Cheat Days«, an denen ich essen darf, was immer ich möchte, unabhängig von meinem Hunger und meiner Sättigung.
	8. Ich achte an Wochentagen sehr sorgfältig auf mein Essen und esse dann am Wochenende alles, was ich möchte, unabhängig von meinem Hunger und meiner Sättigung.
	9. Wenn ich einmal etwas Verbotenes esse, denke ich, dass ich es *vermasselt* habe, und dann esse ich alles, was ich will, in großen Mengen, unabhängig von meinem Hunger und meiner Sättigung.
	10. Wenn ich einen Restaurantbesuch vorhabe, esse ich den Tag über weniger, unabhängig von meinem Hunger und meiner Sättigung.
	11. Ich wähle oft die kleinste Portion für eine Mahlzeit oder einen Snack, unabhängig von meinem Hunger und meiner Sättigung.
	12. Wenn ich an einem Tag keinen Sport mache, gleiche ich es damit aus, dass ich weniger esse, unabhängig von meinem Hunger und meiner Sättigung.
	13. Ich habe ein schlechtes Gewissen, wenn ich keinen Sport mache, weil das bedeutet, dass ich keine Kalorien verbrenne.

	14. Ich nehme auf der Arbeit an Wettbewerben zum Abnehmen und zur Einschränkung bestimmter Nahrungsmittel teil, zum Beispiel an 30-Tage-Challenges, an denen Gluten oder weißes Mehl oder stark verarbeitete Nahrungsmittel weggelassen werden.
	15. Ich schaue Fernsehshows wie ***The Biggest Loser***, um mich fürs Abnehmen inspirieren zu lassen.
	16. Ich rede gerne darüber, wie viele Kalorien etwas hat.
	17. Wenn ich beim Essen mit anderen zusammen oder im Restaurant bin, vergleiche ich mein Essen mit dem der anderen und fühle mich schlecht, wenn ich mehr als sie esse.
	18. Ich mache mir Sorgen darüber, was andere von meinem Essverhalten denken.
	19. Ich esse weniger, wenn ich mit anderen zusammen bin, unabhängig von meinem Hunger und meiner Sättigung.
	20. Ich glaube, dass ich abnehmen muss, um gesund zu sein.

Überlegungen zur Diätmentalität

Schauen Sie sich die Aussagen zur Diätmentalität an, an die Sie ein Häkchen gemacht haben.

1. Erkennen Sie Muster in Ihren Gedanken oder Ihrem Verhalten?

____

____

____

____

____

2. Wie häufig haben Sie diese Gedanken oder äußern sie in Gesprächen?

____

____

____

____

3. Wie hat diese Art Sprache Sie in der Diätmentalität gefangen gehalten?

____

____

____

____

Wenn Sie anfangen, die Prinzipien intuitiven Essens anzuwenden, werden diese Gedanken und Verhaltensweisen nach und nach in den Hintergrund treten und schließlich verschwinden. Wann immer Sie sich wegen etwas, das Sie gegessen haben, schlecht fühlen, überlegen Sie, was Sie gerade zu sich selbst gesagt haben – ziemlich wahrscheinlich stammte es aus der Diätmentalität. Für den Moment ist es ein großer Schritt, wenn Sie diese Art Gedanken als »Diätmentalität« benennen. Denn *aufmerksam zu sein* – ohne zu urteilen –, ist eine Voraussetzung dafür, dass eine sinnvolle Veränderung eintritt. Aufmerksames Beobachten ist eine Eigenschaft von Mitgefühl, das auf Ihrer Reise zum intuitiven Esser eine große Rolle spielt.

Verwandeln Sie intuitives Essen nicht in eine Diät!

Behalten Sie auf jeden Fall im Kopf, dass der Prozess intuitiven Essens flexibel und nicht starr ist. Intuitives Essen ist um zehn Prinzipien herum organisiert, aber diese sind keine Regeln! Chronisch Diäthaltende haben eine starke Neigung, intuitives Essen mit einer Diätmentalität anzugehen, die durch Starre und Regeln sowie eher urteilendes als mitfühlendes Denken gekennzeichnet ist. Während Sie sich durch dieses Buch arbeiten und mehr und mehr intuitives Essen praktizieren, wird es immer einfacher für Sie werden, die Starrheit der Diätmentalität zu erkennen, wenn Sie wieder einmal in Ihren Gedanken auftaucht. Wenn Sie unsicher sind, können Sie immer wieder den Abschnitt über die Diätmentalität lesen.

Kurze Zusammenfassung

In diesem Kapitel haben Sie erfahren, wie wichtig es ist, sich mitfühlend zu verhalten, und Sie haben Ihre Diätgeschichte und Ihre Diätgedanken überprüft. Sie haben geübt, die Werkzeuge des Diäthaltens und die Sprache der Diätkultur loszulassen. Aber denken Sie daran, dass wir in einer Diätkultur leben und diese Gedanken daher leicht wieder auftauchen können. Das Loslassen der Diätkultur ist ein lang andauernder Prozess – haben Sie also Geduld mit sich selbst.

Im nächsten Kapitel lernen Sie eine andere Art kennen, die Diätmentalität zu überwinden – indem Sie die Hungersignale Ihres Körpers honorieren.

KAPITEL 2

Prinzip 2
Honorieren Sie Ihren Hunger

Ernähren Sie Ihren Körper nach seinen biologischen Bedürfnissen durch eine angemessene Energie- und Kohlenhydratzufuhr. Sonst kann leicht das Bedürfnis entstehen, zu viel zu essen. Sind Sie erst einmal überhungert, treten alle guten Absichten, mäßig und bewusst zu essen, in den Hintergrund. Zu lernen, auf erste biologische Hungersignale zu hören, ist die Voraussetzung, um wieder Vertrauen zu sich selbst und seinem Körper aufzubauen.

Hunger ist ein natürlicher, biologischer Hinweis, der Ihnen sagt, dass Ihr Körper Nahrung braucht. Ihren Körper zu nähren, ist für das Leben genauso entscheidend wie das Atmen. Ihren Hunger zu respektieren, ist ein wichtiger Teil intuitiven Essens. Chronisch Diäthaltende leugnen ihren biologischen Hunger, der sich dann irgendwann nur umso stärker bemerkbar macht. Ihr Hunger verstärkt sich und setzt eine biologische Reaktion in Gang, sowohl körperlich als auch psychisch – einen so genannten »Primärhunger«, ein dringendes und intensives Bedürfnis zu essen, das oft in Überessen endet. Primärhunger ist ein Zustand, der auftritt, wenn viel zu lange nicht auf den biologischen Hunger reagiert wurde. Es ist so, als würde man unter Wasser den Atem anhalten, bis das Bedürfnis nach Luft zu dringend wird und man schließlich an die Oberfläche kommt. Das erste Einatmen nach dem Untertauchen ist dringend und intensiv – ein tiefes, keuchendes Luftholen – und kein höfliches Einatmen. Es ist eine ausgleichende biologische Reaktion.

Nehmen wir ein Beispiel. Sie haben um zwölf Uhr zu Mittag gegessen und mussten nach der Arbeit unerwartet an einem Meeting teilnehmen. Danach eilten Sie ins Fitnessstudio, später als gewöhnlich. Zum Abendessen hatten Sie eine Mahlzeit vorgesehen, die Sie oft gerne essen: Pasta mit gegrilltem Lachs, serviert mit einem leckeren Salat. Aber nun sind Sie im Hamsterrad stecken geblieben; es ist schon acht Uhr, und Sie haben solchen Hunger, dass Sie an nichts anderes mehr denken können. Sie werden gereizt und ungeduldig. Im Englischen gibt es sogar ein Wort, das genau diesen Zustand bezeichnet – *hangry*, eine Mischung aus *hungry* (hungrig) und *angry* (ärgerlich).

Sie können Ihr Workout nicht mehr genießen, das sonst den Stress Ihres Arbeitstags abklingen lässt. Schließlich halten Sie es nicht mehr aus, holen Ihr Handy hervor und bestellen eine Pizza mit gegrilltem Hühnchen, sodass diese bei Ihnen zu Hause ist, wenn Sie ankommen. Auf dem Heimweg nehmen Sie sich vor, von der Pizza nur ein paar Stücke und einen Salat zu essen. Stattdessen verschlingen Sie ein Stück nach dem anderen und sind schließlich zu voll für den Salat. Das ist die Macht der Biologie.

Der Begriff *Hunger* bezieht sich eigentlich auf das biologische Bedürfnis zu essen, doch oft wird er einfach für den Wunsch zu essen verwendet, ohne dass wirkliche Hungersignale vorhanden sind. Zur Verdeutlichung sprechen wir daher von biologischem Hunger, der sich auf die Signale bezieht, die der Körper Ihnen sendet, weil er genährt werden muss.

Viele unserer Klienten sehen im Hunger einen Feind – etwas, das man bekämpfen oder ignorieren oder austricksen muss. Beim Erleben biologischen Hungers sagen die Gedanken eines chronisch Diäthaltenden normalerweise *Hör auf, es ist noch keine Zeit zum Essen* oder *Du kannst noch gar keinen Hunger haben.* Aber Hunger zu ignorieren und ihn auszutricksen – zum Beispiel mit dem Trinken von Wasser oder dem Verzehr von »Luftessen« –, ist für den Körper verwirrend. Luftessen ist etwas, das Volumen besitzt, aber wenig Gehalt oder Energie, zum Beispiel Reiskräcker oder zuckerfreie Gelatine-Süßigkeiten. Wenn die Regeln in Ihren Gedanken mit dem direkten Erleben Ihres Körpers (Hungersignale, die wir später in diesem Kapitel erläutern werden) in Konflikt treten, wird das Vertrauen in Ihren Körper zerstört, was noch mehr Verwirrung zur Folge hat. Wenn diese Hungersignale unterbrochen werden, können Sie sich schließlich taub fühlen, ohne ein Gespür dafür zu haben, wie sich Hunger anfühlt. Wenn Ihr Hunger zu oft zum Schweigen gebracht wird, schweigt er schließlich ganz. Jetzt wird es für Sie leichter, aus anderen Gründen zu essen, was wir als *Essen bei Fehlen von Hunger* bezeichnen. Da ist es kein Wunder, wenn viele unserer Klientinnen sagen: »Ich weiß nicht mehr, wie ich essen soll.«

Chronische Essensentbehrung beim Diäthalten ist ein traumatischer Angriff auf Körper und Geist – ein Ernährungstrauma, ähnlich tatsächlichem Verhungern, das mit regelmäßiger, verlässlicher Ernährung geheilt werden muss. Wenn Sie dazu noch Nahrungsknappheit erfahren haben – wie es aufgrund von Armut oder Vernachlässigung in der Kindheit passieren kann –, ist das Diäthalten und das Leugnen Ihres Hungers eine Wiederholung dieses Traumas. Jede Mahlzeit kann sich dann anfühlen, als wäre es das letzte Mal, dass Sie etwas zu essen bekommen, auch wenn Sie sicher und finanziell gut ausgestattet sind.

Ihren Hunger zu honorieren, ist ein entscheidender Schritt, um Ihre Beziehung zum Essen zu heilen. Aber das ist nicht immer leicht. Es kann eine Herausforderung sein, Ihren Hunger zu honorieren, wenn Sie ihn geleugnet oder einfach nicht auf ihn gehört haben. Vielleicht waren die Hungersignale Ihres Körpers schon lange Zeit inaktiv.

Die Übungen in diesem Kapitel werden Ihnen helfen,

- ein allgemeines Bewusstsein für Ihre Körpersignale auszubilden;
- Einstimmungsstörungen zu erkennen und aufzulösen;
- wichtige Aspekte des Selbstmitgefühls zu erkennen;
- die vielen verschiedenen Hinweise auf Hunger zu erkennen;
- die unterschiedlichen Eigenschaften des Hungers zu erkennen;
- zu lernen, Ihren Hunger zu bewerten;
- einen Plan für Nahrung als Selbstfürsorge aufzustellen, für Zeiten, in denen Sie keinen Hunger spüren, aber zum Beispiel krank oder gerade sehr gestresst sind.

Bewusstsein für Körpersignale: Interozeptives Bewusstsein

Die physischen Empfindungen wahrzunehmen, die in Ihrem Körper entstehen, wird *interozeptives Bewusstsein* oder *Interozeption* genannt. Interozeptives Bewusstsein ist eine angeborene und mächtige Fähigkeit; zu ihr gehören die Wahrnehmung körperlicher Signale von Hunger und Sättigung, körperlicher Zustände wie eine volle Blase und Herzrasen und körperliche Empfindungen, die durch Gefühle hervorgerufen werden, zum Beispiel Hitzeüberflutung und Zittrigkeit beim Auftreten von Panik. Das sind Vorgänge, die direkt in Ihrem Körper stattfinden. Wenn Sie darauf eingestimmt sind, gibt Ihnen das mächtige Informationen zu Ihrem körperlichen und psychischen Zustand, sodass Sie wissen, was Sie zur Erfüllung Ihrer Bedürfnisse tun müssen.

Wenig überraschend haben Studien gezeigt, dass intuitive Esser eine höhere interozeptive Wahrnehmung haben (Herbert et al. 2013; Tylka 2006; Tylka und Kroon Van Diest 2013). Das trifft auch auf Menschen zu, die meditieren. Die Prinzipien intuitiven Essens helfen bei der Ausbildung interozeptiven Bewusstseins oder beseitigen die Hindernisse dafür. Die Hindernisse entstehen normalerweise in Ihrem Kopf – in der Form von Regeln, Glaubenssätzen und Gedanken. Zum Beispiel haben Sie vielleicht die Regel, keine Snacks zu essen, sind dann aber zwischen den Mahlzeiten sehr hungrig. Diese Regel ist ein Hindernis und führt zu einem Konflikt. Ihr Körper hat biologischen Hunger, aber Ihre Regel heißt »Zwischen den Mahlzeiten nichts essen«. Sie versuchen, diesen Hunger zu ignorieren oder auszutricksen, werden aber immer hungriger und immer begieriger darauf, etwas zu essen. Dieses Problem werden wir später im Kapitel eingehender behandeln (siehe S. 84: »Ich kann keinen Hunger haben – ich habe gerade gegessen! Zwischen Gedanken und Hungersignalen unterscheiden«).

Können Sie Ihren Herzschlag wahrnehmen?

Forscher messen die Fähigkeit zur interozeptiven Wahrnehmung zum Beispiel, indem sie die Versuchspersonen bitten, ihren Herzschlag wahrzunehmen und die Herzfrequenz festzustellen – also die Herzschläge zu zählen –, ohne ihren Körper zu berühren und den Puls zu messen. Die folgende dreiteilige Übung hilft Ihnen, auf die Vorgänge in Ihrem Körper zu hören und sich so mit Ihren körperlichen Empfindungen zu verbinden, indem Sie Ihre Aufmerksamkeit auf Ihren Herzschlag richten. Setzen Sie sich für dieses Experiment bitte an einen ruhigen Ort ohne Ablenkung.

Teil 1. Aufwärmphase: Ihren Puls mit Berührung kontrollieren

Wenn Sie Sport gemacht haben, wurde Ihnen vielleicht beigebracht, wie Sie Ihre Herzfrequenz kontrollieren können, indem Sie Ihren Puls messen. Sie legen Zeige- und Mittelfinger der rechten Hand auf Ihr linkes Handgelenk und fühlen dann das Klopfen Ihres Pulses oder Herzschlags. Hier ist wieder Geduld wichtig. Wenn Sie Ihren Puls fühlen können, zählen Sie eine Minute lang Ihren Herzschlag. Führen Sie das ein paarmal durch, bis Sie problemlos Ihren Puls lokalisieren können.

Teil 2. Nehmen Sie Ihre Herzfrequenz wahr

Während dieser Übung dürfen Sie durch nichts abgelenkt werden, und sie erfordert eine sanfte Haltung und Geduld. Legen Sie Ihre Hände mit den Handflächen nach unten auf Ihre Beine – diese dienen nur als Ruhepol für Ihre Hände. Normal atmend nehmen Sie zum Entspannen ein paar Atemzüge. Nun zählen Sie eine Minute lang im Kopf jeden Herzschlag in Ihrem Körper (ohne manuell Ihren Puls zu fühlen). Dafür ist vielleicht etwas Übung nötig, nicht jeder kann beim ersten Versuch seinen Herzschlag spüren.

Teil 3. Überlegung

Denken Sie einen Moment über die folgenden Fragen nach und schreiben Sie Ihre Antworten auf.

1. Konnten Sie Ihren Herzschlag wahrnehmen? Wenn ja, gehen Sie zu Frage 2. Wenn nein, gehen Sie gleich zu Frage 3.

____

____

2. Wo in Ihrem Körper haben Sie Ihren Herzschlag wahrgenommen? (Man kann ihn an vielen verschiedenen Stellen wahrnehmen, zum Beispiel in den Händen oder der Brust.) Haben Sie Ihren Herzschlag an mehr als einer Stelle in Ihrem Körper wahrgenommen?

____

____

____

3. Was haben Sie innerlich zu sich selbst gesagt, als Sie versuchten, Ihren Herzschlag wahrzunehmen? Waren Ihre Gedanken kritisch und schroff? Oder waren sie vielleicht freundlich und mitfühlend?

____

____

____

Einfach nur seinen eigenen Herzschlag wahrzunehmen, ist eine der vielen Arten, um das Einfühlen in den Körper zu üben. Für Menschen, die unter Körperunzufriedenheit und Ängsten in Bezug auf Essen leiden, ist dies ein neuer Weg, um sich mit ihrem Körper zu verbinden, denn hier geht es nur ums Hören. Meditation ist eine weitere Art, eine Verbindung zu seinem Körper herzustellen. Bei vielen Meditationsübungen wird die Aufmerksamkeit einfach nur auf das Atmen gerichtet. Wie die Wahrnehmung des Herzschlags ist auch das eine einfache Übung, in seinen Körper hineinzuhorchen.

Vorschlag: Nehmen Sie sich fünf Minuten am Tag, um die Wahrnehmung Ihres Herzschlags zu üben. (Natürlich sind Sie lebendig und haben ein schlagendes Herz – dies stellt nur eine neue Ebene des In-sich-Hineinhorchens dar, das mit wiederholtem Üben einfacher werden wird.)

Im Körper stattfindende Empfindungen kennenlernen

Wir wollen erkunden, *wo* in Ihrem Körper Sie verschiedene Körperzustände oder Emotionen wie zum Beispiel Schläfrigkeit oder Stress spüren und wo Sie verschiedene biologische Signale wie eine gefüllte Blase oder Durst fühlen. In diesem Abschnitt geht es auch um die Qualität dieser Körperempfindungen. Wenn Sie zum Beispiel entspannt und ein bisschen schläfrig sind, kann sich Ihre Schläfrigkeit vielleicht angenehm anfühlen. Sind Sie andererseits müde durch einen Jetlag und bekommen chronisch zu wenig Schlaf, fühlt sich Müdigkeit unangenehm an – gelinde gesagt!

Wenn Sie regelmäßig Ihre Aufmerksamkeit auf die Empfindungen in Ihrem Körperinneren richten, wird Ihnen das helfen, Ihr Hungergefühl wahrzunehmen. Sich in verschiedene Körperempfindungen hineinzuhören, ist eine Art Crosstraining für die Wahrnehmung von Körpersignalen.

Aber denken Sie bitte daran, dass diese Körperempfindungen nicht »richtig« oder »falsch« sind – sie sind einfach nur Informationen. Wenn Sie nicht daran gewöhnt sind, in Ihren Körper hineinzuhorchen oder sich mit ihm zu verbinden, tragen Sie in der folgenden Übung einfach ein, was Sie am ehesten vermuten.

Das Ziel dieser Übung ist eine erhöhte Wahrnehmung körperlicher Empfindungen, die von Ihren biologischen Signalen und Körperzuständen herrühren. Es wird ein paar Tage dauern, die Übung zu beenden. In der Spalte auf der linken Seite sind eine Reihe Körpersignale und Körperzustände aufgelistet. Überlegen Sie bei jedem, wo in Ihrem Körper

Sie vielleicht eine Empfindung wahrnehmen, die damit zusammenhängt, und setzen Sie dann ein X in die entsprechende Spalte: Kopf, Augen und so weiter. Wenn Sie zum Beispiel durstig sind, könnten Sie das in Ihrem Mund fühlen. Für die letzten drei Spalten ganz rechts überlegen Sie, ob die Wahrnehmung für Sie angenehm, unangenehm oder neutral war. Wenn Sie zum Beispiel durstig sind, ist die Empfindung davon angenehm, unangenehm oder neutral? (Ob die Empfindung angenehm, unangenehm oder neutral ist, kann von deren Intensität abhängen. Durst kann sich normalerweise neutral anfühlen, aber unangenehm, wenn er extrem ist. Machen Sie sich in dieser Übung keine weiteren Gedanken darüber, warum eine Körperempfindung sich so oder so anfühlt. Hier geht es nur darum, dass Sie lernen, die Empfindung selbst zu erkennen.)

Ihren Körper kennenlernen: physische Empfindungen biologischer Signale und Körperzustände

										Insgesamt		
	Kopf	**Augen**	**Mund**	**Hals oder Kehle**	**Schultern**	**Brust**	**Bauch**	**Blase**	**Beine**	**Angenehm**	**Unangenehm**	**Neutral**
Körpersignale												
Durstig												
Drang zu urinieren												
Hungrig												
Gesättigt												
Körperzustand												
Schläfrig												
Ruhelos												
Krank												
Ausgeruht												
Stress												

Reflexion der Einstimmung

1. Wenn sie sich zum ersten Mal mit verschiedenen Körperempfindungen vertraut machen, haben manche Menschen Schwierigkeiten, sie wahrzunehmen, bevor sie intensiv sind. War das bei Ihnen so?

___

___

___

2. Haben Sie Muster oder Trends bei Ihren Körperempfindungen bemerkt? Hat Sie etwas überrascht?

___

___

___

Während Sie üben, Ihre Aufmerksamkeit auf Ihre Körperweisheit zu richten, werden Sie nach und nach eine erhöhte Wahrnehmung von verschiedenen Empfindungen entwickeln, die Ihnen mächtige Informationen für Ihr körperliches und emotionales Wohlbefinden liefern wird.

Selbstfürsorge und Störfaktoren für die Körpereinstimmung

Störfaktoren für die Körpereinstimmung gibt es viele; dazu gehört alles, was Ihre Fähigkeit beeinträchtigt, die Bedürfnisse Ihres Körpers zu hören und rechtzeitig darauf zu reagieren, zum Beispiel Ablenkungen, Gedanken, Regeln, Glaubenssätze und ein Mangel an Selbstfürsorge.

Was tun Sie, um für sich selbst zu sorgen? Was also tun Sie aktiv, um Ihre Grundbedürfnisse zu erfüllen und Stress zu bewältigen? Dies ist eine wichtige Frage, denn es kann schwierig sein, Ihre Körpersignale wie zum Beispiel Hunger zu hören, geschweige denn rechtzeitig darauf zu reagieren, wenn man ein chaotisches und anspruchsvolles Leben führt. Ausreichende Selbstfürsorge ist eine entscheidende Voraussetzung für intuitives Essen. Wenn man mitten im Stress steckt – ob man nun versucht, eine nahe Deadline zu schaffen, oder Kleinkindern mit Windeln hinterherjagt –, ist das biologische Kampf-oder-Flucht-Überlebenssystem des Körpers aktiviert. Ihr Blut strömt vom Verdauungssystem hin zu Ihren Extremitäten, um auf der Flucht vor oder beim Kampf mit dem Feind zu helfen. Das führt zu einem Ausbleiben von Hungersignalen. (Biologisch gesehen würde die Verwendung der Energie zum Verdauen von Nahrung in Ihrem Magen Sie langsamer werden lassen, falls Sie gerade versuchen, vor einem Tiger wegzurennen.)

Durch die Technologie scheint das Leben heute rund um die Uhr stattzufinden, und nur zu leicht wird man davon mitgerissen und muss mit zu vielen Projekten und Verpflichtungen jonglieren. Wenn Sie chronisch zu wenig schlafen – sei es aufgrund von Stress oder einfach, weil Sie Probleme haben, früh genug schlafen zu gehen, da sie noch in den sozialen Medien aktiv sind –, kann das Ihre Fähigkeit beeinträchtigen, Ihre Hunger- oder Sättigungssignale wahrzunehmen. Wenn Sie keine Grenzen setzen, um Ihre wertvolle Zeit und Energie zu schützen, können Sie chronisch abgekämpft sein – sowohl emotional als auch körperlich erschöpft.

Anders als vielleicht allgemein angenommen, geht es bei Selbstfürsorge nicht um Massagen und Schaumbäder, obwohl diese Aktivitäten durchaus eine Art der Selbstfürsorge sein können. Selbstfürsorge wird definiert als die tägliche Praxis, sich um seine grundlegenden körperlichen und emotionalen Bedürfnisse zu kümmern. Dazu sollte man seinen Alltag, seine Beziehungen und seine Umgebung so gestalten, dass es der Selbstfürsorge förderlich ist (Cook-Cottone 2015). Zu dieser gehört eine breite Palette an Aktivitäten, zum Beispiel ausreichender Schlaf und die Sorge für seine emotionalen, körperlichen, beziehungsmäßigen und spirituellen Bedürfnisse. Diese sollten nicht als Luxus oder selbstsüchtiges Bestreben gesehen werden. Selbstfürsorge ist sogar so wichtig, dass die American Psychological Association sie als ein ethisches Gebot für Psychologen mit aufgenommen hat – damit diese sowohl emotional als auch mental stabil genug sind, um ihren Patienten zu helfen (Barnett et al. 2007).

Im folgenden Abschnitt werden wir Aktivitäten zur Selbstfürsorge und Störfaktoren für die Körpereinstimmung erkunden. Kreuzen Sie diejenigen an, die auf Sie zutreffen. Jede Kategorie enthält zuerst positive Verhaltensweisen, die der Selbstfürsorge dienen; dann folgen Störfaktoren, die verhindern, dass Sie für die Erfüllung Ihrer Bedürfnisse sorgen. Haben Sie im Kopf, dass diese Tabellen keineswegs vollständig sind.

Einschätzung der Selbstfürsorge

	Körperlich	**Emotional und psychisch**	**Beziehungen**
Positive Verhaltensweisen	☐ Ich schlafe genug, um mich beim Aufwachen ausgeruht und gestärkt zu fühlen. ☐ Ich gehe regelmäßig zu ärztlichen und zahnärztlichen Kontrolluntersuchungen. ☐ Ich gehe nicht zur Arbeit oder zur Schule, wenn ich krank bin. ☐ Ich trage Kleidung, die ich mag und die bequem ist. ☐ Ich nehme Urlaub. ☐ Ich betreibe mindesten fünfmal in der Woche eine körperliche Aktivität, die mir Spaß macht. ☐ Andere	☐ Ich nehme mir Zeit für Selbstreflexion. ☐ Ich bin mir meiner Gedanken bewusst, ohne zu urteilen. ☐ Ich bin mir meiner Gefühle bewusst, ohne zu urteilen. ☐ Ich schreibe in ein Tagebuch. ☐ Ich kenne angenehme Aktivitäten und Orte und suche sie auf. ☐ Ich nehme mir Zeit zum Entspannen. ☐ Ich nehme mir Zeit zum Spielen. ☐ Ich kümmere mich um Sachen, die mich zum Lachen bringen. ☐ Ich habe Hobbys und Interessen, die nichts mit Arbeit oder Schule zu tun haben. ☐ Ich habe Mitgefühl mit mir selbst und anderen. ☐ Ich gehe in eine Therapie, wenn ich sie brauche. ☐ Andere	☐ Ich verbringe Zeit mit Menschen, die ich mag und die mich unterstützen. ☐ Ich habe jemanden im Leben, der mir zuhören würde, wenn ich verärgert bin oder einfach reden möchte (Freunde, Familie, Therapeut, Geistlicher). ☐ Ich bleibe in Kontakt mit wichtigen Menschen in meinem Leben. ☐ Ich nehme mir Zeit für meine Familie. ☐ Andere

	Körperlich	Emotional und psychisch	Beziehungen
Störfaktoren für Körpereinstimmung	☐ Ich lasse oft Mahlzeiten aus, wenn ich zu wenig Zeit habe. ☐ Ich sehe mehr als zwei Stunden am Tag fern. ☐ Ich treibe zu viel Sport, wenn ich zum Beispiel krank bin oder mich verletzt habe. ☐ Ich rauche (richtige oder E-Zigaretten). ☐ Ich esse manchmal lange Zeit nichts. ☐ Ich esse zu viel oder zu wenig, wenn ich im Stress bin. ☐ Wenn ich esse, mache ich oft noch anderes, zum Beispiel fernsehen, E-Mails checken oder lesen. ☐ Ich bekomme oft zu wenig Schlaf. ☐ Ich trinke mehr als die empfohlene Menge Alkohol (mehr als ein oder zwei Drinks am Tag). ☐ Andere	☐ Ich bekomme ein schlechtes Gewissen, wenn ich nicht produktiv bin oder etwas Wichtiges tue. ☐ Ich weiß nicht, wie ich entspannen kann. ☐ Ich rede oft schroff oder kritisch mit mir selbst. ☐ Ich erlaube mir nicht, meine Gefühle zu spüren oder zu weinen. ☐ Ich habe Schwierigkeiten, mit Stress zurechtzukommen. ☐ Ich bringe meine Gedanken und Gefühle zum Schweigen. ☐ Mein Leben fühlt sich außer Kontrolle an. ☐ Andere	☐ Ich möchte meine Freunde oder meine Familie nicht mit meinen Problemen belasten. ☐ Meine Familie unterstützt mich nicht, wenn ich Probleme habe. ☐ Ich mache mir Sorgen, was andere Menschen von mir denken. ☐ Ich ziehe mich von anderen zurück, wenn ich gestresst bin. ☐ Andere

	Spirituell	Grenzen
Positive Verhaltensweisen	☐ Ich verbringe Zeit in der Natur. ☐ Ich nehme mir Zeit, meinen Gedanken nachzuhängen. ☐ Ich gehöre einer spirituellen Verbindung oder Gemeinschaft an oder suche mir eine. ☐ Ich bin mir nicht materieller Aspekte des Lebens bewusst. ☐ Ich suche Erfahrungen, die mich ehrfürchtig machen. ☐ Ich praktiziere Meditation. ☐ Ich bete. ☐ Ich lese oder studiere inspirierende Bücher oder Artikel. ☐ Andere	☐ Ich habe auf der Arbeit oder in der Schule einen überschaubaren Terminkalender, zu dem auch Pausen gehören. ☐ Ich nehme mir Pausen von elektronischen Medien, zum Beispiel meinem Computer, meinem Smartphone oder dem Fernsehen. ☐ Ich sage Nein zu zusätzlichen Projekten oder Verantwortungen, wenn mein Terminkalender voll ist. ☐ Ich setze mir Grenzen in Bezug auf Freunde und Familie. ☐ Ich setze mir Grenzen bei ehrenamtlichen Projekten. ☐ Ich setze mir Grenzen in Bezug auf die Arbeit, zum Beispiel arbeite ich im Urlaub nicht. ☐ Ich strebe nach Ausgeglichenheit zwischen Arbeit, Familie, Schule, Freizeit, Beziehungen und Ruhepausen. ☐ Ich lasse nicht zu, dass andere meine Grenzen überschreiten. ☐ Andere
Störfaktoren für Körpereinstimmung	☐ Mich ziehen vor allem materielle Dinge an. ☐ Ich verbringe keine Zeit damit, über die Bedeutung des Lebens nachzudenken. ☐ Ich denke immer, dass ich nicht genug habe. ☐ Ich denke nicht über Dinge in meinem Leben nach, für die ich dankbar bin. ☐ Ich denke eher nicht, dass es für mich in diesem Leben einen Sinn gibt. ☐ Andere	☐ Ich kann anderen schlecht Bitten abschlagen. ☐ Ich habe das Bedürfnis, andere glücklich zu machen. ☐ Ich fühle mich egoistisch, wenn ich eine Bitte abschlage. ☐ Ich neige dazu, zu viele Projekte und Aktivitäten anzunehmen. ☐ Ich sage automatisch Ja zu Bitten, ohne an meinen Terminkalender oder vorherige Verpflichtungen zu denken. ☐ Ich bin stolz darauf, superbeschäftigt zu sein. ☐ Andere

Nachdenken über Selbstfürsorge

Beantworten Sie die folgenden Fragen unter Verwendung Ihrer Einschätzung zur Selbstfürsorge.

1. Welche Trends haben Sie in Ihren positiven Verhaltensweisen zur Selbstfürsorge bemerkt?

____

____

2. Was sind Ihre Stärken bei Ihren Verhaltensweisen zur Selbstfürsorge?

____

____

3. Gibt es Kategorien der Selbstfürsorge, die Sie im Moment nicht wahrnehmen?

____

____

____

4. Welche Kategorien der Selbstfürsorge brauchen mehr Aufmerksamkeit oder vielleicht mehr Beständigkeit?

____

____

____

5. Welches waren Ihre Störfaktoren für die Körpereinstimmung?

Selbstfürsorge verbessern

Schauen Sie sich jede der Selbstfürsorge-Kategorien aus Ihrer Einschätzung an. Beschreiben Sie ein oder zwei Strategien, die Sie beständig anwenden wollen, um Ihre Selbstfürsorge zu verbessern.

Körperlich

Beispiel: Ich werde kontinuierlich daran arbeiten, genug zu schlafen, indem ich um zehn Uhr dreißig im Bett bin und das Licht lösche.

Emotional und psychisch

Beispiel: Ich werde mich dreißig Minuten entspannen, wenn ich von der Arbeit nach Hause komme.

Grenzen

Beispiel: Ich werde höflich neue Ehrenamtsprojekte ablehnen, bis meine momentane freiwillige Arbeit an der Schule meines Sohnes beendet ist.

____

____

____

Spirituell

Beispiel: Ich werde anfangen, morgens zehn Minuten lang zu meditieren.

____

____

____

Beziehungen

Beispiel: Ich werde mich einmal in der Woche telefonisch bei mindestens einem meiner guten Freunde melden.

____

____

____

____

Störfaktoren für Körpereinstimmung verringern

Schauen Sie sich jede Kategorie der Störfaktoren in Ihrer Einschätzung an. Beschreiben Sie ein oder zwei davon, an denen Sie bereit sind zu arbeiten.

Körperlich

Beispiel: Ich mache oft noch andere Sachen beim Essen. Ich werde mindestens eine Mahlzeit am Tag ohne Ablenkung zu mir nehmen.

____

____

____

Emotional und psychisch

Beispiel: Ich weiß nicht, wie ich entspannen soll. Ich werde mir mindestens fünf Mal in der Woche erlauben zu entspannen, indem ich etwas Lustiges lese, das nicht mit Arbeit oder Schule zu tun hat.

____

____

____

Grenzen

Beispiel: Ich sage automatisch Ja zu Bitten, ohne meinen eigenen Kalender und meine Verpflichtungen zu bedenken. Ich werde üben, meine Antwort aufzuschieben, indem ich etwa sage: »Ich muss erst meinen Terminkalender checken und melde mich morgen bei dir, um dir zu sagen, ob ich dir helfen kann.« Dann kann ich in Ruhe überlegen, bevor ich Ja oder Nein sage.

____

____

____

____

Spirituell

Beispiel: Ich beschäftige mich nicht mit Spirituellem. Ich werde jetzt einmal in der Woche einen inspirierenden Artikel lesen.

____

____

____

Beziehungen

Ich isoliere mich oft, wenn ich gestresst bin. Ich werde mindestens eine Einladung in der Woche annehmen, um gesellig zu sein.

____

____

____

Ihren biologischen Hunger kennenlernen

Biologischer Hunger kann auf viele Arten erlebt werden, mit unterschiedlichen Empfindungen in verschiedenen Körperteilen. Dies kann von Person zu Person variieren. Auch kann das Erlebnis von Hunger sich unterschiedlich anfühlen. Wenn man zum Beispiel zu hungrig ist (Heißhunger), ist das Empfinden meist unangenehm, aber ein leichtes Hungergefühl ist oft angenehm.

Reflexion

Denken Sie daran, wie Sie vor nicht allzu langer Zeit Hunger bekamen. Vielleicht mussten Sie länger auf der Arbeit oder in der Schule bleiben und konnten seit der Mittagsmahlzeit acht Stunden lang nichts essen.

Wie stark war Ihr Hunger? Wie haben Sie dieses Gefühl empfunden: angenehm, unangenehm oder neutral? Wo im Körper haben Sie es gespürt?

____

____

____

____

Die Verbindung zwischen Hunger, Körper und Geist

Wenn Ihr Körper hungrig ist (also Nahrung braucht), versucht er auf mehrere Arten, Ihre Aufmerksamkeit zu erlangen, von veränderter Stimmung und Energie bis zu vermehrten Gedanken ans Essen. Je länger Sie mit der Ernährung Ihres Körpers warten, desto intensiver werden diese Anzeichen. Ihre Hungersignale erkennen zu lernen, kann anfangs frustrierend sein, vor allem wenn Sie lange Zeit Ihren Hunger nicht gespürt haben – vielleicht weil zu viel Stress Sie dafür abgestumpft hat oder weil Sie sich überhaupt keinen Hunger zugestanden haben. Doch je mehr Sie auf Ihren Körper hören, desto besser werden Sie in der Lage sein, die feineren Signale Ihres Hungers zu bemerken.

Denken Sie daran, dass jeder Mensch anders ist und es keine richtige oder falsche Art gibt, wie sich Hunger bemerkbar macht. Hier sind einige Beispiele, wie Sie Hungersignale erleben könnten. Kreuzen Sie diejenigen an, die Sie bemerken.

- ☐ Magen: eine Vielfalt von Empfindungen, zum Beispiel ein Knurren, Gurgeln, ein nagendes Gefühl oder Leere. Während diese Empfindungen häufig vorkommen, gibt es Menschen, die in ihrem Magen keine Hungersignale verspüren.

☐ Kehle und Speiseröhre: dumpfer Schmerz, nagendes Gefühl.

☐ Kopf: unklares Denken, Benommenheit, Kopfschmerzen, Konzentrationsschwierigkeiten. Mehr Gedanken an Essen.

☐ Stimmung: Reizbarkeit. Vielleicht müssen Sie sich stärker bemühen, um nicht aufgebracht zu sein, auch wenn Sie nach außen nicht gereizt wirken.

☐ Energie: Energie lässt nach, vielleicht sogar so sehr, dass man schläfrig wird. Mattigkeit und Apathie können es erschweren, etwas zu tun.

☐ Benommenheit: allgemeine Lethargie.

☐ Andere: ______________________________

Ihren Hunger kennenlernen

Um die Abstufungen Ihres Hungers erkennen zu lernen, hilft es, diesen mehrere Male am Tag zu überprüfen. Dafür ist es praktisch, eine Skala von 0 bis 10 zu verwenden, bei der 0 für schmerzhaft hungrig und 10 für schmerzhaft voll steht. Dieses Bewertungssystem wird von vielen Forschern benutzt, wenn sie Hunger- und Sättigungsthemen auswerten. Eine derartige Skala wird zum Beispiel auch in Krankenhäusern zur Bewertung von Schmerzen verwendet, denn Hunger und Schmerz sind subjektive Empfindungen. Daher gibt es keine richtige oder falsche Zahl, dies ist nur eine Methode, die Ihnen hilft, Ihre Hungersignale wahrzunehmen und sich auf sie einzustimmen. In der folgenden Tabelle ist die Bedeutung der Zahlen von 0 bis 10 ausführlich beschrieben.

	Bewertung	Beschreibung von Hunger- und Sättigungsgefühlen	Allgemeines Gefühl		
			Angenehm	Unangenehm	Neutral
Mehr als hungrig		Schmerzhaft hungrig. Das ist Primärhunger, sehr intensiv und drängend.			
		Heißhungrig und reizbar. Begierig darauf, zu essen.			
		Sehr hungrig. Vorfreude auf eine herzhafte Mahlzeit oder einen herzhaften Snack.			
Normaler Essbereich		Hungrig und bereit zu essen, aber es ist nicht dringend – eine Art höflicher Hunger.			
		Leicht hungrig, leicht leerer Magen.			
		Neutral, weder hungrig noch voll.			
		Beginnendes Gefühl von Sättigung.			
		Angenehm voll, fühlt sich zufrieden an.			
Übervoll		Langsam fühlt man sich etwas zu voll. Nicht angenehm, aber noch nicht richtig unangenehm.			
		Sehr voll, zu voll. Fühlt sich unangenehm an, als müsste man einen Hosenknopf öffnen oder den Gürtel weiter schnallen.			
		Schmerzhaft voll, vollgestopft. Kann sich wie Übelkeit anfühlen.			

Reflexion

Schauen Sie sich die Tabelle mit der Beschreibung von Hunger- und Sättigungsgefühlen an. Denken Sie über Ihre üblichen Hungerzustände nach und beantworten Sie folgende Fragen, so gut Sie können. (Es ist in Ordnung, wenn Sie sich unsicher sind. Die nächste Aufgabe gibt Ihnen viele Möglichkeiten zum Üben.)

1. Bei welcher Bewertung *spüren* Sie Ihren Hunger normalerweise? Vielleicht bei 0, vielleicht bei 2?

____

____

2. Wenn Sie Ihren Hunger honorieren, fühlt sich Ihr Hungerempfinden dann eher angenehm, unangenehm oder neutral an?

____

____

Skala zum Überprüfen Ihres Hungers

Um sich in die verschiedenen Zustände Ihres Hungers wirklich einzufühlen, braucht es wiederholtes Hinhören und Erfahrung. Es ist wie beim Erlernen eines Musikinstruments – ohne Übung wird sich die Fähigkeit nicht verbessern.

Beobachten Sie mit der Skala zum Überprüfen Ihres Hungers auf der nächsten Seite die Intensität Ihres Hungers, seine Eigenschaft und welche Nahrungsmittel Sie als Mahlzeit oder Snack gegessen haben. Versuchen Sie, die Zeit, in der Sie gegessen haben, möglichst genau anzugeben, da Sie so besser Muster und Trends in der Intensität des Hungers zwischen Ihren Mahlzeiten erkennen können. Verfahren Sie so mehrere Tage lang (Sie können sich auch Kopien der Skala machen).

Schreiben Sie zuerst die Zeit auf und bewerten Sie dann, so gut es geht, Ihren Hunger vor der Mahlzeit mit einer Zahl zwischen 0 und 10 (auf Grundlage der Skala zur Beschreibung von Hunger- und Sättigungsgefühlen, wobei die 0 Ihr »Primärhunger« ist und 10 bedeutet, dass Sie sich unangenehm vollgestopft fühlen). Als Nächstes notieren Sie die Qualität Ihres Hungers. Ist er angenehm, unangenehm oder neutral? Kreuzen Sie das auf Sie zutreffende Kästchen an.

Skala zum Überprüfen Ihres Hungers

Zeit	Hunger-einschätzung	Qualität des Hungers			Mahlzeit/verzehrtes Essen	Kommentare
		Angenehm	Unangenehm	Neutral		

Reflexion der Skala zum Überprüfen Ihres Hungers

Nachdem Sie dieses Tagebuch mehrere Tage lang geführt haben, beantworten Sie bitte folgende Fragen.

1. Welche Trends bemerken Sie bei Ihrer Hungerbewertung?

___

___

___

___

2. Bei welcher Zahl empfinden Sie das Hungergefühl als genau richtig? Vielleicht bei der 2 oder 3?

___

___

___

___

3. Welches Essensmuster gefällt Ihnen in Bezug auf die Zeitabstände am besten? Vielleicht fühlen Sie sich am besten, wenn Sie mindestens alle vier bis fünf Stunden essen oder alle zwei bis drei Stunden?

___

___

___

4. Wenn Sie leichtere oder kleinere Mahlzeiten oder Snacks gegessen haben, welchen Einfluss hatte das auf die Häufigkeit des Auftretens von Hunger? Bekommen Sie zum Beispiel schneller wieder Hunger auf die nächste Mahlzeit oder den nächsten Snack? Vielleicht fühlt es sich an, als würden Sie dauernd essen?

____

____

____

Ernährung als Selbstfürsorge

Wenn Sie chronisch gestresst sind oder eine Krankheit haben, können Sie sich nicht auf Ihre Hungersignale verlassen, um Ihren Körper angemessen zu ernähren. Das kann auch bei einem Sportler bei intensivem Training der Fall sein – der Hunger ist dann eine Zeit lang unterdrückt. Diese Bedingungen sind normalerweise zeitlich begrenzt, aber Ihr Körper muss trotzdem genährt werden. Das ist, als wäre an Ihrem Auto die Benzinleitung nicht in Ordnung und zeigte ständig einen vollen Benzintank an. Trotzdem müssen Sie Benzin nachfüllen. Ihr vernünftiges Denken weiß es besser als die Tankanzeige. Nun müssen Sie notieren, wie viel Sie tanken und wie weit Sie fahren, damit Sie wissen, wann nicht mehr viel Benzin übrig ist und Sie wieder tanken müssen. Ähnlich ist es, wenn Sie keine Hungersignale spüren, aber wissen, dass Sie sehr lange nichts gegessen haben. Dann sagt Ihnen Ihr vernünftiges Denken, dass Sie Ihren Körper trotzdem ernähren müssen. (Denken Sie daran, dass intuitives Essen ein dynamisches Zusammenspiel zwischen Instinkt, Emotionen und rationalem Denken ist.) Das scheint vielleicht so, als wenn dies nicht dem Grundsatz intuitiven Essens entspricht, aber in Situationen, in denen Ihre Hungersignale abgeschaltet sind, handelt es sich um eine Art Selbstfürsorge in Form von Ernährung.

Daher ist es hilfreich, für das Essen in diesen Extremsituationen einen Plan zur Selbstfürsorge zu haben. Bei Sportlern könnte das heißen, im

Laufe des Tages mehrere Mahlzeiten zu sich zu nehmen. Bei chronischem Stress heißt es vielleicht, sich mehrere Tage oder Wochen so zu verhalten – eben so lange, wie man es braucht. Es ist viel leichter, dafür im Voraus zu planen, wenn es einem gut geht, als zu warten, bis man schon unter Druck steht. Hier sind einige allgemeine Richtlinien:

1. Was Sie essen, muss die angemessene Energie liefern, um Ihren Körper gut zu nähren.

2. Ganz allgemein ist es am besten, nicht länger als vier bis fünf Stunden nichts zu essen. (Das ist etwa so lange, wie der Blutzuckerspiegel zu Wachzeiten konstant bleibt, abhängig davon, wie viel und was man bei der letzten Mahlzeit gegessen hat. Manche Menschen spüren aber schon nach drei bis vier Stunden ohne Essen echte Hungersignale.)

3. Es ist das Beste, wenn Ihr Essensplan Ihrem Energielevel zu dieser Zeit entspricht. Wenn Sie zum Beispiel ausgelaugt und erschöpft sind, werden Sie wahrscheinlich keine komplizierte Mahlzeit zubereiten wollen, auch wenn Sie sonst gerne kochen.

4. Ein Essensmuster, das im Allgemeinen gut funktioniert, besteht aus mindestens drei Mahlzeiten am Tag und einem Snack am Vormittag und am Nachmittag. (Das ist nur ein Vorschlag, keine Verpflichtung.)

Mein Ernährungsplan zur Selbstfürsorge: Notfallversorgung

Erstellen Sie einen Notfallversorgungsplan für Ihre Ernährung zur Selbstfürsorge, indem Sie eine Liste mit den Sachen aufschreiben, die Sie essen können, wenn Ihre Hungersignale gerade verstummt sind und Sie keine Lust haben, etwas zu essen. Doch denken Sie daran, dass das kein strenger Essensplan ist. Es geht nur um Beispiele für Notfallmahlzeiten oder -snacks, die Ihnen gefallen könnten – oder die Sie zumindest tolerieren könnten –, um Ihren Körper mit Nährstoffen zu versorgen.

1. Denken Sie an Mahlzeiten, die einfach zuzubereiten sind (oder die Sie von unterwegs mitnehmen können), die Sie mögen und die Ihren Körper normalerweise ein paar Stunden gut genährt halten. Schreiben Sie diese Sachen in die Spalte mit den Ideen für Mahlzeiten.

2. In manchen Stresssituationen kommt es einem wie eine unmögliche Aufgabe vor, auch noch eine Mahlzeit zu sich zu nehmen. Dann ist Ihnen vielleicht eher danach, kleinere Mahlzeiten zu essen (oder sogar nur Snacks) und diese häufiger im Laufe des Tages. Überlegen Sie sich Snacks oder leichte Mahlzeiten, die Sie normalerweise für ein paar Stunden gut genährt halten, und schreiben Sie diese in die Spalte für Snack-Ideen.

Was Sie hier aufschreiben, sind nur Ideen, die Sie flexibel handhaben und je nach Bedarf anpassen können. Sie wissen nicht wirklich, ob diese Vorschläge funktionieren, bis Sie sie tatsächlich in Situationen ausprobiert haben, in denen Sie wenig Lust verspüren, etwas zu essen. Aber durch das Überprüfen der Ideen lernen Sie, welche Mahlzeiten oder Snacks aus der Kategorie Ernährung für Notfälle bei Ihnen wirksam sind.

Ideen für Mahlzeiten	Ideen für Snacks

Ich kann keinen Hunger haben – ich habe gerade gegessen! Zwischen Gedanken und Hungersignalen unterscheiden

Manchmal weiß man nicht genau, ob man essen soll oder nicht, weil die Gedanken und die konkrete Erfahrung von Hungersignalen aus dem Körper nicht zusammenpassen. Hier ist eine übliche Situation, die uns immer wieder erzählt wird. Sagen wir, Sie haben um sieben Uhr morgens gefrühstückt, und doch haben Sie eine Stunde später, um acht Uhr, biologischen, also gut spürbaren Hunger. Ihr Magen knurrt. Sie fühlen sich leer und haben den starken Wunsch zu essen. Aber Ihr erster Gedanken ist: *Ich kann keinen Hunger haben – ich habe gerade gegessen!* Und dann versuchen Sie, sich von Ihrem Hunger abzulenken, und warten mit dem Essen bis zum Mittag. Es ist verständlich, verwirrt oder sogar verärgert zu sein, weil Sie so schnell nach einer Mahlzeit schon wieder Hunger verspüren. Aber es gibt eine Reihe von Gründen, warum Ihr Körper einfach mehr Nahrung brauchen könnte:

- Sie waren am Tag davor mehr als üblich körperlich aktiv.
- Sie haben am Tag davor besonders wenig gegessen.
- Ihr Frühstück um sieben Uhr war vielleicht eher ein Snack als eine Mahlzeit.
- Sie haben einfach einen hungrigeren Tag.
- Sie haben frühmorgens Sport gemacht, sodass Ihr Hunger etwas abgeschwächt war, als Sie frühstückten, und haben nicht genug gegessen.
- Ihr Körper ist in einem besonderen Zustand, zum Beispiel kurz vor der Periode, wodurch Sie mehr Hunger als sonst haben.

Ihren Hunger zur rechten Zeit zu honorieren, kann manchmal unpassend und verwirrend sein, aber es ist nicht anders, als wenn Sie zur Toilette müssen, obwohl Ihr letzter Toilettengang erst eine Stunde her ist. Beides sind grundlegende biologische Signale – der Unterschied ist nur, dass Menschen sich normalerweise nicht schuldig fühlen oder denken, dass sie etwas falsch gemacht haben, wenn Sie noch einmal zur Toilette gehen müssen. Es ist nur etwas ärgerlich, aber kein Grund für ein moralisches Urteil.

Jedes Mal wenn Sie biologischen Hunger verspüren und reagieren, indem Sie diesen Hunger mit Ernährung honorieren, bauen Sie Vertrauen in Ihren Körper auf. Jedes Mal wenn Sie Ihren Hunger honorieren, weil Ihr Körper im Hier und Jetzt hungrig ist, werden Sie mit Klarheit belohnt, nicht mit Verwirrung.

Die nächste Übung hilft Ihnen, die Unterschiede zwischen Hungersignalen und Gedanken zu erkennen, damit Sie sich darüber klar werden können, was nötig ist, um für Ihren Körper zu sorgen. Lesen Sie jede Feststellung im nachfolgenden Arbeitsblatt »Denken, Körpersignal oder Selbstfürsorge« und kreuzen Sie den Kasten der Kategorie an, die am besten zu der Feststellung passt. Einige Aussagen passen vielleicht in mehr als eine Kategorie, aber jede Aussage passt am besten in eine:

- *Denken* steht für einen Gedanken, eine Meinung oder ein Urteil.
- *Körpersignal* spiegelt eine konkrete Erfahrung oder eine Empfindung aus Ihrem Körper wider.
- *Selbstfürsorge* ist eine Handlung, die sich um Ihre Bedürfnisse kümmert, bezieht aber auch das Denken mit ein.

Arbeitsblatt »Denken, Körpersignal oder Selbstfürsorge«

Feststellung	Kategorie		
	Denken	Körper-signal	Selbst-fürsorge
1. Ich kann keinen Hunger haben – ich habe erst vor einer Stunde gefrühstückt.			
2. Ich verdiene, diese Sache zu essen, weil ich heute im Fitnessstudio war.			
3. Mein Magen fühlt sich leer an und ich kann mich schlecht konzentrieren. Ich muss essen.			
4. Ich lasse das Frühstück weg, dadurch habe ich den Rest des Tages nicht so viel Hunger.			
5. Ich befürchte, wenn ich diesen Snack esse, um meinen Hunger zu honorieren, dann nehme ich unnötige Kalorien zu mir.			
6. Ich habe heute keinen Sport gemacht, aber viele Kalorien zu mir genommen! Es waren viel zu viele Kalorien, vor allem weil ich keinen Sport gemacht habe, aber ich hatte den ganzen Tag Hunger, also habe ich gegessen.			
7. Ich habe seit dem Frühstück vor sechs Stunden nicht gegessen, deswegen sollte ich etwas essen, auch wenn ich keinen Hunger habe.			
8. Ich weiß nicht, wann wir bei meinen Eltern zum Abendessen ankommen werden. Die Fahrt ist ganz schön lang. Ich packe besser einen Snack ein.			
9. Ich bin unruhig wegen meiner Präsentation, mein Mund ist trocken und ich habe ein flaues Gefühl im Magen – deswegen werde ich das Frühstück weglassen.			
10. Ich habe am Mittag keinen großen Hunger. Ich werde etwas Leichtes, aber Zufriedenstellendes essen.			

Arbeitsblatt »Antworten und Erklärungen: Denken, Körpersignal oder Selbstfürsorge?«

Feststellung	**Kategorie**		
	Denken	**Körper-signal**	**Selbst-fürsorge**
1. Ich kann keinen Hunger haben – ich habe erst vor einer Stunde gefrühstückt. *Dies ist ein Gedanke (Denken). Was empfindet Ihr Körper gerade physisch?*			
2. Ich verdiene, diese Sache zu essen, weil ich heute im Fitnessstudio war. *Dies ist ein Gedanke (Denken). Dieser Gedanke könnte eine Belohnung oder einen Anspruch widerspiegeln.*			
3. Mein Magen fühlt sich leer an und ich kann mich schlecht konzentrieren. Ich muss etwas essen. *Dies ist ein Signal aus Ihrem Körper. Die Aussage ist auch ein Gedanke, eine Einschätzung, die das Bedürfnis zum Essen widerspiegelt, was auch Selbstfürsorge sein könnte.*			
4. Ich lasse das Frühstück weg, dadurch habe ich den Rest des Tages nicht so viel Hunger. *Dies ist ein Gedanke (Denken), der auch die Diätmentalität widerspiegelt.*			
5. Ich befürchte, wenn ich diesen Snack esse, um meinen Hunger zu honorieren, dann nehme ich unnötige Kalorien zu mir. *Dies ist ein Gedanke (Denken), der auch die Diätmentalität widerspiegelt.*			

6. Ich habe heute keinen Sport gemacht, aber ich habe viele Kalorien zu mir genommen! Es waren viel zu viele Kalorien, vor allem weil ich keinen Sport gemacht habe, aber ich hatte den ganzen Tag Hunger, also habe ich gegessen. *Dies ist ein Gedanke (Denken), der die Diätmentalität widerspiegelt. Aber das Empfinden des Körpers war die Honorierung von Hunger. Dies ist ein gutes Beispiel, bei dem zum Honorieren des Hungers gewechselt wird, anstatt verurteilenden Gedanken zu gehorchen. Gedanken verschwinden eher nach und nach und nicht plötzlich.*			
7. Ich habe seit dem Frühstück vor sechs Stunden nicht gegessen, deswegen sollte ich etwas essen, auch wenn ich keinen Hunger habe. *Selbstfürsorge entsteht in Gedanken (Denken). Wie erkennen Sie einen Gedanken für Selbstfürsorge?*			
8. Ich weiß nicht, wann wir bei meinen Eltern zum Abendessen ankommen werden. Die Fahrt ist ganz schön lang. Ich packe besser einen Snack ein. *Dies ist ein Gedanke der Selbstfürsorge.*			
9. Ich bin unruhig wegen meiner Präsentation, mein Mund ist trocken und ich habe ein flaues Gefühl im Magen – deswegen werde ich das Frühstück weglassen. *Diese Empfindungen sind ein direktes Erleben des Körpers und stehen mit der inneren Unruhe in Zusammenhang; sie überdecken das biologische Bedürfnis nach Nahrung. Selbstfürsorge bestünde darin, etwas zu essen, das die Flauheit im Magen nicht verstärkt.*			
10. Ich habe am Mittag keinen großen Hunger. Ich werde etwas Leichtes, aber Zufriedenstellendes essen. *Auf diese Frage ist die Antwort nicht eindeutig. Spiegelt die Feststellung die Empfindung Ihres Körpers wider? Ist der Plan, etwas Leichtes zu essen, eine Form des Diäthaltens oder der Selbstfürsorge?*			

Reflexion

1. Wie unterscheiden Sie zwischen einem Gedanken der Diätmentalität und einem, der Ihrem besten Interesse dient – einem Gedanken, der Selbstfürsorge widerspiegelt?

____

____

____

2. Wie kann Ihnen das Bewusstmachen Ihrer Gedanken im Vergleich zur Wahrnehmung Ihrer Körpersignale dabei helfen, ein intuitiver Esser zu werden?

____

____

____

Kurze Zusammenfassung

Jetzt haben Sie die grundlegenden Kenntnisse, um sich Ihres Hungers bewusst zu werden und ihn zu honorieren. Denken Sie aber daran, dass Wissen und praktische Umsetzung nicht das Gleiche sind. Es ist sehr wichtig, dass Sie beständig weiter üben, Ihren Hunger zu identifizieren und zu honorieren. Bei manchen Menschen dauert es ein paar Wochen, die Feinheiten Ihres Hungers zu erkennen. Bei anderen kann es Monate dauern. Es gibt keinen Zeitplan, um dieses Prinzip zu verinnerlichen. Bleiben Sie geduldig und seien Sie freundlich zu sich selbst. Im nächsten Kapitel werden Sie lernen, Frieden mit dem Essen zu schließen.

KAPITEL 3

Prinzip 3
Schließen Sie Frieden mit dem Essen

Rufen Sie einen Waffenstillstand aus, beenden Sie den Essenskampf! Geben Sie sich die bedingungslose Erlaubnis zu essen. Wenn Sie sich ein bestimmtes Nahrungsmittel verbieten, kann das intensive Gefühle von Entbehrung hervorrufen, die zu unkontrollierbaren Gelüsten führen und oft in Essattacken enden. Geben Sie Ihrem Bedürfnis nach dem ersehnten Essen schließlich doch nach, ist das Ergebnis oft ein Sich-Überessen und ein starkes Schuldgefühl.

Sie können keinen Frieden mit dem Essen schließen, indem Sie Ihrem Körper oder den Nahrungsmitteln, die Sie ihm geben, den Krieg erklären. Sich selbst bestimmtes Essen zu verbieten, kann eine paradoxe Rückwirkung haben, die Überessen auslöst. Sie haben schon gesehen, wie biologische Entbehrung (Hunger) zu Überessen führen kann. Aber es ist noch ein anderer mächtiger Faktor im Spiel – die psychische Wirkung von Entbehrung –, der ein obsessives Denken ans Essen auslöst, was schließlich zum Überessen führt und die Verbindung zu Ihrem Körper unterbricht.

Frieden mit dem Essen zu schließen, ist ein wesentlicher Bestandteil intuitiven Essens, wozu gehört, das zu essen, was Sie gerne möchten, bei gleichzeitiger Einstimmung auf Ihren Hunger- und Sättigungsgrad. Es bedeutet, dass Ihre Essenswahl *emotional* gleichwertig ist, ohne dass Sie sie mit Scham oder Urteilen belegen, egal ob Sie nun grüne Gummibärchen oder ein Stück Brokkoli zu sich nehmen. Ihre Würde bleibt bestehen, egal welches Essen Sie wählen. Sie sind keine gute oder schlechte Person, weil Sie dies oder jenes essen!

Wenn Sie sich wirklich die Erlaubnis geben zu essen, was Sie möchten, dann werden Sie auch in der Lage sein, das Essen zu schmecken und seine Wirkung auf den Körper zu spüren. Wenn Sie Ihr Essen nicht mehr einschränken, ist ein Überessen aufgrund von »jetzt oder nie« nicht mehr nötig. Sie bürden sich keine Entbehrungen mehr auf, und das gibt Ihnen die Möglichkeit zu fragen: *Mag ich den Geschmack von diesem Essen wirklich? Mag ich es, wie sich dieses Essen in meinem Körper anfühlt? Würde ich mich noch einmal so fühlen wollen, nachdem ich diese Mahlzeit oder diesen Snack gegessen habe? Würde ich wieder auf diese Art essen wollen?* Schließlich ist es nicht das letzte Mal, dass Sie dieses Essen verzehrt haben – warum also sollten Sie es noch einmal auf eine Weise essen, die sich nicht gut anfühlt oder Sie nicht zufriedenstellt?

Ein weiterer Grund der bedingungslosen Erlaubnis zu essen besteht darin, die Rückwirkung der Entbehrung zu entmachten, die sich mit jeder neuen Diät verstärkt, bei der wieder ein anderes Nahrungsmittel zu dieser »Nicht-essen-Liste« hinzugefügt wird. Und schließlich geht es bei diesem Prinzip darum, Ihre emotionale Gesundheit wertzuschätzen und die Verbindung zwischen Moral und Essen zu trennen, was Ihrer Essensauswahl ganz neue Möglichkeiten gibt.

In diesem Kapitel werden wir kurz die Wissenschaft und die Psychologie hinter diesem Prinzip erläutern und beschreiben, was es wirklich bedeutet, mit bedingungsloser Erlaubnis zu essen. Die Übungen hier werden Ihnen helfen,

- Ihre Bereitschaft zu erkunden, Frieden mit dem Verzehr jeglichen Essens zu schließen;
- zu erlernen, wie Sie eine sichere Umgebung schaffen, um mit dem Essen Frieden zu schließen;
- zu üben, wie Sie ein bestimmtes Nahrungsmittel zum Experimentieren auswählen;
- zu lernen, Ihre Essenserfahrung zu bewerten und zu überprüfen.

Warum die bedingungslose Erlaubnis zu essen entscheidend ist: das Entstehen von Entbehrung

Jedes Mal wenn Sie etwas entbehren, das Sie mögen oder brauchen, beginnen Sie sich danach zu sehnen – ob es nun die Sehnsucht nach einer Dusche nach tagelangem Campen in der Wildnis ist oder das Verlangen nach frischem Obst und Gemüse, während Sie durch ein Land reisen, in dem diese Nahrungsmittel rar sind. Dieses Gefühl von Entbehrung ist bei Diäthaltenden stark vorhanden.

Um ihr Essverhalten zu kontrollieren, richten sich Diäthaltende nach strengen Regeln, die ihnen vorschreiben, was sie essen dürfen und was nicht, ohne Rücksicht auf das Empfinden von Hunger, Sättigung und Zufriedenheit mit dem Essen. Folgerichtig leben chronisch Diäthaltende nach ihren Entscheidungen im Kopf und ignorieren die Bedürfnisse ihres Körpers. Nach einiger Zeit wird das interozeptive Bewusstsein (die Fähigkeit, physische Empfindungen wahrzunehmen, die im Körper entstehen) inaktiv. Nach äußeren Vorschriften zu leben und zu essen, scheint gut zu funktionieren, bis etwas schiefgeht. Das kann zum Beispiel ein Ereignis, eine Emotion, ein Gedanke, eine Sehnsucht oder einfach Hunger sein – irgendetwas, das eine Verletzung der geheiligten Regel auslöst. Nur ein Bissen vom falschen Essen zur falschen Zeit, und alles ist dahin. Auf Wiedersehen, Essensregeln! Jeder Widerstand ist gebrochen und es folgt ein Essensfest – denn morgen ist ein neuer Tag und dann ist das verbotene Essen wieder tabu. Also sich besser beeilen und jetzt ganz viel davon essen, bevor man sich anders besinnt. Dieses Verhalten sehen wir auch bei Menschen, die sich darauf vorbereiten, eine Diät zu *beginnen*. Im Folgenden werfen wir einen Blick auf die faszinierenden Kräfte, die dieses Alles-oder-nichts-Muster, bei dem Esseneinschränkung zum Überessen beiträgt, antreiben.

THEORIE ZUR DIÄTETISCHEN EINSCHRÄNKUNG

Die Theorie zur diätetischen Einschränkung beschreibt, was passiert, wenn gewissenhaft Diäthaltende ihre Diät beenden oder ihre Essensregeln brechen. Die kanadischen Forscher Janet Polivy und C. Peter Herman bereiteten den Weg für die Einschränkungstheorie auf der Grundlage der Beobachtung eines vorhersehbaren Essensmusters bei Diäthaltenden. Ihre Forschung hatte maßgeblichen Einfluss auf das Modell intuitiven Essens (Tribole und Resch 1995, 2012).

DER ACH-WAS-SOLL'S-EFFEKT

Diäthaltende neigen dazu, ihren Erfolg nach ihrem Essverhalten des aktuellenTages zu bewerten. Erfolgreich ist man, wenn man durch den Tag kommt, ohne die Diätregeln zu verletzen. Schon allein der Gedanke, eine dieser Regeln gebrochen zu haben, reicht aus, um den Verzehr von mehr Essen auszulösen, unabhängig vom Hunger- oder Sättigungsniveau. Die Forscher nannten diesen Zyklus aus Einschränkung und Überessen den *Ach-was-soll's-Effekt* (Herman und Polivy 1984).

WAHRNEHMUNG

Bei Menschen, die ihre Nahrungsaufnahme einschränken, besteht eine Wahrscheinlichkeit des Überessens bereits dann, wenn sie nur in ihrer *Wahrnehmung* eine ihrer Essensregeln verletzt haben. Viele Diäthaltende haben die Regel, keine Nahrungsmittel mit hohem Kaloriengehalt zu essen; daher entwarfen die Forscher eine etwas hinterhältige Studie mit einem Geschmackstest. Den Studienteilnehmern wurde gesagt, dass sie Nahrungsmittel testen sollten, die viele Kalorien enthielten (was tatsächlich nicht der Fall war!). Allein die Wahrnehmung, gegen eine ihrer Diätregeln verstoßen zu haben, reichte aus, um ein Überessen auszulösen (Urbszat et al. 2002).

ERWARTUNG EINER ESSENSEINSCHRÄNKUNG

Eine Studie mit Schokoladenliebhabern zeigte, dass die Erwartung einer dreiwöchigen Einschränkung von Schokolade dazu führte, dass bei den Versuchspersonen der Schokoladenverzehr vor und nach der erwarteten Zeit der Einschränkung anstieg (Keeler et al. 2015). Bei vielen Menschen löst bereits das Wissen um einen bevorstehenden Diätbeginn ein Überessen aus – ein Abschiedsfest vom Essen.

Folglich konsumieren Menschen, die sich Essenseinschränkungen auferlegen, letztlich insgesamt nicht weniger Nahrungsmittel. Forscher gehen davon aus, dass die Angabe eines hohen Grads an eingeschränktem Essverhalten eher ein mit Essen zusammenhängendes Schuldbewusstsein als das tatsächlich verzehrte Essen widerspiegelt (de Witt et al. 2013).

DIE IRONIE DER UNTERDRÜCKUNG VON GEDANKEN

Eine große Zahl an Forschungsergebnissen weist darauf hin, dass das Unterdrücken von Gedanken nicht funktioniert. Es kann darüber hinaus sogar kontraproduktiv wirken und zur Verfestigung genau des Gedankens beitragen, den man vermeiden wollte (Wenzlaff und Wegner 2000). Stellen Sie sich vor, Ihnen wird gesagt: »Denken sie nicht an einen weißen Bären.« Das ist ein Beispiel zur Unterdrückung von Gedanken. Versuchen Sie es – schließen Sie eine Minute die Augen und versuchen Sie, nicht an einen weißen Bären zu denken. Was passiert?

Ähnlich baten in einer wegweisenden Studie die Forscher Versuchspersonen, laut ihre Gedanken zu äußern, die wie in einem Bewusstseinsstrom auftauchten, dabei aber nicht an einen weißen Bären zu denken (Wegner et al. 1987). Diese harmlose Anweisung löste eine gegenteilige Wirkung aus – der Bär wurde mindestens ein Mal in der Minute genannt! Darüber hinaus hatte diese Gruppe sogar mehr Gedanken an einen weißen Bären als die Kontrollgruppe, der die gegenteilige Anweisung gegeben wurde – nämlich an einen weißen Bären zu denken. Entsprechend haben Studien auch ergeben, dass das Unterdrücken von Gedanken in Zusammenhang mit Essen nicht nur das Denken an Essen steigert, sondern auch zu mehr Essen führt (Barnes und Tantleff-Dunn 2010).

DER »EFFEKT DER VERBOTENEN FRÜCHTE«

Essen Sie nicht das rote Nahrungsmittel. Der Reiz eines verbotenen Nahrungsmittels ist auch bei Menschen erhöht, die nicht auf Diät sind. Bei einer Studie wurde einer Gruppe von Kindern gesagt, dass sie die roten

M&M-Süßigkeiten nicht essen können, aber von den gelben so viele, wie sie wollten (die gleiche Süßigkeit, nur eine andere Farbe). Raten Sie, welche Süßigkeit die größte Aufmerksamkeit bekam und am meisten verzehrt wurde? Natürlich die roten (Jansen et al. 2007). Bei einer ähnlichen Studie wurde es Kindern nicht erlaubt, Obst *oder* Süßigkeiten zu essen, was zu einem gesteigerten Verzehr beider Nahrungsmittel führte (Jansen et al. 2008).

Viele Forschungen mit Kindern haben ergeben, dass Kinder von Eltern, die deren Essen einschränkten, umso mehr von den verbotenen Nahrungsmitteln aßen; außerdem schwächte sich ihre Verbindung zu ihrem Körper. Dies führt zu Essen ohne Hunger und zu Überessen. Auch ist bei diesen Kindern die Wahrscheinlichkeit höher, mit einem erhöhten Risiko für emotionales Essen und einem höheren Body-Mass-Index (BMI) groß zu werden; besonders gilt dies für weibliche Personen (Galloway et al. 2010).

Bestandsaufnahme: Welche Nahrungsmittel sind für Sie im Moment verboten oder eingeschränkt?

Diese Übung soll Ihnen helfen, sich die Wirkung von verbotenen oder eingeschränkten Nahrungsmitteln deutlich zu machen. Schreiben Sie die momentan verbotenen Nahrungsmittel in die folgende Liste. Das Einteilen in Nahrungsmittelkategorien ist nur dazu da, Ihrem Gedächtnis auf die Sprünge zu helfen.

Kategorie	Nahrungsmittel		
Getreide			
Obst			
Süßigkeiten und Desserts			
Stark verarbeitete Nahrungsmittel			
Fettes und fettiges Essen			
Kalorienreiches Essen			
Andere			

Reflexion: Ihre verbotenen Nahrungsmittel

Schauen Sie sich Ihre Liste an und überlegen Sie, wann Sie eins dieser Nahrungsmittel zuletzt gegessen haben.

1. Beschreiben Sie Ihre Gedanken und Ihr Essverhalten, wenn Sie beschließen, eins Ihrer verbotenen Nahrungsmittel zu essen.

____

____

2. Während Sie Ihr verbotenes Nahrungsmittel essen, haben Sie dann eine Verbindung zu dessen Geschmack und Ihrem sich langsam füllenden Magen? Oder würden Sie Ihr Essverhalten eher als getrennt von diesen Empfindungen beschreiben, vielleicht sogar als drängende Aktion?

____

____

3. Wie beeinflusst das Essen eines Ihrer verbotenen Nahrungsmittel

   A. Ihr Essen für den Rest des Tages?

____

____

   B. Ihre Stimmung?

____

____

C. Ihr Gefühl von sich selbst?

____

____

Gewöhnung: Vertrautheit und Verfügbarkeit führt zu Gewöhnlichkeit

Verbotene Nahrungsmittel bleiben für Diäthaltende aufregend, weil diese Dinge nicht dem Gewöhnungseffekt unterliegen. Gewöhnung erklärt, was passiert, wenn man wiederholt dem gleichen Reiz ausgesetzt ist – sei es ein Auto, eine Beziehung oder ein Nahrungsmittel. Die Neuigkeit nutzt sich ab. Wenn Sie zum Beispiel Ihren Partner zum ersten Mal »Ich liebe dich« flüstern hören, ist das sehr aufregend. Zehn Jahre später ruft der gleiche Satz von derselben Person bei Ihnen nicht mehr das gleiche aufgeregte Gefühl hervor, auch wenn die Aussage Ihnen noch immer gefällt.

Im Fall von Essen ist Gewöhnung der Grund, warum Reste mit der Zeit weniger reizvoll werden, auch wenn es sich um Ihr Lieblingsessen handelt. Je häufiger man das Gleiche isst, desto weniger attraktiv wird es. Es ist dann nur noch Essen. Es schmeckt noch immer gut, aber es ist keine große Sache mehr. Mehrere Studien haben den Gewöhnungseffekt bei vielen verschiedenen Nahrungsmitteln gezeigt, darunter sogar Pizza, Schokolade und Kartoffelchips (Epstein et al. 2009).

DAS DIÄTHALTEN VERHINDERT DEN GEWÖHNUNGSEFFEKT

Ein Problem für chronisch Diäthaltende ist, dass ihre Vorschriften die Gewöhnungswirkung verhindern. Stattdessen setzt jede Diät den Teufelskreis erneut in Gang: Die Diät beginnt mit Einschränkung, darauf folgt eine Verletzung der Diätregeln und der Verzehr von verbotenem Essen, was Schuldgefühle und einen Kontrollverlust auslöst. Dieses Schuldgefühl und das unkontrollierte Essen liefern den falschen Beweis, dass man mehr Regeln braucht, um das Essen einzuschränken. Also zurück zu einer weiteren Diät (siehe Abbildung 3.1)! Der Gewöhnungs- und Einschränkungseffekt schafft in Verbindung mit dem Effekt der verbotenen Früchte die Voraussetzungen für das Überessen von verbotenen Nahrungsmitteln. Nicht überraschend bestätigen mehr und mehr Forschungen, dass die Häufigkeit von Binge-Eating steigt, je häufiger jemand Diäten macht (Holmes et al. 2014).

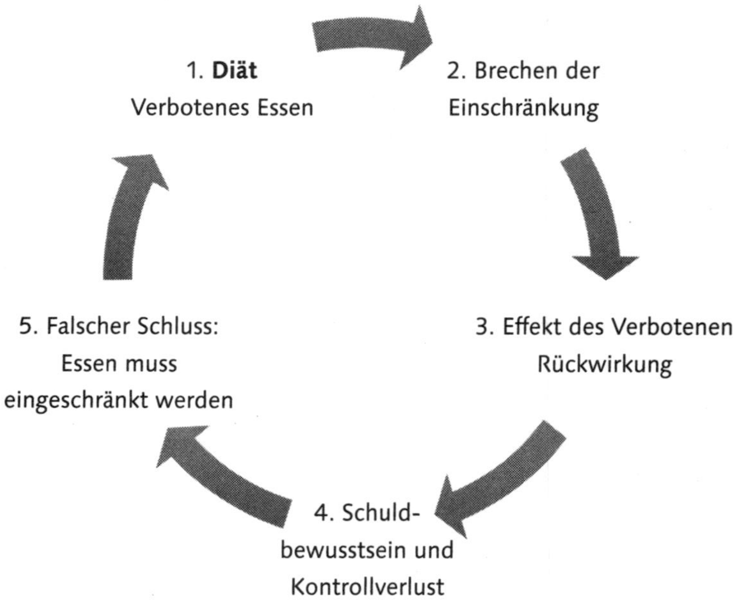
1. **Diät**
Verbotenes Essen
2. Brechen der
Einschränkung
3. Effekt des Verbotenen
Rückwirkung
4. Schuld-
bewusstsein und
Kontrollverlust
5. Falscher Schluss:
Essen muss
eingeschränkt werden

Abbildung 3.1 Diäten verhindern Gewöhnung

Es gibt zwei andere wichtige Faktoren, die den Gewöhnungseffekt verhindern können: Ablenkung und Stress. Das bedeutet für Diäthaltende eine doppelte Erschwernis. Das Diäthalten selbst löst eine Stressreaktion aus, weil der Körper dadurch mehr von dem Stresshormon Cortisol produziert (Tomiyama et al. 2010). Das Essen während Ablenkungen stört die Gewöhnung an die belohnende Wirkung, wenn man ein bestimmtes Nahrungsmittel zu sich nimmt (Robinson et al. 2013). Daher braucht man mehr Essen, um sich zufrieden zu fühlen. Das ist ein weiterer Grund, warum es so wichtig ist, so oft wie möglich ohne Ablenkung zu essen.

Reflexion: Ihre Abschiedsfeste vom Essen

Sie haben über den mächtigen Einfluss von Entbehrung, Diäteinschränkungen und Gewöhnung gelesen – überprüfen wir nun deren Einfluss auf Ihre eigene Diätgeschichte. Vielleicht hilft es Ihnen, noch einmal die Antworten aus dem Arbeitsblatt Ihrer Diätgeschichte in Kapitel 1 zu überdenken.

1. Wie oft schwelgen Sie in einem Festmahl, um sich vom Essen zu verabschieden, bevor Sie eine neue Diät oder eine Reinigungskur beginnen – selten, manchmal oder oft? Beschreiben Sie das Ritual.

___

___

2. Wenn Sie merken, dass Sie gegen eine Essensregel verstoßen haben, welches Verhalten zieht das nach sich – Überessen, den Rest des Tages nicht mehr darauf achten, was Sie essen, oder etwas anderes? Beschreiben Sie es.

___

___

3. Wenn Sie Ihre Diät oder Ihren Essensplan beendet haben, wie wahrscheinlich bleiben Sie danach mit Ihren körperlichen Empfindungen von Hunger und Sättigung verbunden? Beschreiben Sie es.

___

___

Ängste, die Sie zögern lassen

Trotz überzeugender Forschungsergebnisse kann die Vorstellung, etwas Verbotenes zu essen, bedrohlich wirken. Mit dem Essen Frieden zu schließen, ist jedoch ein entscheidender Schritt zur Verbesserung Ihrer Beziehung zum Essen. Wenn Sie sich ein bestimmtes Nahrungsmittel bisher versagt haben, warum wollen Sie es auch dann nicht essen, wenn Sie keine Diät mehr machen? Stattdessen bleibt Essen ein beängstigender Kampf zwischen Anziehung und Abstoßung; immer wenn Sie essen, werden Sie von Angst gequält, vor allem wenn Sie von bisher verbotenen Nahrungsmitteln umgeben sind. Kein Frieden. Keine Freiheit. Schauen wir uns einige mögliche Ängste genauer an.

WELCHES SIND IHRE ÄNGSTE?

Hier ist eine Liste einiger üblicher Ängste, die vielleicht verhindern, dass Sie sich die Erlaubnis geben können, bisher verbotene Nahrungsmittel zu essen. Kreuzen Sie die Aussagen an, die auf Sie zutreffen.

Ja	Aussage
	1. Wenn ich anfange, ein verbotenes Nahrungsmittel zu essen, werde ich nicht mehr aufhören.
	2. Ich habe es schon versucht, aber es hat nicht funktioniert.
	3. Ich werde nicht gesund essen.
	4. Ich glaube, dass ich süchtig nach meinen verbotenen Nahrungsmitteln bin.
	5. Ich vertraue mir nicht, wenn es um Essen geht.
	6. Meine Freunde oder meine Familie werden meine Essenswahl kritisieren.
	7. Ich verdiene es nicht, diese Nahrungsmittel zu essen, bevor ich abgenommen habe.
	8. Andere

Reflexion: Ängste in Zusammenhang mit verbotenen Nahrungsmitteln

Wenn Sie sich über diese Aussagen und Ihre Antworten Gedanken machen, ist es wichtig, dass Sie eine Perspektive der Selbstfürsorge einnehmen. Hier geht es ums Entdecken und Lernen, nicht darum, sich selbst zu verurteilen.

1. *Ich werde nicht mehr aufhören, ein verbotenes Nahrungsmittel zu essen.* Dies ist eine übliche von Diäthaltenden genannte Angst, die Entbehrung und einen Mangel an Gewöhnung reflektiert. Ohne das Erleben von Gewöhnung bleiben Nahrungsmittel wie Schokolade aufregend und gleichzeitig angsterregend. Frieden mit dem Essen zu schließen, bedeutet auch Gewöhnung. Es ist verständlich, dass Sie den Widerstand gegen ein Lieblingsessen aufrechterhalten, solange Ihnen nicht klar ist, dass es durch Gewöhnung etwas Alltägliches bekommt. Wenn Sie jedoch erst einmal wissen, dass dieses Nahrungsmittel nicht mehr verboten ist, werden Sie etwas Interessantes entdecken: Wenn Sie von dieser Sache essen, obwohl Sie bereits zufriedengestellt sind, verschwindet der angenehme Geschmack, und Sie spüren stattdessen körperliches Unwohlsein, weil Sie zu viel gegessen haben. Sie werden erkennen, dass sich ein übermäßiger Verzehr Ihrer Lieblingsnahrungsmittel nicht lohnt. Was glauben Sie, was wohl passiert, wenn Sie Ihr verbotenes Nahrungsmittel jeden Tag bei jeder Mahlzeit essen würden? Wäre das noch immer jedes Mal ein zufriedenstellendes Erlebnis?

   ____

   ____

2. *Ich habe schon versucht, verbotene Nahrungsmittel zu essen, aber es hat nicht funktioniert.* Vielleicht haben Sie sich vom Kopf her die Freiheit gegeben, verbotene Nahrungsmittel zu essen, aber hatten Sie *wirklich* die bedingungslose Erlaubnis dazu? Denken Sie daran, wie Sie sich vor Kurzem erlaubt haben, ein verbotenes Nahrungsmittel zu essen,

und beschreiben Sie Ihr Erleben. Haben Sie sich gleichzeitig Bedingungen gestellt, damit Sie das verbotene Nahrungsmittel essen durften?

___

___

Diese Frage ist für manche schwer zu beantworten. Lesen Sie die folgenden Beispiele und verbinden Sie sich auf freundliche Art damit, um herauszufinden, ob sie für Sie zutreffen.

Vielleicht haben Sie sich eine Pseudo-Erlaubnis gegeben und Bedingungen gestellt, wie viel Sie essen durften, zum Beispiel *Ich darf nur einen Keks essen, aber nur, wenn mein Gewicht stimmt.* Oder Sie haben eine Vereinbarung mit sich selbst getroffen, um das verbotene Essen auszugleichen: *Ich darf dieses Kuchenstück essen, wenn ich fünf Kilometer laufe oder wenn ich bei der nächsten Mahlzeit weniger esse.* Diese ausgleichende Vereinbarung stellt eine Bedingung dar, damit Ihr verbotenes Essen akzeptiert werden kann.

Oder vielleicht waren Sie gerade in einer »Ach was soll's«-Situation. Dann haben Sie das Verbotene zwar gegessen, aber Sie hatten nicht die bedingungslose Erlaubnis dazu. Das spiegelt eher reaktives Essen wider – *Ich esse es einfach. Ich muss es jetzt aus dem Kopf bekommen* –, bei dem die Absicht ist, die Kontrolle wiederzuerlangen und dann die strikten Essensregeln wieder zu befolgen.

3. *Ich werde nicht gesund essen.* Gesund zu essen, fühlt sich gut an. Wenn Sie aber glauben, dass jetzt oder nie die Gelegenheit ist, etwas Verbotenes zu essen, dann ist die Betonung auf Gesundheit flüchtig und macht es wahrscheinlicher, dass Sie auch ohne Hunger essen werden. Wenn Sie Frieden mit verbotenen Nahrungsmitteln schließen, werden Sie sich daran nicht mehr überessen und auch keine Angst mehr davor haben. Sie werden sich nicht mehr schuldig fühlen, weil Sie sich erlauben, einen Keks zu essen. Folglich können Sie diesen Keks zum ersten Mal

wirklich schmecken, und vielleicht entdecken Sie, dass er wenig Geschmack hat (sehr hübsch, aber kein intensives Aroma), und beschließen, ihn nicht aufzuessen. Oder Sie finden ihn absolut köstlich und brauchen nur ein oder zwei Bissen, um zufrieden zu sein. Vergessen Sie nicht: Solange Sie sich noch mit intuitivem Essen vertraut machen und Vertrauen in Ihre Fähigkeiten gewinnen, ist es zu früh, sich auf nahrhaftes, gesundes Essen zu konzentrieren, sonst werden Sie wahrscheinlich gesunde Ernährung zur nächsten Diätvorschrift machen. Stellen Sie für den Moment gesundes Essen noch hintenan. Wir sprechen darüber später, nachdem Sie zum gesunden Esser geworden sind.

Überlegen Sie, wie das Streben nach einer gesunden Beziehung zum Essen letztlich Ihre Gesundheit verbessern könnte (auch wenn es bedeutet, sich sogar das Essen von verbotenen Nahrungsmitteln zu gestatten).

____

____

4. *Ich bin süchtig nach Essen.* Diäten sind das Einfallstor, das verbotene Nahrungsmittel noch verlockender macht und es einem erschwert, sie nur begrenzt zu essen. Essenseinschränkungen und Hunger steigern den Belohnungswert von Essen, aber daraus entsteht keine Sucht, es ist eher eine ausgleichende Reaktion auf Entbehrung – ein Rückwirkungseffekt – und eine biologische Überlebensreaktion. (Siehe Kasten später in diesem Kapitel »Und wenn Sie glauben, dass Sie süchtig nach Essen sind?«) Gibt es Nahrungsmittel, deren Verzehr Ihnen Unbehagen bereitet, die sich vielleicht irgendwie bedrohlich anfühlen und in Ihnen den Gedanken auslösen, dass Sie mit ihrem Verzehr nicht mehr aufhören können? Schreiben Sie diese Nahrungsmittel hier auf und erwägen Sie, zuerst mit ihnen Frieden zu schließen.

____

____

5. *Ich vertraue mir nicht, wenn es um Essen geht.* Kein Wunder, denn Diäten untergraben das Selbstvertrauen und die Verbindung mit dem Körper. Es ist das Diäthalten selbst, das zum Scheitern führt und eine Alles-oder-nichts-Mentalität erzeugt. Vertrauen aufzubauen, dauert seine Zeit, aber es wird jedes Mal wachsen, wenn Sie Ihren Hunger honorieren und sich um Ihre Bedürfnisse kümmern. Ihr Körper hat ein Ernährungstrauma überlebt, und Ihre Zellen müssen wissen, dass sie von nun an genährt werden und Sie sich um sie kümmern. Dafür sind Wiederholung und Beständigkeit nötig.

   Gab es in Ihrem Leben jemals eine Zeit, wo das Essen kein Problem war? Denken Sie über Ihr Essverhalten vor dem Beginn Ihrer Diäten nach.

   ____

   ____

   Wenn Sie aber schon früh auf Diät gesetzt wurden und wohlmeinende Eltern jeden Bissen von Ihnen überwachten, haben Sie vielleicht die mächtige Botschaft verinnerlicht, dass Ihnen in puncto Essen nicht vertraut werden kann. Dann ist es verständlich, dass Sie das Gefühl haben, Sie könnten sich selbst in Bezug auf Essen nicht vertrauen. Vielleicht lernen Sie zum ersten Mal im Leben, ohne Misstrauen zu essen und auf Ihre inneren Körpersignale zu antworten. Wenn das der Fall ist, welche beruhigenden oder mitfühlenden Sätze können Sie sich selbst sagen?

   ____

   ____

6. *Meine Freunde oder meine Familie werden meine Essenswahl kritisieren.* Niemand kann Ihre Gedanken, Gefühle, Erfahrungen, Ihr Hunger- und Sättigungsniveau kennen, geschweige denn wissen, welche

Nahrungsmittel Sie zufriedenstellen. Der Prozess des Wandels zum intuitiven Esser ist eine Reise in Ihrem Innern, die nur Sie allein unternehmen, und selbst wohlmeinende Kommentare und Kritiken anderer sind dieser inneren Verbindung nicht förderlich. Die anderen verstehen diesen Prozess nicht, aber es ist wichtig, dass sie Ihre Reise respektieren. Es könnte helfen, eine Grenze zu ziehen oder Freunde und Familie um Unterstützung zu bitten. Beschreiben Sie, was Sie den besorgten Freunden oder Familienangehörigen sagen könnten, wenn diese Ihre Essenswahl kommentieren.

____

____

7. *Ich muss zuerst abnehmen.* Dieser Gedanke kommt aus der Diätmentalität. Wie schon erwähnt, ist die Konzentration auf das Abnehmen und auf Diäten die eigentliche Ursache des Problems. Beim intuitiven Essen geht es um die Heilung Ihrer Beziehung zum Essen, zu Ihren Gedanken und Ihrem Körper, ein Prozess, der Gewichtsverlust zur Folge haben kann oder auch nicht. Die Konzentration auf das Abnehmen zieht das Problem in die Länge und hilft nicht. Beschreiben Sie, was Sie sich selbst sagen könnten, um Ihren Fokus darauf zu richten, ein intuitiver Esser zu werden.

____

____

Und wenn Sie glauben, dass Sie süchtig nach Essen sind?

Kann man wirklich süchtig nach Essen sein? Das ist, als würde man fragen, ob man süchtig nach Atmen sein kann. Sowohl essen als auch atmen sind lebensnotwendig. Und doch gibt es die Meinung, dass Esssucht ein Problem sein könnte. Das Konzept von Esssucht wird jedoch bestenfalls kontrovers diskutiert, und das wirkliche Problem ist, dass die Ursachen für das Überessen, wie eben das Diäthalten, nicht weiter identifiziert werden (Long et al. 2015). Außer Sucht gibt es viele andere Gründe, warum das Essen einem unwiderstehlich und ungeheuer verlockend erscheinen kann.

Essen kann Belohnungscharakter annehmen. Essen ist notwendig für unser Überleben. Deswegen hat man nach Diäten oder medizinisch verordnetem Fasten wahrscheinlich mehr Gedanken an Essen und eine stärkere Begierde danach. Fasten löst im Gehirn eine gesteigerte Produktion von Dopamin aus, das auch als Wohlfühlhormon bezeichnet wird. Eine kürzlich durchgeführte Studie an Diät haltenden Teenagern mit bildgebenden Gehirnverfahren zeigte, dass akute und verlängerte Kalorienentbehrung den Belohnungswert von Essen steigert, vor allem von kalorienreichen, schmackhaften Nahrungsmitteln (Stice et al. 2013).

Fasten führt zu »zuckersüchtigen« Ratten. Eine Studie der Princeton University fachte das Interesse an dem Konzept der Esssucht an. Die Forscher brachten die Ratten dazu, sich an Zucker zu überessen, indem sie ihnen zwölf Stunden lang kein Essen gaben und ihnen danach zwölf Stunden lang Zugang zu Zucker und Rattenfutter gewährten. Das ist ein wichtiges Detail, das selten berichtet wird. Die *einzige* Art, wie die Forscher diese »Sucht« hervorrufen konnten, war durch die zwölfstündige Hungerperiode. Eine andere Rattengruppe wurde den gleichen Ernährungsbedingungen ausgesetzt (Rattenfutter und Zucker), aber ohne eine vorhergehende Fastenperiode. Diese Ratten überaßen sich nicht an Zucker (Carr 2011). Die Überschrift über dieser Studie hätte lauten sollen »Essenseinschränkung verursacht Überessen an Zucker«.

Nur weil jemand den Begriff »Esssucht« verwendet, heißt das nicht, dass diese eine Tatsache ist. Man schaue sich zum Beispiel den Yale-Food-Addiction-Fragebogen (YFAS) an. Ein solcher Fragebogen von einer renommierten Universität ist doch sicher ein Beweis, dass Esssucht existiert, oder? Nein, ist er nicht. Long, Blundell und Finlayson (2015) kritisierten, dass sein Ergebnis auf einem Zirkelschluss beruht – einem logischen Trugschluss, der folgendermaßen funktioniert:

> Frage: Warum hat diese Person eine Esssucht?
> Antwort: Weil sie im YFAS-Fragebogen eine hohe Punktzahl hat.
> Frage: Warum hat diese Person im YFAS-Fragebogen eine hohe Punktzahl?
> Antwort: Weil die Person eine Esssucht hat.

Wenn man sich den YFAS-Fragebogen genauer anschaut, könnten die Fragen tatsächlich die Folgen von Essenseinschränkung und Diäten widerspiegeln! Beim Gestalten und Validieren des Fragebogens haben die Forscher Diäten nicht mit einbezogen, was ein enormer Störfaktor ist (Gearhardt et al. 2009). Tatsächlich fragt die große Mehrheit von Studien zu Esssucht nicht nach der Diätgeschichte der Versuchspersonen.

Erlernte Konditionierung, nicht Sucht. Im Kino Popcorn oder bei einem Baseballspiel Erdnüsse zu essen, ist ein übliches Beispiel für erlernte Konditionierung. Pawlow wurde berühmt, weil er seine Hunde zur Speichelabsonderung brachte, indem er einfach eine Glocke läutete. Das erreichte er, indem er ihnen jedes Mal wenn die Glocke ertönte, ein Leckerli gab. Nach wiederholten Malen reichte das Hören der Glocke aus, damit die Hunde Speichel absonderten. Aber es gab eine wichtige Folgestudie, die nicht gleichermaßen bekannt ist. Pawlow dekonditionierte die Hunde, indem er die Glocke läutete, ohne ihnen Leckerlis zu geben. Das tat er wiederholt. Schließlich brachten die Hunde das Ertönen der Glocke nicht mehr in Zusammenhang damit, dass sie Leckerlis bekamen, und sonderten daher auch keinen Speichel mehr ab.

Und noch eine Studie zum Schluss. Wenn zwanghafte Esser als Teil ihrer Behandlung vorher verbotene Nahrungsmittel zu sich nehmen, reduzieren sich ihre Essattacken signifikant (Kristeller und Wolever 2011). Nach der Theorie der Esssucht müsste das Gegenteil passieren.

SIND SIE BEREIT, FRIEDEN MIT DEM ESSEN ZU SCHLIESSEN?

Die folgenden Fragen sollen Ihnen helfen, Ihre Bereitschaft zu bewerten, neue Essenserfahrungen zu machen, und neue Herausforderungen in Zusammenhang mit Essen anzunehmen. Wieder geht es nicht um Bestehen oder Scheitern, sondern darum, ein Gefühl der eigenen Bereitschaft zu bekommen, sich auf neue Essenserfahrungen einzulassen.

Ja	Nein	
		1. Ich habe eine Umgebung, in der ich ohne Eile und ohne Ablenkung essen kann.
		2. Ich kann wichtige Schwachpunkte identifizieren – zum Beispiel zu großen Hunger, zu viel Stress, zu große Müdigkeit und so weiter.
		3. Ich kann meine biologischen Hungersignale auseinanderhalten, von Heißhunger bis zu angenehmem und sanftem Hunger.
		4. Ich kann meine biologischen Sättigungssignale auseinanderhalten, von angenehm gesättigt bis zu schmerzhaft vollgestopft.
		5. Ich kann unterscheiden zwischen dem unangenehmen Gefühl von Schuldbewusstsein und dem unangenehmen Gefühl, zu voll zu sein.
		6. Ich kann meine Gefühle bewältigen, ohne zu Essen zu greifen.
		7. Ich kann unterscheiden, ob ich hungrig genug für eine Mahlzeit bin oder nur einen Snack brauche.
		8. Ich kann durch das Essen einer Mahlzeit eine angenehme Zufriedenheit erreichen.
		9. Ich kann das unangenehme Gefühl tolerieren, zu voll vom Essen zu sein, ohne dass ich deswegen eine Mahlzeit auslasse oder mehr Sport mache.
		10. Meine Essenswahl ist nicht durch die Meinung anderer beeinflusst.

Reflexion: Ihre Bereitschaft, Frieden mit dem Essen zu schließen

Wenn Sie die meisten Fragen mit Ja beantwortet haben, zeigt das, dass Sie bereit sind, mit dem Friedensprozess fortzufahren. Aber bedenken Sie, dass Sie sich vielleicht nicht bereit fühlen, auch wenn Sie viele Fragen mit Ja beantwortet haben. Das ist auch in Ordnung. Bei einigen Fragen geht es um Prinzipien intuitiven Essens, die in späteren Kapiteln behandelt werden. Es ist verständlich, wenn Sie sich an diesem Punkt noch nicht bereit fühlen. Wenn Sie *Intuitiv essen* (Tribole und Resch 2024) noch nicht gelesen haben, würde es Ihnen helfen, den Prozess zu verstehen und ihn mit größerer Bereitschaft anzugehen. Vielleicht finden Sie es auch hilfreich, schon jetzt den Rest des Arbeitsbuchs zu lesen, um zu erfahren, wie die verschiedenen Prinzipien und Übungen zusammenhängen.

Sollten Sie die meisten Fragen mit Nein beantwortet haben – oder sollten Sie sich einfach nicht bereit fühlen weiterzugehen –, ist es wichtig, dass Sie in dem Tempo weitermachen, das für Sie angenehm ist. Wenn Sie zum Beispiel ein emotionaler Esser sind, wollen Sie sich vielleicht zuerst auf dieses Thema konzentrieren (siehe Kapitel 7, *Bewältigen Sie Ihre Gefühle ohne den Einsatz von Essen*). Oder wenn Sie Probleme mit Selbstfürsorge haben (siehe Kapitel 2), brauchen Sie vielleicht mehr Zeit, um diese Grundlage zu verfestigen. Seien Sie versichert, dass Sie mit etwas mehr Übung die notwendigen Fähigkeiten erwerben werden.

Sie müssen die Prinzipien intuitiven Essens nicht in einer bestimmten Reihenfolge abarbeiten oder beherrschen. Gehen Sie sie so an, wie es für Sie und Ihre Situation richtig ist. Einige Leser finden manche Prinzipien leichter als andere, andere müssen an bestimmten Prinzipien langsamer und sorgfältiger arbeiten. Wenn Sie nach Beendigung dieses Buches das Gefühl haben, dass Sie Hilfe brauchen, gibt es Gesundheitsexperten, die sich auf intuitives Essen spezialisiert haben (siehe Ernährungsberater in den Quellen am Ende des Buches).

SYSTEMATISCHE GEWÖHNUNG: SCHLIESSEN SIE FRIEDEN MIT DEM ESSEN

Bedingungslose Erlaubnis zum Essen bedeutet nicht, so viel von etwas zu konsumieren, dass Sie es nie wieder essen möchten (das wäre tatsächlich auch eine Form von Entbehrung). Das Ziel ist dagegen, die aufregende Attraktivität des verbotenen Nahrungsmittels durch systematische Gewöhnung abzubauen. Frieden mit dem Essen zu schließen, ist eigentlich eine Form der Konfrontationstherapie, bei der systematisch die Konfrontation mit einer Angst eingeübt wird (in diesem Fall Essen), damit irrtümliche Annahmen über deren Gefahr abgebaut werden (Harned et al. 2014).

Man kann auf viele Arten Frieden mit dem Essen schließen, aber es ist einfacher, wenn wir das Wissen aus der Forschung zur Gewöhnung mit einbeziehen. Zum Beispiel wissen wir, dass Neuigkeit, Verschiedenartigkeit und Ablenkung den Gewöhnungsprozess verzögern. Also ist es hilfreich, ohne Ablenkung zu essen und das gleiche Nahrungsmittel mit dem gleichen Geschmack zu wählen, bevor man zu einem anderen übergeht. Möchten Sie beispielsweise Ihren Frieden mit Eiscreme schließen, wählen Sie am besten eine Geschmacksrichtung, anstatt verschiedene Sorten zu kaufen. Die Geschmacksrichtung zu variieren (oder sogar die Marke), verlängert den Zeitraum der Neuigkeit – es ist fast, als würde man mit jeder Geschmacksrichtung wieder von vorn anfangen.

Sie werden diesen Prozess wahrscheinlich mehrere Male durchführen müssen – mit dem gleichen Essen und dann mit verschiedenen verbotenen Nahrungsmitteln. Aber dies ist kein Wettrennen, es ist wichtig, dass Sie in dem Tempo vorangehen, das für Sie angenehm ist. Und seien Sie versichert, dass Sie sich nicht durch das ganze Alphabet essen und jedes einzelne verbotene Nahrungsmittel diesem Prozess unterziehen müssen. Nachdem Sie Erfahrung mit einigen verbotenen Nahrungsmitteln gemacht haben, wird bereits eine Veränderung eintreten – Sie wissen nun, dass Sie alles essen können, was Sie möchten. Es wird keinen weiteren Beweis und keine weiteren Experimente mehr brauchen. Wie lange es dauert, hängt mit der Länge der Diätgeschichte zusammen, die bei jedem anders ist, aber jeder kann das Ziel erreichen. Wichtig sind bei diesem Prozess Geduld und Selbstmitgefühl.

Machen Sie das Beste aus Ihrer Erfahrung

Füllen Sie den folgenden Fragebogen aus, um sich darauf vorzubereiten, auf systematische Art Frieden mit dem Essen zu schließen.

Vorbereitung

Wählen Sie eine Zeit, zu der Sie wahrscheinlich nicht allzu hungrig sind (zum Beispiel eine Stunde nach einer Mahlzeit):

____

Wählen Sie ein bestimmtes Nahrungsmittel (bedenken Sie Marke und Geschmacksrichtung):

____

Entscheiden Sie, wo Sie das Nahrungsmittel essen wollen:

☐ Zu Hause ☐ Unterwegs ☐ Küche ☐ Esszimmer ☐ Anderes_____

Was brauchen Sie, um sich sicher zu fühlen, wenn Sie das verbotene Nahrungsmittel essen? Vielleicht einen Tag mit wenig Stress in einer ruhigen Umgebung? Vielleicht Unterstützung von Ihrer Mitbewohnerin, Ihrer Familie oder Ihren Freunden?

____

Überprüfung während des Prozesses

Es ist wichtig, dass Sie während des Friedensprozesses mit Ihrem Erleben verbunden bleiben. Hier sind einige Überlegungen.

Vorher: Was fühlen Sie, bevor Sie Ihr Essensexperiment beginnen? (Aufregung? Furcht? Besorgnis? Neugier?)

____

Währenddessen: Wie ist der Geschmack? Die Konsistenz? Entsprechen Geschmack und Konsistenz Ihren Erwartungen?

___

Danach: Gab es Überraschungen? Hat die Erfahrung insgesamt Ihren Erwartungen entsprochen? Würden Sie etwas anders machen?

___

Tabelle der Meilensteine

Der Zweck dieser Tabelle ist, Ihren Fortschritt bei dem Friedensprozess mit dem Essen auf einen Blick vor sich zu haben. Schreiben Sie hier jeden Meilenstein auf, bei dem Sie sich die Erlaubnis gaben, ein gefürchtetes Nahrungsmittel zu essen, und das Gefühl hatten, dass die Erfahrung ein Erfolg war. Notieren Sie Datum und Nahrungsmittel und beschreiben Sie Ihre Erfahrung.

Datum	Nahrungsmittel	Erfahrung
Beispiel	*Kekse*	*Ich habe mir erlaubt, Kekse zu essen. Ich habe nur zwei Bissen gegessen, weil der Geschmack enttäuschend war. Überrascht, wie mühelos das ging.*
Beispiel	*Dessert*	*Habe abends in einem Restaurant gegessen, das berühmt für seinen Cheesecake ist. Habe mir erlaubt, Dessert zu essen. Der Cheesecake war unglaublich köstlich. Ich habe nach vier Bissen zu essen aufgehört, weil ich satt war. Ich fühlte mich traurig und wollte mehr essen, aber dann habe ich mir gesagt, dass ich den Rest am nächsten Tag zu Mittag essen könnte, und ich hörte auf.*
Beispiel	*Sandwich*	*Ich habe mir erlaubt, Brot zu essen (großes Angstessen), und habe mittags ein Sandwich anstatt eines großen Salats gegessen. Ich hatte Angst, war aber angenehm überrascht, dass mich das bis zum Abend satt hielt – kein Heißhunger auf etwas Süßes am Nachmittag!*

Ein paar Bemerkungen zum Abschluss

Anspruchsessen (Keiner sagt mir, was ich zu essen habe)

Diese Art zu essen wird von Rebellion angetrieben, ohne Einstimmung auf Hunger- oder Sättigungssignale. Während man es vielleicht rational begründet – ich kann es essen, weil ich es möchte –, kann es eine Form reaktiven, vom Körper abgekoppelten Essens sein. Mit dieser Art zu essen ist meist eine bestimmte Energie verbunden – diese ist intensiv und rebellisch. Aber diese Art zu essen ist meist nicht sehr zufriedenstellend, weil es nicht wirklich um den Geschmack und die Einstimmung auf den Körper geht; es geht mehr darum, anderen etwas zu beweisen. Es ist eine Falle und stimmt nicht mit den Prinzipien intuitiven Essens überein. Sagen Sie sich, dass Sie nichts beweisen müssen – weder sich selbst noch anderen.

Allergien und medizinische Beschwerden

Was Rückschläge beim Essen anbelangt, sind jene Nahrungsmittel am problematischsten, die man sich selbst verboten hat, um abzunehmen. Natürlich gibt es manchmal medizinische Leiden, bei denen einige Nahrungsmittel nicht gegessen werden dürfen – zum Beispiel bei einer lebensbedrohlichen Erdnussallergie oder Zöliakie, einer Autoimmunerkrankung, bei der man glutenfrei essen muss. Höchstwahrscheinlich leiden Sie dann unter einem starken Gefühl der Entbehrung, weil Sie bestimmte Nahrungsmittel nicht ohne ernsthafte körperliche Reaktion essen können. Aber beim intuitiven Essen geht es darum, auf alle Botschaften Ihres Körpers zu hören und sich aufgrund Ihrer Essensauswahl in Ihrem Körper wohlzufühlen. Während Sie sich zu einem intuitiven Esser entwickeln, wird Ihr Körper immer mehr auf Nahrungsmittel reagieren, die ihm guttun. Und wenn Sie auf Ihren Körper eingestimmt sind, werden Sie immer weniger von den Dingen essen wollen, die Ihnen aus medizinischen Gründen verboten sind. Sollten Sie immer noch Probleme mit Ihrer emotionalen Reaktion haben, ist es wichtig, dies mit Ihrer Therapeutin und/oder Ernährungsberaterin zu besprechen. Auch wenn Sie aufgrund finanzieller Einschränkungen nicht den gewünschten Zugang zu Nahrungsmitteln haben, sollten Sie Ihre Gefühle mit jemandem besprechen.

Sie könnten auch einen bestimmten Grad an Entbehrung fühlen, wenn Sie aus ethischen oder moralischen Gründen bestimmte Nahrungsmittel nicht essen. Doch dann werden wahrscheinlich Ihre philosophischen Überzeugungen Vorrang vor Gefühlen der Entbehrung haben.

Wenn Sie unsicher sind, ob Sie aus medizinischen Gründen bestimmte Nahrungsmittel nicht essen sollten, konsultieren Sie auf jeden Fall Ihren Arzt.

Kurze Zusammenfassung

In diesem Kapitel haben Sie gelernt, wie Sie Frieden mit dem Essen schließen und warum das ein entscheidender Teil intuitiven Essens ist. Das Gefühl der Entbehrung eines bestimmten Essens kann eine Rückwirkung auslösen und dazu führen, dass Sie sich an verbotenen Nahrungsmitteln überessen. Wenn diese Art Entbehrung mit der Diätmentalität und biologischem Hunger zusammenkommt, kann es Ihnen nach dem ersten Bissen des verbotenen Nahrungsmittels unmöglich erscheinen, mit dem Essen wieder aufzuhören. Ihre Essensauswahl durch den Prozess der Gewöhnung freizugeben, nimmt dem verbotenen Essen den Reiz und beseitigt den Drang, möglichst viel davon zu essen. Durch die Gewöhnung verschwindet Ihre Angst, nicht mehr mit dem Essen aufhören zu können. Letztlich ist es ein Prozess, bei dem Wert auf Ihre emotionale Gesundheit gelegt und die Moral aus dem Essensvorgang genommen wird, während sich die Flexibilität Ihrer Essensauswahl erhöht.

Im nächsten Kapitel lernen Sie, wie mächtig Gedanken sind, wenn es um Gefühle geht, und wie Ihr Denken Ihr Essverhalten beeinflusst.

KAPITEL 4

Prinzip 4

Sagen Sie der Essenspolizei den Kampf an

Die Essenspolizei überwacht die Einhaltung der unvernünftigen Regeln, die Diäten hinterlassen haben. Die Polizeistation befindet sich tief in Ihrer Psyche und ihre Lautsprecher schreien negative Kommentare, falsche Phrasen und Schuldgefühle auslösende Anklagen. Die Essenspolizei davonzujagen, ist ein wesentlicher Schritt, um zum intuitiven Essen zurückzukehren.

In diesem Kapitel werden Sie lernen, den Anstifter Ihres Krieges mit dem Essen zum Schweigen zu bringen. Denn eigentlich sind das nur Ihre eigenen verzerrten Gedanken, die wir als Essenspolizei bezeichnen. Doch diese Gedanken und Essensregeln kommen nicht aus dem Nichts in Ihren Kopf. Sie setzen sich dort aufgrund einer Reihe von Faktoren fest.

Wir werden alle unschuldig in diese Welt geboren, mit Instinkt und Emotionen und der Fähigkeit, schließlich Gedanken zu formen. Doch sogar schon im Mutterleib lernt das Kind etwas über die Welt. Es kann Gerüche, Stimmen und Bewegung wahrnehmen, aber die Ausformung eines Glaubenssystems über die Welt beginnt erst, wenn das Kind von der Umgebung außerhalb des Mutterleibs beeinflusst wird. Meinungen über Menschen, Politik, Religion, Kultur, Erziehung und so weiter, denen das Kind während des Aufwachsens ausgesetzt ist, sind die Bausteine, die schon früh seine Überzeugungen zu formen beginnen. Im Bereich des Essens lebt dieses Kind in den Vereinigten Staaten in einer Nation – und vielleicht auch in einem Zuhause –, in der es viele Schuldgefühle in Zusammenhang mit Essen gibt. Nahrungsmittel werden oft mit moralischen Begriffen beschrieben: dekadent, sündhaft, verführerisch oder schlecht.

Diese Weise, Essen zu betrachten, ist zu einer Art Religion geworden, und Diäten sind das Absolutionsritual, um einen von der Schuld zu befreien, die man durch das Genießen von Essen auf sich lädt.

Um sich gegen die Essenspolizei zu verteidigen, müssen Sie sich zuerst ganz unvoreingenommen Ihre Gedanken bewusst machen und dann Erwiderungen auf die Urteile und Anforderungen der Essenspolizei finden und einüben. Sich gegen die Essenspolizei zu wehren, ist wichtig für Ihr Selbstwertgefühl. Die Übungen in diesem Kapitel zeigen Wege auf, um die negativen Gedanken zu erkennen und umzuformen, damit die Essenspolizei sich zurückzieht und schließlich verschwindet.

Überprüfen Sie Ihre Glaubenssätze

Die gesellschaftliche Essenspolizei ist uns von der Außenwelt eingepflanzt; sie ist die kollektive kulturelle Stimme, die zu unserer inneren Essenspolizei wird. Wir wissen, wo sie sitzt – es ist kein sehr kluges Versteck. Sie sitzt in der vordersten Reihe Ihrer Gedanken und kann sich manchmal anfühlen, als säße sie auf Ihrer Schulter.

Vielleicht haben Sie sich ein Leben lang vor der Stimme kritischer Eltern, eines Lehrers oder eines Ehepartners geduckt und diese Stimme nun internalisiert und zu Ihrer eigenen gemacht. In der Folge werden Ihre Gedanken von Selbstzweifeln und negativem Denken getrübt.

Daraus lösen Sie sich, indem Sie Ihre Glaubenssätze überprüfen – ihren Ursprung und Einfluss auf Sie –, denn sie sind der Ausgangspunkt für die Gedanken der Essenspolizei. Sie werden lernen, wie diese Gedanken Ihre Gefühle und letztlich Ihr Verhalten beeinflussen.

Überprüfen Sie Ihr Glaubenssystem über Essen und Ihren Körper

Prüfen Sie diese Liste vorherrschender, verzerrter Glaubenssätze. Kreuzen Sie die Aussagen an, die zu Ihrem Glaubenssystem gehören.

- ☐ Protein ist die beste Lebensmittelgruppe.
- ☐ Fette in Essen führen zu dick machenden Nahrungsmitteln und machen mich fett.
- ☐ Man darf den Tag über keine Kohlenhydrate essen.
- ☐ Man sollte niemals Nahrungsmittel mit weißem Mehl oder Zucker essen.
- ☐ Jeder weiß, dass Gluten schlecht für einen ist.
- ☐ Menschen müssen dünn sein, um einen perfekten Partner, eine perfekte Arbeit, eine Filmrolle und so weiter zu bekommen.
- ☐ Diäten sind der wirkungsvollste Weg zum Abnehmen.
- ☐ Wenn ich nach sechs Uhr abends esse, nehme ich zu.

Schreiben Sie hier andere Glaubenssätze auf, die Sie über Essen und Ihren Körper haben:

____

____

____

Überprüfen Sie die Herkunft Ihrer Glaubenssätze

Glaubenssätze oder Überzeugungen werden von vielen Faktoren beeinflusst. Zum Beispiel haben viele eine Familiengeschichte, bei der der Fokus auf Gewicht und Körpergröße lag. Eine Mutter kommentierte vielleicht, wie ihr Kind aussah und wie die Kleidung saß. Ein Elternteil stieg täglich auf die Waage und sprach über Diäten. Ein Großelternteil bemängelte, wie viel das Enkelkind aß. Zu Hause lagen Zeitschriften mit Fotos von Promis herum, die digital verändert waren, damit ihr Körper perfekt aussah.

Denken Sie über den Ursprung Ihrer Überzeugungen über Essen und Köraussehen nach:

____

____

____

____

____

Glaubenssätze beeinflussen Gedanken

Ihre Gedanken werden von all den von Ihnen verinnerlichten Glaubenssätzen beeinflusst, die Ihnen sagen, wie die Welt um Sie herum angeblich funktioniert. Die Gedanken und Regeln der Essenspolizei sind meist *kognitive Verzerrungen* – sehr starke Aussagen, die auf falschen Überzeugungen beruhen. Wenn diese nicht hinterfragt werden, können die negativen Gedanken viele Ihrer Verhaltensweisen beeinflussen, vor allem Ihr Essverhalten.

Überprüfen Sie Ihre Gedanken

Hier sind Beispiele für kognitive Verzerrungen. Lesen Sie sie und überlegen Sie, ob Sie jemals einen ähnlichen Gedanken hatten:

- *Ich sollte den Tag über niemals Kohlenhydrate essen, auch nicht, wenn ich Heißhunger darauf habe.*
- *Es ist in Ordnung, Obst und Gemüse mit Kohlenhydraten zu essen – das ist gut. Aber es ist schlecht, Brot oder Pasta zu essen.*
- *Ich werde nie den perfekten Partner finden, wenn ich nicht abnehme und dünn werde.*
- *Weil ich es nicht schaffe, eine Diät durchzuhalten, muss ich ein Versager sein.*
- *Vielleicht gibt es doch eine Diät, die bei mir funktioniert.*

Hatten Sie andere derart übertriebene Gedanken? Schreiben Sie die auf, die Ihnen gerade einfallen.

____

____

____

____

Hinterfragen Sie die Gedanken Ihrer Essenspolizei

Es gibt zwei hauptsächliche Arten, mit den Gedanken der Essenspolizei umzugehen. Die erste Methode ist die Kognitive Verhaltenstherapie (KVT) – der Fokus dieses Abschnitts.

Dabei geht es darum, Ihre Gedanken zu bewerten und umzudeuten, sollten sie nicht richtig sein. Zuerst beobachten Sie Ihre Gedanken und fragen, ob sie vernünftig sind. Gibt es wissenschaftliche Beweise, die einen Gedanken stützen? Oder hört er sich ungerechtfertigt, unvernünftig und falsch an? Wenn Sie einen unvernünftigen oder unlogischen Gedanken erkannt haben, ersetzen Sie ihn durch einen logischen Gedanken.

Es ist hilfreich, Ihre früheren Erfahrungen mit einzubeziehen, um herauszufinden, ob ein gegenwärtiger Gedanke wahr sein könnte und ob er Ihnen jemals einen Vorteil gebracht hat. Hier sind ein paar Beispiele von verzerrten Gedanken, und darauf folgt eine Umdeutung des Gedankens, beruhend auf Ihrer früheren Erfahrung:

Unvernünftiger Gedanke – eine kognitive Verzerrung:

Ich sollte den Tag über niemals Kohlenhydrate essen, auch nicht, wenn ich Heißhunger darauf habe.

Hinterfragung:

Sollte ich wirklich niemals Kohlenhydrate essen?

Gibt es nicht Zeiten am Tag, in denen ich tatsächlich viele Kohlenhydrate esse?

Wie fühle ich mich, wenn ich den Tag über keine Kohlenhydrate esse?

Umgedeuteter Gedanke, beruhend auf früheren Erfahrungen:

Meine frühere Erfahrung zeigt, dass der Verzicht auf Kohlenhydrate während des Tages dazu führt, dass ich wenig Energie habe und abends oft übermäßig viele Kohlenhydrate esse.

Reflexion über das Ergebnis, wenn Sie aufgrund Ihres umgedeuteten Gedankens gehandelt haben:

Seit ich während des Tages Kohlenhydrate zu meinen Mahlzeiten hinzugefügt habe, esse ich abends nicht mehr übermäßig viele Kekse und Chips und fühle mich tagsüber sehr viel besser.

Unvernünftiger Gedanke – eine kognitive Verzerrung:

Es ist in Ordnung, Obst und Gemüse zu essen – das ist gut. Aber es ist schlecht, Brot oder Pasta zu essen.

Hinterfragung:

Hat das Essen von Pasta mir tatsächlich jemals geschadet?

Wie fühle ich mich, wenn ich als Kohlenhydrate nur Obst und Gemüse esse?

Umgedeuteter Gedanke, beruhend auf früheren Erfahrungen:

Wenn ich nur Obst und Gemüse gegessen habe, um meine Kohlenhydrate zu bekommen, war ich nicht in der Lage, meine Energie den Tag über aufrechtzuerhalten.

Reflexion:

Jetzt, wo ich auch Getreide und Sandwiches in meine Mahlzeiten aufgenommen habe, kann ich klarer denken und den Tag über konzentriert bleiben. Nur Obst und Gemüse zu essen, hat bei mir nicht funktioniert!

Und jetzt Sie: Üben Sie, Gedanken aufgrund tatsächlicher Erfahrungen umzudeuten

Beschreiben Sie einen häufigen verzerrten Gedanken über Ihr Essen. Stellen Sie Fragen zu dem Gedanken, deuten Sie ihn aufgrund Ihrer Erfahrung um und reflektieren Sie den Vorgang:

Verzerrter Gedanke:

____

____

Fragen:

____

____

Umgedeuteter Gedanke beruhend auf früheren Erfahrungen:

____

____

Reflexion:

____

____

Treffen Sie auf Fakten beruhende Aussagen

Die zweite Art, kognitive Verzerrungen oder Mythen zu hinterfragen, besteht aus der Umdeutung durch Fakten. Hier ist ein Beispiel:

> Verzerrung: *Ich werde nie den perfekten Partner finden, wenn ich nicht abnehme und dünn werde.*
>
> Umdeutung: *Ich habe mehrere Freundinnen, die nicht dünn sind und in glücklichen Beziehungen leben.*

Und jetzt Sie: Üben Sie, Ihre verzerrten Gedanken mit Fakten umzudeuten

Welche falschen Gedanken tragen Sie mit sich herum? Deuten Sie sie aufgrund von Fakten um:

Verzerrter Gedanke:

____

____

Umgedeutete, auf Fakten basierende Aussage:

____

____

Verzerrter Gedanke:

____

____

Umgedeutete, auf Fakten basierende Aussage:

____

____

Begegnen Sie Ihren Gedanken mit neugieriger Aufmerksamkeit

Man kann die Gedanken der Essenspolizei auch umwandeln, indem man sie einfach beobachtet, ohne dass man zulässt, dass sie einen ganz einnehmen, und ohne sie zu beurteilen. Beobachten Sie sie einfach nur. Diese Form der Achtsamkeit wird *neugierige Aufmerksamkeit* genannt. Normalerweise bemächtigt sich unser Geist eines Gedankens und baut eine Erzählung um ihn herum, was unnötiges Leid schaffen kann. Viele Forschungen zeigen, dass sich neugierige Aufmerksamkeit mittels achtsamkeitsbasierter Meditation außerordentlich günstig auf die mentale Gesundheit auswirken kann (Grecucci et al. 2015). Beobachten Sie einfach Ihre Gedanken, ohne ihnen gleich eine Erzählung hinzuzufügen.

Und jetzt Sie: Üben Sie, Ihre Gedanken mit neugieriger Aufmerksamkeit zu beobachten

Nehmen Sie wahr, wenn Sie Ihre Gedanken um eine von Ihnen geschaffene Erzählung erweitern. Schreiben Sie ein Beispiel eines Ausgangsgedankens auf. Überlegen Sie, wie das Hinzufügen eines verurteilenden Gedankens oder einer Erzählung sich auf Ihr Gefühl auswirkt:

____

____

____

____

Wenn der gleiche (oder ein ähnlicher) Ausgangsgedanke auftaucht, versuchen Sie, ihn zu beobachten, ohne ein Urteil oder eine Erzählung hinzuzufügen. Das kann man auf verschiedene Arten üben:

- Lenken Sie Ihre Wahrnehmung auf den gegenwärtigen Moment anstatt auf den Gedanken. Richten Sie Ihre Aufmerksamkeit auf einen Ihrer Sinne, zum Beispiel auf das, was Sie sehen, berühren oder hören.
- Geben Sie dem Gedanken die Überschrift »Denken« oder »Nur Gedanken, keine Tatsachen«.
- Ziehen Sie in Betracht, eine regelmäßige Meditationsübung zu erlernen und zu entwickeln.

Wählen Sie eine dieser Methoden zum Üben aus und beschreiben Sie, wie sich das anfühlt:

____

____

____

____

Sie haben verschiedene Weisen geübt, wie Sie Ihre Essenspolizei hinterfragen können, und den Vorteil neugieriger Aufmerksamkeit kennengelernt. Abhängig von der jeweiligen Situation kann die eine Methode besser geeignet sein als die andere. So können Sie nun unvernünftige Gedanken umdeuten, indem Sie frühere Erfahrungen oder faktenbasierte Aussagen hinzuziehen. Außerdem können Sie durch verzerrte Gedanken verursachtes Leiden verringern, indem Sie diesen mit neugieriger Aufmerksamkeit begegnen, ohne sich von ihnen vereinnahmen zu lassen oder ihnen Erzählungen hinzuzufügen.

Wie Gedanken Gefühle beeinflussen

Genau wie Glaubenssätze sich auf Ihre Gedanken auswirken, können Ihre Gedanken einen mächtigen Einfluss auf Ihre Gefühle haben. Nehmen wir zum Beispiel an, Sie fühlen sich besorgt. Wenn Sie überlegen, was Sie vor diesem Gefühl gedacht haben, war es vielleicht: *Ich habe heute zu viel gegessen.* Indem Sie diesen Gedanken überprüfen und hinterfragen, könnte das folgende Gefühl neutraler oder sogar positiv ausfallen.

Achten Sie auf Ihre Gefühle

Hier ist eine Liste von Gefühlen, die oft mit Essen und Ihrem Körper zusammenhängen:

- Besorgtheit
- Traurigkeit
- Furcht
- Enttäuschung
- Reue
- Neid
- Ärger
- Scham

Gehen Sie zurück zu den negativen Gedanken, die Sie in der Übung »Überprüfen Sie Ihre Gedanken« weiter vorn in diesem Kapitel notiert haben. Denken Sie über einen dieser Gedanken nach und schreiben Sie auf, ob er eines der oben aufgezählten Gefühle hervorgerufen hat.

___

___

___

Deuten Sie Ihre negativen, verurteilenden Gedanken um

Diese Übung wird Ihnen helfen, den Einfluss Ihrer Gedanken auf Ihre Gefühle zu erkennen. Indem Sie die Gedanken umdeuten, können Sie Ihre Gefühle verändern.

Beschreiben Sie zuerst, wie Sie sich nach dem Lesen dieser negativen Aussagen fühlen:

- *Ich bin ein Versager – ich kann keine Diät durchhalten!*
- *Ich überesse mich immer!*
- *Ich wollte keine Kohlenhydrate essen und ich habe gerade eine ganze Schachtel Kekse gegessen!*

____

____

____

Nun beschreiben Sie, wie Sie sich fühlen, wenn diese negativen Gedanken in positive Aussagen umgedeutet sind:

- *Das System des Diäthaltens ist so gemacht, dass man scheitern muss, und ich habe mich ihm verweigert! Ich bin kein Versager!*
- *Wenn ich achtsam bin, nehme ich oft meinen Hunger und meine Sättigung wahr, denn ich habe die angeborene Fähigkeit dazu.*
- *Mit der Erlaubnis, selbst zu wählen, was ich essen möchte, esse ich vernünftige Mengen Kekse.*

____

____

Überprüfen Sie jetzt Ihre Gefühle erneut. Vergleichen Sie Ihre Gefühle vor und nach der positiven Aussage:

___

___

___

Sie haben gelernt, was für einen mächtigen Einfluss die Umdeutung eines negativen Gedankens auf Ihr Wohlbefinden haben kann. Je häufiger Sie negative Gedanken in positive umwandeln, desto weniger werden Sie mit negativen Gefühlen überschwemmt werden.

Wie Gefühle das Verhalten beeinflussen

Sie haben gesehen, welchen Einfluss Ihre Glaubenssätze auf Ihre Gedanken haben und wie Ihre Gedanken Ihre Gefühle beeinflussen können. Nun wollen wir untersuchen, wie Gefühle (positive oder negative) Ihr Verhalten beeinflussen können.

Denken Sie an frühere Erfahrungen, als Sie sich übergessen haben

Denken Sie daran, wie Sie sich übergessen und danach unwohl gefühlt haben. Was hatten Sie gegessen und wo sind Sie gewesen?

___

___

___

Erinnern Sie sich daran, welche Gefühle Sie vor dem Überessen hatten. Waren diese negativ, positiv oder neutral?

____

____

Wie haben diese Gefühle Ihr Verhalten beim Überessen beeinflusst?

____

____

Wenn Sie negative Gefühle hatten, wurden diese wahrscheinlich von negativen Gedanken ausgelöst, und diese Gefühle können Ihr Verhalten beeinflusst haben. Glaubenssätze können einen Schwall negativer Abläufe in Gang setzen. Diese Glaubenssätze zu überprüfen, ist der erste Schritt, um die Richtung Ihrer Handlungen in Zukunft umzulenken. Denn: Glaubenssätze erzeugen Gedanken, die wiederum Gefühle und das Verhalten beeinflussen. Das Durchführen dieser Übungen wird Sie eigenmächtiger machen und Ihnen Vertrauen in Ihre Fähigkeit geben, Ihr Essverhalten so zu verändern, dass es eine positive und genussvolle Erfahrung wird.

Die Spirale der Heilung – der Weg heraus aus verurteilenden Selbstgesprächen

Nehmen Sie eine Haltung der Neugier ein, nicht des Urteilens

Zu intuitivem Essen gehört eine neutrale, verständnisvolle Art des Denkens voller positiver Gedanken und Dankbarkeit. Der Prozess zum intuitiven Esser erfolgt durch Veränderungen, die jeder in seinem eigenen Tempo vollzieht. Menschen mit einer Diätmentalität haben oft ein Schwarz-Weiß-Denken und sehen das Leben als linear voranschreitend. Sie gehen

Projekte mit dem Ziel an, in einer geraden Linie von A nach Z zu gehen, anstatt mit den Höhen und Tiefen zu wandern, die es auf dem Weg zu jedem realistischen Ziel im Leben gibt. Die Diätmentalität erlaubt keine Abweichung vom Weg. Aber so funktioniert das Leben nicht, und wenn es dann eine unvermeidbare Abweichung gibt, löst das strenge Denken bei Diäthaltenden Verwirrung, negatives Denken und Selbstvorwürfe aus, weil man nicht in der Lage war, auf Kurs zu bleiben. Negative Glaubenssätze und negatives Denken sind schädlich für Ihre mentale Gesundheit.

Intuitives Essen ermöglicht es Ihnen, die Reise zu einer gesunden Beziehung zum Essen auf mitfühlende Art zu betrachten. Stellen Sie sich intuitives Essen als eine Spirale der Heilung vor (siehe Abbildung 4.1). Der Schwung geht aufwärts und immer weiter, aber nicht in einer geraden Linie. Die kleinen Schlaufen stehen für Momente, in denen man in frühere Verhaltensweisen zurückfällt. In diesen Momenten geht es um Reflexion – es sind Zeiten, in denen man seine Glaubenssätze und Gedanken überprüft, seine Selbstfürsorge und sein negatives Reden mit sich selbst. All diese Schlaufen würden manche vielleicht als Rückschritt bezeichnen, ein zukünftiger intuitiver Esser sieht darin bald schon Lernmöglichkeiten. Machen Sie diesen Satz zu Ihrem Motto: »Mein Blick auf die Dinge geschieht mit Neugier, nicht mit Beurteilung!«

Die Spirale der Heilung

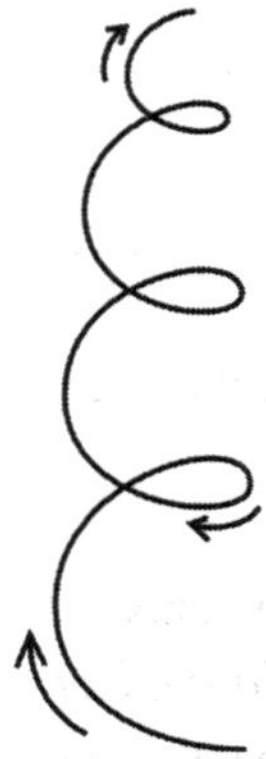

Abbildung 4.1 Die Spirale der Heilung

Negative Selbstgespräche in positive Selbstgespräche und Dankbarkeit verwandeln

Überlegen Sie, mit welchen Worten Sie negativ zu sich selbst sprechen. Zum Beispiel: *Ich bin ein Versager, weil ich meine Sportziele nicht schaffe.* Schreiben Sie ein eigenes Beispiel auf:

____

____

SCHAFFEN SIE SICH POSITIVE SELBSTGESPRÄCHE UND DANKBARKEIT

Beschreiben Sie, wie Sie das negative Selbstgespräch, das Sie oben notiert haben, in ein positives Selbstgespräch umformen können; nutzen Sie dafür das Konzept der Spirale der Heilung und betrachten Sie das Ganze mit Neugier, nicht mit urteilender Haltung. Für das oben angegebene Beispiel, könnten Sie sagen: *Ich bin so stolz auf mich, weil ich Bewegung in mein Leben bringe. Ich bewege mich noch nicht regelmäßig, aber ich arbeite daran. Ich bin toll!*

____

____

Auch indem man seine Dankbarkeit ausdrückt, kann man negative Gedanken in positive verwandeln.

- *Ich habe Glück, dass ich immer frische Nahrungsmittel kaufen kann, wenn mein Kühlschrank leer ist.*
- *Ich bin dankbar für meinen starken Körper, der mich durchs Leben trägt.*
- *Ich bin froh, dass ich meinen Körper immer besser ernähre.*

Erstellen Sie Ihre eigene Dankbarkeitsliste. Welchen Einfluss hat es auf Sie und Ihr Befinden, wenn Sie Ihr Leben mit mehr Dankbarkeit betrachten?

Geben Sie Ihren Zielen und Absichten den Zusatz »meistens«

Die häufigste Falle, in der Klienten feststecken, ist perfektionistisches Denken. Um negative Selbstgespräche gar nicht erst aufkommen zu lassen, muss diese Denkweise vermieden werden. Wenn Sie versuchen, etwas jeden Tag oder immer zu tun, ist Ihr Ziel Perfektion. Bedenken Sie das berühmte Zitat von Salvador Dalí: »Hab keine Angst vor Perfektion – du wirst sie nie erreichen.« Hier sind einige Beispiele perfektionistischen Denkens:

- *Ich fange jetzt mit Sport an und werde nächste Woche jeden Tag joggen gehen.*
- *Ich werde niemals etwas in den Mund stecken, ohne dass ich vorher ein deutliches Hungersignal spüre.*
- *Ich werde immer aufhören zu essen, wenn ich satt bin, und niemals zu viel essen.*

Realistisch betrachtet, wie lange meinen Sie, können Sie diese Art Selbstverpflichtung einhalten? Und was passiert, wenn Ihr Kind einen Keks isst und ihn mit Ihnen teilen möchte? Oder wenn Ihr Partner sagt: »Lass uns jetzt essen gehen«, Sie jedoch kaum Hunger haben? Das Problem bei diesen Zielen ist, dass in dem Moment, in dem Sie Ihren perfekten Standard nicht erreichen, Sie das Gefühl plagt, versagt zu haben. Sie könnten sogar Scham empfinden, weil Sie Ihr Wort nicht gehalten haben. Aufgrund dieser Enttäuschung von sich selbst und der Scham darüber steigt die Wahrscheinlichkeit, dass Sie Ihr Ziel ganz aufgeben.

Sie können dieses perfektionistische Denken vermeiden, indem Sie sich das Wörtchen »meistens« aneignen. Wenn Sie sich Ziele setzen, fügen Sie etwas Flexibilität hinzu: *Ich werde so oft Sport machen, wie es sich gut anfühlt, und wenn ich zu müde bin oder keine Zeit habe, mache ich eine Pause.* Ihre Verpflichtung zu Sport an jedem Tag wird dann zu Sport an den *meisten* Tagen.

Wenn Sie sich das Ziel setzen, hauptsächlich dann zu essen, wenn Sie Hunger haben, dann berücksichtigen Sie, dass es Umstände geben kann, die rechtfertigen, dass Sie essen, auch wenn Ihr Hunger eigentlich nicht groß genug ist. Sie essen *meistens*, weil Sie Hunger haben, aber es kann passieren, dass Sie ab und zu nur zum Vergnügen oder wegen besonderer Umstände essen.

Üben Sie das Umformulieren von »immer« zu »meistens«

Formulieren Sie die folgenden perfektionistischen Ziele in Absichten um, die Sie *meistens* umsetzen werden. Notieren Sie eine vernünftigere Absicht, deren erfolgreiche Realisierung wahrscheinlicher ist. Zum Beispiel:

Perfektionistisches Ziel: *Ich werde ab jetzt immer intuitiv essen!*

Absicht, die umsetzbar ist: *Ich werde beim Essen meistens achtsam bleiben, und ich hoffe, dass ich meistens intuitiv essen werde.*

Und nun versuchen Sie, die folgenden Aussagen entsprechend umzuformulieren:

Ich werde nur noch biologische Nahrungsmittel essen.

____

____

____

____

Ich werde mir jeden einzelnen Tag sagen, dass ich schön aussehe.

____

____

____

____

Ich werde jeden Morgen um sechs Uhr aufstehen, um Sport zu machen.

____

____

____

____

Und nun Ihre eigene Absicht, die Sie »meistens« durchführen werden.

Behalten Sie diese Art zu denken im Kopf, egal was Sie tun. Oder schreiben Sie eine Liste Ihrer »meistens«-Absichten und heften Sie sie irgendwo an, wo Sie sie dauernd sehen. Das wird perfektionistisches Denken verhindern – meistens!

Essensregeln

Als Ergebnis Ihres Denkens während der Diäten haben Sie wahrscheinlich viele Essensregeln aufgestellt, die auf alten Glaubenssätzen beruhen. Diese können sich im Laufe eines Lebens angesammelt haben. Bei vielen Menschen war eine Hauptursache für diese Glaubenssätze und Regeln ihre Erziehung oder die Dynamik innerhalb ihrer Familie. In diesem Abschnitt werden Sie diese Essensregeln untersuchen, die Ihre innere Essenspolizei Ihnen dauernd einredet, und wir werden uns anschauen, wie diese Sie beeinflussen.

Überprüfen Sie Ihre Essensregeln

Niemand beginnt sein Leben mit den »zehn Geboten des Essens«, die in Stein gemeißelt und zu befolgen sind. Glaubenssysteme und Regeln entwickeln sich nach und nach und subtil. Der folgende Fragebogen verdeutlicht Ihnen Ihre Essensregeln. Lesen Sie die Aussagen, kreuzen Sie Ja oder Nein an und schreiben Sie weitere für Sie geltende Essensregeln in die leeren Zeilen.

Welche Essensregeln haben Sie?

Ja	Nein	
		1. Zählen Sie etwas – Kalorien, Fett, Kohlenhydrate, Proteine, Punkte und so weiter?
		2. Entscheidet die Menge der Kalorien darüber, wie viel Sie essen?
		3. Glauben Sie, dass Sie perfekt essen müssen, um gesund zu essen?
		4. Haben Sie Regeln, zu welcher Tageszeit es in Ordnung ist zu essen?
		5. Haben Sie Regeln für das Essen von Snacks?
		6. Gibt es Nahrungsmittel, die Sie versuchen zu vermeiden?
		7. Meinen Sie, dass Sie den Nährstoffgehalt einer Mahlzeit oder eines Nahrungsmittels wissen sollten?
		8. Essen Sie in Gegenwart anderer Menschen anders?
		9. Vergleichen Sie Ihr Essen mit dem, was andere essen?
		10. Haben Sie Regeln in Bezug auf Getränke?
		11. Haben Sie Regeln, die mit Sport und Essen zu tun haben?
		12. Glauben Sie, dass man Kohlenhydrate begrenzen sollte?
		13. Glauben Sie, dass man keine Süßigkeiten essen sollte?
		14. Wiegen Sie Ihre Nahrungsmittel oder messen Sie sie ab?
		15. Haben Sie eine Liste mit Nahrungsmitteln, die zu essen »sicher« ist?
		16.
		17.

Notieren Sie hier oder in ein Notizbuch die Fragen, die Sie mit Ja beantwortet haben, und beschreiben Sie, wie Sie diese Regel umsetzen. Fragen Sie sich im Moment noch nicht, warum Sie diese Regel befolgen, und suchen Sie nicht nach Wegen, um sie zu beseitigen oder zu verändern.

Beispiel: Frage 3. Glauben Sie, dass Sie perfekt essen müssen, um gesund zu essen? *Ja. Ich esse perfekt, indem ich nur wenig Kohlenhydrate und sehr wenig Fett esse, und ich esse kein Gluten.*

____

____

____

Hinterfragen Sie Ihre Essensregeln

Schauen Sie sich Ihre Antworten an und überlegen Sie, ob Sie sie durch Antworten ersetzen können, die flexibel und nicht absolut sind. Erkennen Sie, wann Ihre Gedanken streng oder perfektionistisch waren. Vielleicht können Sie bei einigen Antworten »meistens« hinzufügen. Zum Beispiel: *Ich weiß, dass ich darauf vertrauen kann, dass mein Körper mir die Signale gibt, die zu ausgeglichenem, gesundem Essen führen – meistens jedenfalls.* Bei anderen Antworten wäre die gesündeste Absicht vielleicht, die Regel gänzlich in Frage zu stellen. Zum Beispiel, wenn Sie Frage 13 bejaht haben. *Glauben Sie, dass man keine Süßigkeiten essen sollte?* Dann wäre ein Umformen im Sinne von intuitivem Essen: *Ich habe mit allen Nahrungsmitteln Frieden geschlossen, und ich kann Süßigkeiten essen, wann immer ich möchte – keine Nahrungsmittel müssen vermieden werden.*

____

____

____

Die Essensregeln Ihrer Familie

Die Glaubenssätze Ihrer Familie haben einen mächtigen Einfluss auf die Bildung Ihres Glaubenssystems. Es ist wichtig, dass Sie sich diese Regeln aus Ihrer Kindheit klarmachen, ihre Intensität und Strenge, und überlegen, welchen Einfluss sie vielleicht noch immer auf Sie haben. (Anmerkung: Als Kind oder Teenager sind Sie zwangsläufig den Ernährungsregeln Ihres Umfelds ausgesetzt, denken Sie daran, dass Ihre Eltern wahrscheinlich Ihr Bestes wollten, als sie sie aufgestellt haben.) Nehmen Sie sich beim Lesen der Fragen Zeit zum Überlegen, bevor Sie mit Ja oder Nein antworten.

Überdenken Sie Ihre Antworten auf Ihre Familienregeln

Schreiben Sie hierunter oder in ein Notizheft die Fragen, auf die Sie mit Ja geantwortet haben, und beschreiben Sie, wie die Regel bei Ihnen zu Hause angewandt wurde und die Folgen der Regel.

Beispiel: Frage 2. Wurde erwartet, dass Sie Ihren Teller leer essen? *Ja, meine Eltern ließen uns Kinder nicht vom Tisch aufstehen, bevor wir nicht jeden Bissen aufgegessen hatten. Wenn wir das nicht taten, mussten wir sitzen bleiben – manchmal stundenlang –, bevor wir gehen konnten. Manchmal haben wir versucht, Essen an den Hund zu verfüttern oder in unseren Servietten zu verstecken, aber wenn man uns erwischt hat, wurden wir bestraft!*

____

____

____

____

Welche Regeln und Erwartungen gab es in Ihrer Familie?

Ja	Nein	Fragemöglichkeiten
		1. Hatten Ihre Eltern strenge Regeln beim Essen von Familienmahlzeiten?
		2. Wurde erwartet, dass Sie Ihren Teller leer essen?
		3. Gab es Regeln für das Essen von Snacks?
		4. Gab es Regeln für das Essen von Süßigkeiten oder Desserts?
		5. Gab es verbotene Nahrungsmittel? Durften Sie zum Beispiel keine Süßigkeiten oder kein Fast Food essen?
		6. Haben Sie jemals heimlich gegessen, wenn Ihre Eltern nicht da waren?
		7. Waren Partys von Freunden für Sie toll, weil Sie dort Süßes ohne die Gegenwart Ihrer Eltern essen konnten?
		8. Übten Ihre Eltern wegen Ihres Gewichts Druck auf Sie aus?
		9. Hatten Ihre Eltern andere Essensregeln für sich selbst als für Sie?
		10. Haben Sie von Ihren Eltern auch verwirrende Botschaften erhalten? Haben sie Sie zum Beispiel gewarnt, nicht zu viel zu essen – weil Sie sonst zunehmen würden –, dann aber darauf bestanden, dass Sie Ihren Teller leer essen, auch wenn Sie keinen Hunger mehr hatten?
		11. Hatten Ihre Eltern Regeln in Bezug auf Sport?
		12. Haben Ihre Mutter oder Ihr Vater oder beide oft Diäten gemacht?
		13. Haben Ihre Eltern Sie jemals auf eine Diät gesetzt?

Unterscheiden Sie Ihre eigenen Ansichten von Ihren Familienregeln

Schauen Sie sich jede Ihrer Antworten oben an und schreiben Sie zu jeder Antwort, was Sie darüber denken. Zum Beispiel könnte Ihr heutiges Denken so aussehen: *Ich höre auf zu essen, wenn mein Körper mir sagt, dass ich satt bin. Ich würde nur weiteressen, bis mein Teller leer ist, wenn ich noch Hunger hätte.*

____

____

____

____

____

Kommentare von anderen

Haben Familienmitglieder, Freunde oder Bekannte Kommentare über Ihr Gewicht, Ihre Körperform oder die Art bzw. Menge Ihres Essens gemacht? Wenn jemand, der einen solchen Kommentar äußert, sich wie ein kritischer Elternteil verhält, ist es wahrscheinlich, dass Sie sich wie ein rebellisches Kind fühlen und Ihr Verhalten diese Gefühle widerspiegelt.

Welchen Einfluss haben Kommentare anderer auf Sie?

Ein kritischer Kommentar mit einer mächtigen Wirkung könnte etwa so lauten: »Dieses Outfit sieht bei dir nicht gerade schmeichelhaft aus« oder »Musst du wirklich das ganze Steak essen?« Würde in Ihnen vielleicht das Bedürfnis entstehen, gegen diesen Kommentar zu rebellieren? Rebellische Energie, die nicht geäußert wird, kann eine Rückwirkung haben, die oft zu Überessen führt. Würden Sie vielleicht auch anders reagieren – sich verletzt, verärgert, aufgebracht oder ängstlich fühlen?

Wie reagieren Sie normalerweise auf jemanden, der einen solchen Kommentar abgibt?

Obwohl Sie andere nicht kontrollieren können, können Sie ihnen doch Ihre Meinung sagen und erklären, dass diese Art Kommentar Sie verletzt oder ärgert. Auch wenn die kommentierende Person sich verteidigen sollte und sagt: »Ich sorge mich nur um deine Gesundheit«, ist dieser kritische Kommentar verletzend und überschreitet die Grenzen Ihrer Privatsphäre. Wenn die andere Person trotzdem weiter unangemessen kritisch oder gar gemein ist, müssen Sie nicht dableiben und sich das weiter anhören. Sie werden sehen, dass Sie manchmal Grenzen setzen können und die andere Person diese dann respektiert. So oder so ist es besser für Sie, sich zu verteidigen, anstatt rebellisch zu reagieren.

Kommentare anderer untersuchen

Schreiben Sie einen Kommentar auf, den Sie von Ihrer Mutter oder Ihrem Vater, einem Freund, Partner oder jemand anderem erhalten haben.

____

____

____

Wie haben Sie sich gefühlt, als Sie diesen Kommentar hörten?

____

____

____

Was haben Sie unternommen? Was haben Sie gesagt oder getan?

____

____

____

Hätten Sie lieber anders reagiert? Wenn ja, wie?

____

____

____

Wiederholen Sie die Schritte in dieser Übung so oft wie nötig. Sie werden dadurch mehr Stärke gewinnen, um auf unangemessene Kommentare zu reagieren. Sie werden lernen, Ihre Meinung zu äußern, Grenzen zu setzen und so für sich selbst zu sorgen.

Verändern Sie Ihre kritische und rebellische Rede zu sich selbst

Oft können Sie nicht verändern, wie andere zu Ihnen sprechen, auch wenn Sie sie mit Ihrem unangemessenen Verhalten konfrontieren, aber Sie können verändern, wie Sie zu sich selbst sprechen. Wenn Sie auf kritische Art mit sich selbst reden, werden Sie sich wahrscheinlich mit einer rebellischen Stimme antworten, ganz so, als wenn jemand anders mit Ihnen auf diese Art gesprochen hätte.

Überlegen Sie, wie Sie meist zu sich selbst sprechen und wie Sie darauf antworten. Stellen Sie sich vor, Sie hätten im Kopf zu sich selbst gesagt: *Du hast mittags einen fett machenden Hamburger gegessen, also isst du abends besser nicht zu viel!* Wie würden Sie sich nach so einem Sprechen zu sich selbst fühlen?

____

____

____

____

____

Und nun stellen Sie sich vor, dass Sie auf diese Worte folgendermaßen antworten: *Ach ja? Aber ich esse abends so viel, wie ich will, vielleicht wieder einen Hamburger, und diesmal noch mit Pommes!* Beschreiben

Sie, wie Sie sich bei der Vorstellung fühlen, das zu antworten. Vielleicht wie ein rebellisches Kind oder ein rebellischer Teenager, der sich trotzig zur Wehr setzt?

Hier folgt eine andere Möglichkeit beider Aussagen. Achten Sie darauf, wie Sie sich beim Lesen fühlen, und beschreiben Sie dann unten die Gefühle, die diese Aussage hervorruft. *Ich fühle mich gesättigt und zufrieden von diesem wunderbaren Hamburger, den ich mittags gegessen habe, und jetzt habe ich gar keinen Hunger mehr. Bald ist Zeit zum Abendessen, und dann werde ich sehen, was ich gerne essen möchte. Wenn ich Hunger habe und wieder einen Hamburger essen* möchte, *kann ich das tun. Aber vielleicht ist mir auch eher nach einem Salat.*

Wenn man diese Art der Umformulierung einer Aussage regelmäßig übt, nimmt das der kritischen Rede mit sich selbst die Macht. Sie werden merken, dass Ihre rebellischen Reaktionen weniger werden, wenn Sie freundlicher mit sich selbst sprechen.

Denken Sie nun über den Einfluss des nächsten Beispiels einer Selbstrede nach. Stellen Sie sich vor, Sie machen diese Bemerkung über Ihr Aussehen zu sich selbst: *Du siehst heute furchtbar aus. Deine Haare sind strähnig, deine Kleidung ist nicht gebügelt und du siehst fett aus!*

Wie haben Sie sich beim Lesen dieser Worte gefühlt? Verletzt, verärgert, ungehalten oder ängstlich? Wie würden Sie dieser so kritischen Stimme in Ihrem Innern normalerweise antworten? Vielleicht rebellisch? Wenn ja, ist das genau die zu erwartende, normale Reaktion.

Wenn Sie zu sich selbst auf diese Art sprechen, üben Sie, diese kritische Stimme durch eine objektive, neutrale Stimme zu ersetzen. Notieren Sie zuerst einen wiederkehrenden kritischen Gedanken über Nahrungsmittel, das Essen oder Ihren Körper. Dann schreiben Sie auf, wie Ihre neutrale Stimme diesen Gedanken ersetzen könnte. Wenn Sie sich zum Beispiel regelmäßig sagen: *Du hättest nicht so viel essen sollen*, wäre ein freundlicherer Gedanke: *Wenn ich abgelenkt bin und mehr esse, als mein Körper braucht, fühle ich mich danach unwohl. Ich werde daran arbeiten, achtsamer zu sein, um mich besser zu fühlen.*

Wenn Sie sich klarmachen, wie es sich für Sie anfühlt, wenn Sie zu sich selbst sprechen, entfernen Sie dadurch viele der Barrieren, die Sie von der Verbindung mit der Stimme Ihres intuitiven Essers abgehalten haben. Es ist diese Stimme Ihres autonomen intuitiven Essers – der die Wahrheit über Ihre Gedanken und Gefühle kennt –, die Ihnen zu einer gesunden Beziehung zum Essen und Ihrem Körper verhilft.

Innere Essensstimmen

Wir haben mehrere unterschiedliche Stimmen in uns, die unsere intuitiven Signale lenken und manchmal unterdrücken. Wir haben schon über die Stimme der Essenspolizei gesprochen, aber es gibt auch andere Stimmen, und manche positiven Stimmen können uns helfen, gut informierte Entscheidungen über unser Essen zu treffen. Wir nennen all diese Stimmen die *inneren Essensstimmen* und teilen sie in zwei Gruppen ein: die *zerstörerischen Diätstimmen* und die *mächtigen Verbündeten-Stimmen.*

Die zerstörerischen Diätstimmen können Sie in einem Moment niedermachen. Sie können aber diese negativen Stimmen in mächtige Verbündeten-Stimmen umwandeln, indem Sie einige der Übungen anwenden, die Sie zum Hinterfragen Ihrer verzerrten Gedanken durchgeführt haben.

Die zerstörerischen Diätstimmen haben eine schädliche Wirkung auf Ihre Beziehung zum Essen und zu Ihrem Körper:

- Die *Essenspolizei* entscheidet, ob Ihre Essenswahl gut oder schlecht ist. Sie verknüpft Ihre Diätregeln mit Ihren Essensregeln.
- Der *Nährwertinformant* richtet sich an den vorherrschenden kulturellen Mythen aus, die bestimmen, welche Nahrungsmittel gesund sind (nicht fett machend) und welche ungesund sind (fett machend).
- Der *Diät-Rebell* macht rebellische Kommentare, die Ihnen die Fähigkeit nehmen, autonome Entscheidungen über Ihr Essen zu treffen.

Die *mächtigen Verbündeten-Stimmen* können Ihnen in Bezug auf Ihr Essen und Ihren Körper helfen und tröstend wirken:

- Der *Essens-Anthropologe* ist ein neutraler Beobachter, der Kommentare ohne Urteil abgibt.
- Der *Ernährer* ist die liebende, freundliche Stimme, die am positivsten mit Ihnen spricht.
- Der *Nährwert-Verbündete* hat eine neutrale Stimme und hilft Ihnen, sich für Nahrungsmittel zu entscheiden, die Ihnen Energie, Gesundheit und Sättigung verleihen, zusammen mit Zufriedenheit.

- Der *intuitive Esser* ist die Stimme, die Ihrer inneren Weisheit entstammt und Sie führt, damit Sie die beste Wahl für die Bedürfnisse Ihres Körpers treffen.

Machen Sie sich mit den inneren Essensstimmen vertraut

Hier kommt ein Quiz, um das Identifizieren der verschiedenen Essensstimmen zu üben. Welche Stimme spricht in jeder der folgenden Aussagen?

1. *Wenn du dieses Stück Käsekuchen isst, wirst du einen hohen Cholesterinspiegel bekommen.*

2. *Ich werde alle diese Kekse essen, obwohl ich keinen Hunger habe und sie nicht meine Lieblingskekse sind.*

3. *Ich kann darauf vertrauen, dass mein Körper mir sagt, was, wann und wie viel ich essen soll.*

4. *In diesem Essen sind eine Menge Knoblauch und Zwiebeln, und ich weiß, dass ich jedes Mal wenn ich diese Sachen esse, Bauchschmerzen bekomme.*

5. *Ich habe bemerkt, dass ich gestern den ganzen Tag übervoll war.*

6. *Obwohl ich gestern Abend über meinen Hunger hinaus gegessen habe, wird schon alles wieder gut.*

7. *Ich habe gestern Abend Pizza gegessen, und ich weiß, dass ich davon fünf Pfund zugenommen habe!*

Auflösung: 1. Nährwertinformant, 2. Diät-Rebell, 3. intuitiver Esser, 4. Nährwert-Verbündeter, 5. Essens-Anthropologe, 6. Ernährer, 7. Essenspolizei.

Beobachten Sie Ihre eigenen Essensstimmen

Beschreiben Sie zwei Beispiele Ihres Selbstgesprächs über Essen aus den letzten Tagen.

Selbstgespräch: ______________________________

____

Zerstörerische Stimme oder die eines Verbündeten?

____

Selbstgespräch: ______________________________

____

Zerstörerische Stimme oder die eines Verbündeten? ______________

Darauf zu achten, welche zerstörerischen und welche verbündeten Stimmen wir in uns haben, hilft uns, sie sofort zu erkennen, wenn sie ohne Vorwarnung auftauchen. Und dann können wir lernen, eine zerstörerische Stimme durch die eines Verbündeten zu ersetzen.

Ersetzen Sie die zerstörerischen Diätstimmen durch die mächtigen Verbündeten-Stimmen

Schreiben Sie zwei ihrer üblichen zerstörerischen Aussagen auf. Wie würde Ihre entsprechende Verbündeten-Stimme antworten?

Zerstörerische Aussage: ______________________________

____

Antwort der Verbündeten-Stimme: ______________________________

____

____

Zerstörerische Aussage: ______________________________

____

____

Antwort der Verbündeten-Stimme: ______________________________

____

____

Üben Sie das Antworten mit der Verbündeten-Stimme jedes Mal wenn Sie eine zerstörerische Stimme in Ihrem Kopf hören. Wenn Sie dies regelmäßig tun, werden Sie merken, dass die zerstörerischen Stimmen seltener auftauchen, und schließlich werden Sie nur noch die Verbündeten-Stimmen hören.

Entdecken Sie Ihre angeborene Stimme des intuitiven Essers

Nun haben Sie geübt, Ihre zerstörerischen Diätstimmen durch mächtige Verbündeten-Stimmen zu ersetzen, was zu positivem und ermutigendem Sprechen mit sich selbst führt. Letztlich ist das Ziel, die Stimme Ihres angeborenen intuitiven Essers freizulegen und als Führung zu nutzen, um Sie zu zufriedenstellendem Essen zu führen. Denken Sie immer daran, Sie wurden mit all der Weisheit geboren, die Ihnen sagt, wie Sie essen sollen. Die Stimme Ihres intuitiven Essers wird Ihnen helfen, ein sicheres und vertrauensvolles Gefühl dafür zu bekommen, was, wie viel und wann Sie essen sollten. Zum Beispiel wird Ihr intuitiver Esser leitende und ermutigende Aussagen liefern, wenn Sie vorhaben, einen Abend im Restaurant bei einem köstlichen Essen zu verbringen:

- *Ich werde heute Abend in ein wunderbares Restaurant gehen, also werde ich nachmittags einen Snack essen, damit ich nicht mit Heißhunger im Restaurant auftauche.*
- *Wenn ich im Restaurant bin, werde ich mir Zeit nehmen, um die Speisekarte gründlich zu studieren – ich will etwas finden, das hoffentlich meine Geschmacksknospen und meinen Körper zufriedenstellt.*
- *Wenn ich mich angenehm gesättigt fühle, werde ich mir Zeit lassen und mir vergegenwärtigen, wie köstlich das Essen war und wie toll ich mich fühle, wenn ich an diesem Punkt aufhöre zu essen.*
- *Ich kann meine Reste mit nach Hause nehmen und sie morgen essen. Oder wenn sie morgen nicht mehr gut aussehen, kann ich sie immer noch wegwerfen.*
- *Vielleicht fühle ich mich traurig, wenn ich merke, dass mein Körper genug gegessen hat, meine Zunge aber weiteressen möchte. Aber ich weiß, dass dieses traurige Gefühl schnell vorbeigeht und ich alles essen kann, wenn ich wieder Hunger habe.*

Beschreiben Sie, wie die Stimme des intuitiven Essers in den folgenden Situationen antworten würde:

Situation: *Ich weiß, dass ich nach meiner Mahlzeit gerne ein Dessert essen würde.*

Antwort des intuitiven Essers: ________________________________

____

Situation: *Ich fühle mich heute Morgen nicht wohl. Was soll ich machen, ich habe doch für heute Sport eingeplant?*

Antwort des intuitiven Essers: ______________________________

____

Situation: *Ich gehe nächsten Samstag zu einer schicken Gala mit Buffet. Wie sollte ich mich darauf vorbereiten, was ich an dem Abend esse?*

Antwort des intuitiven Essers: ______________________________

____

Und nun üben Sie an einer echten Situation in Ihrem Leben:

Ihre Situation: ______________________________________

____

Antwort Ihres intuitiven Essers: ____________________________

____

Kurze Zusammenfassung

Ihr Krieg mit dem Essen ist von der Stimme der Essenspolizei angestiftet worden. Die Übungen in diesem Kapitel haben Ihnen gezeigt, wie Sie Ihre negativen Gedanken hinterfragen können, die mit der Zeit zur Stimme Ihrer inneren Essenspolizei wurden. Indem Sie diese Gedanken umwandeln, werden Sie die Essenspolizei schließlich zum Schweigen bringen und dauerhaft Frieden mit dem Essen schließen.

Im nächsten Kapitel werden Sie von der Arbeit profitieren, die Sie geleistet haben, um die Diätmentalität abzulegen, Frieden mit dem Essen zu schließen und die Essenspolizei zu hinterfragen. Auf dieser Grundlage werden Sie in die Lage versetzt werden, eine angenehme Sättigung zu spüren, ohne zukünftige Entbehrung zu fürchten.

KAPITEL 5

Prinzip 5
Spüren Sie Ihre Sättigung

Hören Sie auf Ihre Körpersignale, die Ihnen sagen, dass Sie keinen Hunger mehr haben. Beobachten Sie die Zeichen, die Ihnen zeigen, dass Sie angenehm satt sind. Machen Sie in der Mitte der Mahlzeit eine Pause und fragen Sie sich, wie Ihnen das Essen schmeckt und wie hoch Ihr Sättigungsgrad ist.

Seine Sättigung zu spüren, ist schwierig, wenn man während des Essens abgelenkt ist oder in dem gewohnten Muster feststeckt, seinen Teller leer zu essen, oder wenn man schnell isst, ohne sein Essen überhaupt zu schmecken. In seinem Buch *CrazyBusy* (2007) beschreibt Edward M. Hallowell unser modernes Dilemma: Aufgrund der Technologie, die immer eingeschaltet ist, und dem Drang, jederzeit produktiv zu sein, sind wir ständig beschäftigt und abgelenkt. Wir müssen immer irgendetwas tun. Manche Menschen empfinden es sogar als Zeitverschwendung, sich einfach nur hinzusetzen, um ihre Mahlzeit zu genießen; sie nutzen ihre Essenszeiten, um andere Dinge zu erledigen, auch wenn es nur das Schauen der Nachrichten ist.

Die Aktivitäten in diesem Kapitel werden Ihnen helfen,

- sich mit Ihrem Sättigungsempfinden zu verbinden;
- herauszufinden, wie Sie sich nach einer Mahlzeit körperlich fühlen möchten;
- die verschiedenen Grade der Sättigung identifizieren zu können;
- Nein zu sagen, wenn andere Sie zum Essen drängen und Sie schon satt oder noch nicht hungrig sind;
- an der »Sauberer Teller«-Mentalität zu arbeiten.

Was dem Erleben Ihrer Sättigung im Weg steht

Dieser Abschnitt beschreibt die vielen Hindernisse, die es Ihnen schwer machen können, die Sättigungssignale Ihres Körpers wahrzunehmen – von Ablenkungen beim Essen über sozialen Druck bis zum Essen über die Sättigung hinaus. Und Sie werden auf verschiedene Arten üben, diese Hindernisse zu überwinden, sodass Sie rechtzeitig auf Ihre Sättigungssignale reagieren können.

Ablenkungen beim Essen

Beim Essen noch etwas anders zu tun, ist ähnlich wie abgelenktes Autofahren – der Fahrer hat die Illusion, dass er gut fahren kann, während er in sein Handy tippt. Nicht anders ist es, wenn man während der Mahlzeiten abgelenkt ist (Brunstrom und Mitchell 2006; Robinson et al. 2013). Sie glauben vielleicht, dass Sie sich bewusst sind, was Sie sich in den Mund stecken, während Sie die Zeitung lesen oder auf eine E-Mail antworten. Aber in Wirklichkeit verpassen Sie die sensorischen Aspekte des Essens – das Geräusch des knackigen Salats, die kühle Seidigkeit der sauren Sahne neben der Reichhaltigkeit eines Bohnenchilis, den Duft von Zimt aus Ihren Haferflocken oder die optische Vielfältigkeit eines bunten Nudelsalats. Auch wenn Sie die Fähigkeit zum Multitasking haben, kann sich Ihr Geist tatsächlich immer nur auf eine Sache konzentrieren – wie ein Kameraobjektiv. Wenn Sie also während des Essens mit anderen Tätigkeiten beschäftigt sind, wird nicht nur Ihr Genuss am Essen geschmälert, sondern Sie spüren wahrscheinlich auch Ihre Sättigung nicht, bis Sie merken, dass Sie zu voll sind und mehr gegessen haben, als Sie gebraucht hätten. Oder Sie stellen vielleicht fest, dass Sie sich satt fühlen, aber weil Sie Ihr Essen nicht wirklich genossen haben, könnten Sie noch immer das Bedürfnis haben weiterzuessen, um diesen Genuss zu verspüren.

Hindernisse für die Sättigung: Was lenkt mich beim Essen ab?

1. Kreuzen Sie alle Tätigkeiten an, die Sie häufig beim Essen ausführen:

- ☐ fernsehen oder einen Film anschauen
- ☐ auf dem Handy Nachrichten schreiben
- ☐ eine Zeitschrift lesen
- ☐ im Internet surfen
- ☐ in sozialen Medien lesen oder selbst etwas posten
- ☐ am Schreibtisch arbeiten
- ☐ Haushaltsarbeiten ausführen
- ☐ Post durchsehen
- ☐ E-Mails oder Anrufbeantworter checken
- ☐ Smartphone checken
- ☐ Spiele auf dem Handy spielen
- ☐ To-do-Listen anfertigen
- ☐ die Zeitung lesen
- ☐ den Text auf der Müslischachtel lesen
- ☐ herumgehen

☐ Auto fahren

☐ telefonieren

☐ das Pausenbrot für die Kinder zubereiten

☐ andere: ______________________________

2. Überdenken Sie die von Ihnen angekreuzten Tätigkeiten. Wie oft essen Sie mit irgendeiner Ablenkung?

   ☐ bei jeder Mahlzeit

   ☐ bei den meisten Mahlzeiten

   ☐ nur beim Frühstück

   ☐ nur beim Mittagessen

   ☐ nur beim Abendessen

   ☐ nur wenn ich Snacks esse

3. Denken Sie an Situationen zurück, in denen Sie diese Tätigkeiten beim Essen ausgeführt haben. In welchen Fällen waren Sie merkbar von Ihrem Essen abgelenkt?

____

____

____

____

4. Welche Ängste oder unangenehmen Gefühle steigen in Ihnen auf (falls es so ist), wenn Sie daran denken, wie es wäre, ohne irgendwelche ablenkenden Tätigkeiten zu essen?

____

____

____

5. Was wäre nötig, damit Sie sich bereit fühlten, ohne Ablenkung zu essen? Vielleicht müssten Sie dafür sorgen, genug Zeit oder ein Zimmer zu haben, wo Sie ohne Fernseher und Computer essen können, oder dahingehend eine Vereinbarung mit der Familie oder Mitbewohnern treffen?

____

____

____

6. Optimal wäre, jede Tätigkeit zu vermeiden, die Sie von den sinnlichen Qualitäten des Essens ablenkt, aber das ist für die meisten zunächst ein zu großer Schritt. Beschreiben Sie einen Schritt, den Sie sich zutrauen, um ohne Ablenkung zu essen. Zum Beispiel: *Ich werde eine Woche lang bei einigen meiner Mittagsmahlzeiten ohne Ablenkung essen.*

____

____

____

Essenszeit als heilige Zeit: Gestalten Sie die optimale Essensumgebung

Ob Sie allein oder mit anderen essen, die Mahlzeiten sind eine Zeit, um sich mit seinem Körper zu verbinden und ihn zu nähren, vor allem bei den regelmäßigen Mahlzeiten (auch wenn die Befriedigung und der Trost eines Snacks nicht als unbedeutend angesehen werden sollten). Wenn man mit der Familie, mit Freunden oder Mitarbeitern isst, sind die Mahlzeiten auch eine soziale Angelegenheit. Aber sozialer Austausch ist schwierig, wenn es unerwünschte Ablenkungen gibt. Es ist wichtig, sich eine möglichst optimale Essenserfahrung zu schaffen: angenehm, entspannt und ohne Ablenkungen. Dafür sorgen vor allem zwei Faktoren: das Setzen von Grenzen und das Gestalten einer angenehmen Umgebung. Kreuzen Sie im Folgenden die Vorschläge an, die Sie bereit wären zu versuchen.

Grenzen setzen	**Eine angenehme Umgebung schaffen**
☐ Alle elektronischen Geräte ausstellen, auch die der anderen Familienmitglieder, mit Ausnahme von Hintergrundmusik. Wenn nicht unbedingt nötig, während der Mahlzeiten keine Anrufe entgegennehmen.	☐ Einen Ort zum Einnehmen der Mahlzeiten bestimmen, zum Beispiel den Küchen- oder Wohnzimmertisch.
☐ Eine Vereinbarung treffen, dass während der Mahlzeiten keine Unstimmigkeiten ausgetragen werden.	☐ Den Essplatz hübsch herrichten – mit Teller, Besteck und Serviette.
☐ Im Sitzen essen, nicht im Stehen.	☐ Eine angenehme Umgebung schaffen – mit leiser Musik, vielleicht einer Kerze oder auch Blumen auf dem Tisch.

»Sauberer Teller«-Club

Alles aufzuessen, was auf dem Teller liegt, egal wie viel aufgetan wurde, ist ein von außen bestimmtes Essensmuster. Es hindert einen daran, seine Sättigung zu spüren, denn es trennt einen von den inneren Körpersignalen. Unabhängig von Ihren Hunger- und den folgenden Sättigungssignalen hören Sie erst auf zu essen, wenn Ihr Teller leer ist. Ein ähnliches Essensmuster gibt es auch bei verpackten Nahrungsmitteln – man isst, bis die Packung leer ist. Diese vertraute elterliche Regel aus der Kindheit wird zu einem Gewohnheitsmuster und sogar einer Erwartung. Auch andere Faktoren können dazu führen, dass man alles aufisst, was auf dem Teller liegt, darunter zu großer Hunger bei Beginn der Mahlzeit, zu schnelles Essen oder die Angst vor Entbehrung.

GEHÖREN SIE ZUM »SAUBERER TELLER«-CLUB?

Die folgenden Fragen helfen Ihnen, eigene Tendenzen herauszufinden, Ihren Teller leer zu essen. Danach arbeiten wir an diesem Gewöhnungsmuster, das dem Prozess intuitiven Essens schadet.

1. Lesen Sie die folgenden Aussagen und kreuzen Sie die »Sauberer Teller«-Faktoren an, die auf Sie zutreffen.

   - ☐ Ich wuchs in einer großen Familie auf und unsere Mahlzeiten ähnelten einem Wettbewerb. Meine Mom stellte das gesamte Essen auf den Tisch. Wenn ich mir nicht meine Portion auftat, hatte ich verloren – es war nichts mehr übrig.

   - ☐ Ich wuchs mit dem Gefühl auf, dass das Essen knapp war. Ich wusste nicht, ob es eine nächste Mahlzeit geben würde, also achtete ich darauf, alles aufzuessen.

   - ☐ Manchmal wurde gerade genug Essen serviert, und dann wurde erwartet, dass man alles aufaß.

☐ Wenn ich mit dem Essen anfange, habe ich meistens Heißhunger und will dringend essen – und auch schnell essen.

☐ Meinen Teller leer zu essen, war ein Wert, mit dem ich erzogen wurde. Etwas übrig zu lassen, wurde als Verschwendung betrachtet.

☐ Wenn mir ein Essen als Ganzes serviert wird, zum Beispiel ein Sandwich, dann esse ich automatisch alles auf.

☐ Wenn ich ein abgepacktes Nahrungsmittel esse wie zum Beispiel Kartoffelchips, esse ich automatisch die ganze Packung auf.

☐ Ich habe Schuldgefühle, wenn ich meine Mahlzeit nicht ganz aufesse.

☐ Wenn ich im Restaurant esse, neige ich dazu, mich zu überessen, um den Wert meines Geldes aus der Mahlzeit herauszuholen.

☐ Wenn ich an einem All-you-can-eat-Buffet esse, fülle ich mir meinen Teller voll und hole mir danach noch mehr, auch wenn ich satt bin, damit ich genug für mein Geld bekomme.

☐ Als Kind musste ich erst meinen Teller leer essen, damit ich ein Dessert bekam.

☐ Ich esse sehr schnell und bin normalerweise vor allen anderen am Tisch fertig.

☐ Ich befürchte, die Gefühle der Menschen zu verletzen, die eine Mahlzeit vorbereitet haben und erwarten, dass ich sie esse. Also esse ich sie auf, auch wenn ich eigentlich satt bin.

2. Schauen Sie sich die von Ihnen angekreuzten »Sauberer Teller«-Faktoren an und beantworten Sie folgende Fragen:

   A. Wie oft essen Sie Ihren Teller leer?

   ☐ selten

   ☐ seltener als bei der Hälfte meiner Mahlzeiten

   ☐ häufiger als bei der Hälfte meiner Mahlzeiten

   ☐ bei allen Mahlzeiten

   B. Fühlt sich das Leeren Ihres Tellers eher an wie ________________?

   ☐ eine automatische Gewohnheit

   ☐ ein Wert (Wenn Sie Schuldgefühle haben, weil Sie Essen auf Ihrem Teller übrig lassen, liegt das wahrscheinlich an Ihrem Glaubenssystem oder einem persönlichen Wert.)

   C. Wenn Sie zum »Sauberer Teller«-Club gehören, wie schwer wäre es für Sie, nur ein oder zwei Bissen auf Ihrem Teller zu lassen, falls Sie schon satt sind, bevor Sie alles aufgegessen haben?

   ☐ überhaupt nicht schwer

   ☐ etwas schwer

   ☐ sehr schwer

3. Übung. Um die Neigung zu durchbrechen, automatisch alles auf Ihrem Teller oder in einer Verpackung aufzuessen, versuchen Sie, ein oder zwei Bissen übrig zu lassen. Der Zweck dieser Übung ist es, die Gewohnheit zu durchbrechen, ohne Rücksicht auf Ihren Sättigungsgrad

zu essen. Diese Technik wird Ihnen helfen, die Pausen herzustellen, die Sie brauchen, um in den folgenden Übungen Ihren Sättigungsgrad einzuschätzen.

DURCHBRECHEN EINER AUTOMATISCHEN GEWOHNHEIT: ESSEN MIT DER LINKEN HAND

Eine starke Gewohnheit wie die, seinen Teller leer zu essen oder schnell zu essen, kann dazu führen, dass Sie Ihre Sättigungssignale nicht spüren, weil Ihre Angewohnheiten zu fest verwurzelt sind. Werden diese Automatismen durchbrochen, wird es leichter für Sie, Ihre Absichten zu realisieren, zum Beispiel Essen übrig zu lassen, wenn Sie bereits angenehm gesättigt sind. Die nächste Übung bietet eine neue Art, die Automatik dieser Gewohnheiten zu durchbrechen, und wird Sie befähigen, Ihr Essen intensiver zu schmecken und schließlich besser mit den körperlichen Empfindungen des nach und nach entstehenden Gefühls der Sättigung verbunden zu sein.

Die folgende Technik basiert auf einer Studie, bei der die Versuchspersonen nur gebeten wurden, mit ihrer nicht dominanten Hand zu essen, während Sie einen Film sahen (Neal et al. 2011). Im ersten Teil der Studie aßen sie mit ihrer dominanten Hand und Ihr Essen war kaum von ihrem Hungerzustand oder dem Geschmack des Popcorns beeinflusst. (Sie bekamen gleiche Mengen altes und frisches Popcorn und bemerkten keinen Unterschied.) Im zweiten Teil der Studie bekamen die Versuchspersonen eine besondere Popcornschachtel, die an einer Seite einen vertikal angebrachten Griff hatte. Damit die Personen zum Essen des Popcorns nicht ihre dominante Hand nahmen, wurden sie angewiesen, diese zwischen den Griff und die Schachtel zu schieben und die Schachtel während des Films auf diese Art zu halten. Das Ergebnis: Es wurde weniger Popcorn gegessen, vor allem von dem alten, denn die Personen waren sich nun stärker bewusst, was sie taten; sie aßen nicht länger automatisch.

Sie essen also bei dieser Übung mit Ihrer nicht dominanten Hand (bei den meisten Menschen die linke). Am besten führen Sie diese Übung zu Hause durch. Um sicherzugehen, dass Sie nicht unabsichtlich doch Ihre dominante Hand einsetzen, müssen Sie diese zum Beispiel mit einem Gürtel an einem Bein oder Ihrer Taille festbinden. Sie können Sie auch einfach während des Essens unter Ihren Oberschenkel oder hinter Ihren Rücken legen. Dieses Experiment sollten Sie bei einer Mahlzeit durchführen, bei der Sie nicht unterbrochen werden und viel Zeit haben.

Nun essen Sie Ihre Mahlzeit mit Ihrer nicht dominanten Hand und achten auf

- die Gefühle der entstehenden Sättigung, während Sie essen, und
- die Geschwindigkeit, mit der Sie essen.

Nachdem Sie das Experiment beendet haben, beantworten Sie folgende Fragen:

1. Wie lange brauchten Sie, um Ihre Mahlzeit zu essen? Wie ähnlich oder verschieden war die Dauer, verglichen mit Ihren üblichen Mahlzeiten?

___

___

___

___

2. War es einfacher für Sie, die Gefühle der entstehenden Sättigung zu erkennen? Zu welchem Zeitpunkt der Mahlzeit fingen Sie an, diese zu spüren?

___

___

___

3. Wie wäre Ihr Essen, wenn Sie so auch mit Ihrer dominanten Hand essen könnten – in dieser Geschwindigkeit und mit den gleichen Empfindungen der Sättigung?

____

____

____

LERNEN, NEIN ZU SAGEN

In sozialen Situationen ist es üblich, dass man mehr angeboten bekommt, als man essen will. Manchmal ist eine Gastgeberin einfach höflich und zuvorkommend, aber bei einigen Menschen stärkt es ihr Selbstbewusstsein, wenn andere essen, was sie zubereitet haben, vor allem wenn es ein besonderes Gericht ist. Für Sie ist es jedoch wichtig, Ihren Körper zu respektieren. Sie sind nicht dafür verantwortlich, jemanden glücklich zu machen, indem Sie auf Kosten Ihres Körpers und Ihres Wohlbefindens mehr essen, als gut für Sie ist. Auch wenn Sie wiederholt gefragt werden, müssen Sie Ihre Meinung nicht ändern, wenn Sie nicht mehr essen möchten. Hier sind einige Vorschläge, wie Sie ein weiteres Essensangebot höflich ablehnen können. Kreuzen Sie die Antworten an, die Ihnen als geeignet erscheinen.

	1. Nein danke.
	2. Ich würde sehr gerne mehr essen, aber ich könnte wirklich keinen Bissen mehr zu mir nehmen, ohne mich dann unangenehm übersättigt zu fühlen.
	3. Ihr Dessert [oder anderes, je nach Situation] sieht köstlich aus, aber ich bin wirklich zu satt, um noch mehr zu essen. Aber falls etwas übrig bleibt, würde ich sehr gerne etwas mitnehmen.
	4. Nein danke. Wirklich nicht.

	5. Wow, dein Gericht sieht toll aus. Ich bin wirklich zu satt, um es zu probieren, aber ich hätte sehr gerne das Rezept, wenn es geht.
	6. Ich habe gerade gegessen, ich wusste nicht, dass es bei deiner Party ein warmes Gericht geben würde! Es sieht alles köstlich aus, aber ich bin wirklich zu satt, um noch etwas zu essen. Aber wenn es nachher noch Reste gibt, würde ich sehr gerne etwas mitnehmen.
	7. Ich finde es wirklich toll, dass du mein Lieblingsgericht gemacht hast. Es sieht so lecker aus und bestimmt hast du viel Zeit darauf verwendet. Ich würde es so gerne essen, wenn ich es richtig genießen kann, aber im Moment bin ich einfach zu satt.
	8. Nein, danke nochmals. Aber ich würde mich körperlich nicht wohlfühlen, wenn ich noch mehr von deinen köstlichen Gerichten essen würde. Du willst doch sicher auch nicht, dass es mir nicht gut geht.
	9. Auch nur ein einziger Bissen wäre für meinen Körper im Moment zu viel. Danke, versteh bitte meinen Wunsch, mich weiter wohlfühlen zu wollen.
	10. Ja, es stimmt, dass ich normalerweise zu deinem Angebot, mir noch mehr zu nehmen, Ja sage. Aber im Moment arbeite ich daran, auf meinen Körper zu hören, meiner Gesundheit und meinem Körper zuliebe. Und ich habe genug gegessen, danke.

Tipp: Verstärken Sie Ihre Entscheidung, mit dem Essen aufzuhören, durch eine Handlung. Wenn Sie eine Neigung dazu haben, Ihren Teller leer zu essen, und Sie zusammen mit anderen essen, könnten Sie einen Punkt setzen, indem Sie etwas Bewusstes tun. Zum Beispiel könnten Sie Ihr Besteck auf den Teller legen. Diese einfache Handlung hilft dabei, nicht weiter nebenher von dem übrig gebliebenen Essen zu naschen.

Anzeichen einer Sättigung

Jeder erlebt Sättigung anders. Hier sind einige Möglichkeiten, wie Sie Sättigungsanzeichen während und nach einer Mahlzeit wahrnehmen könnten. Kreuzen Sie die Aussagen an, die auf Sie zutreffen.

☐ Magen: Viele Menschen erleben ihr Sättigungsgefühl im Magen, von einer leichten Ausdehnung bis zu einem Gefühl der Schwere und eines aufgeblähten Magens.

☐ Kopf: Bei vielen nimmt das Denken ans Essen ab. Der Wunsch, etwas zu essen, lässt nach.

☐ Stimmung: Viele Menschen erleben eine Stimmungsveränderung. Sie fühlen sich langsam angenehm entspannt.

☐ Energie: Manche merken, wie die Energie zurückkehrt. Andere fühlen sich jedoch nach dem Essen schläfrig.

☐ Andere: ______________________________

Das langsame Entstehen des Sättigungsgefühls

Manche Menschen hören auf zu essen, wenn Sie sich plötzlich unangenehm voll fühlen. Dieses plötzliche Auftreten extremer Sättigung stammt daher, dass man dem langsamen Entstehen der Sättigung keine Beachtung schenkt. Diese Empfindungen sind subtil, und man bemerkt sie nicht, wenn man nicht in seinen Körper hineinhört. Für viele bedeutet das, dass sie langsamer essen müssen. Die folgenden Aktivitäten werden Ihnen helfen, das Sättigungsgefühl zu erkennen.

SPÜREN SIE IHR INTEROZEPTIVES BEWUSSTSEIN DURCH DAS TRINKEN VON WASSER

Wenn Sie während des Essens abgelenkt sind, kann dies zu einem Zustand führen, bei dem Sie zwar die Handlung des Essens ausführen, in Gedanken jedoch nicht bei Ihrem Körper sind. Denn anstatt auf die Empfindungen beim Essen zu achten, sind Ihre Gedanken auf etwas anderes gerichtet, zum Beispiel aufs Fernsehen. In dieser Situation nehmen Sie die aufkeimenden Gefühle der Sättigung nicht wahr, bis Sie unangenehm werden. In Kapitel 2, *Honorieren Sie Ihren Hunger*, haben wir die interozeptive Wahrnehmung behandelt, die Fähigkeit, im Körperinnern entstehende Empfindungen wahrzunehmen. Interozeptive Wahrnehmung erfordert Aufmerksamkeit.

Die Forschung zeigt, dass eine bestimmte Art des Wassertrinkens dabei helfen kann, das Gefühl der Magenausdehnung, das üblicherweise mit Sättigung in Zusammenhang gebracht wird, zu identifizieren (Herbert et al. 2012). Es hat sich als wirkungsvoller Indikator für die Wahrnehmung von Sättigung erwiesen, sowohl bei gesunden Menschen als auch bei Menschen mit Magen-Darm-Erkrankungen. Dies ist eine Möglichkeit, die Wahrnehmung der körperlichen Empfindungen im Zusammenhang mit der Sättigung zu üben. Wir möchten betonen, dass der Zweck dieser Übung darin besteht, sich mit seinen Sättigungsempfindungen zu verbinden, und nicht, Ihrem Körper vorzutäuschen, dass er satt ist. (Außerdem ist Ihr Körper dafür zu klug. Wenn Sie ihm mit einer großen Menge Wasser vormachen wollen, dass er satt ist, wird er die Täuschung schließlich erkennen und schon bald wieder signalisieren, dass er Nahrung braucht.)

Übung zur Sättigungsempfindung durch Wassertrinken

Für diese Übung brauchen Sie zwei bis vier Becher Wasser ohne Kohlensäure mit Zimmertemperatur und eine fünfminütige Zeitspanne ohne Unterbrechung und Ablenkung. Wenn Sie bereit sind, fangen Sie an, das Wasser zu trinken – ohne Eile oder Hinunterstürzen.

- Nehmen Sie die körperlichen Empfindungen wahr, wenn Sie das Wasser hinunterschlucken und es durch Ihre Speiseröhre läuft.
- Trinken Sie so lange, bis Sie die ersten Anzeichen von Sättigung spüren.

Wenn Sie das Gefühl der Sättigung erkannt haben, beantworten Sie folgende Fragen.

1. Wie viel Wasser haben Sie ungefähr getrunken?

____

____

2. Beschreiben Sie das Gefühl, als Sie das Wasser getrunken haben und es durch Ihre Speiseröhre lief.

____

____

____

3. Inwiefern ähnelt dieses Gefühl dem Sättigungsgefühl, wenn Sie Nahrung gegessen haben, oder inwiefern unterscheidet es sich davon?

____

____

____

Üben Sie diese Aktivität des Wassertrinkens so oft wie nötig, um mit dem körperlichen Gefühl der Wahrnehmung von Sättigung vertraut zu werden.

Faktoren, die die Sättigung beeinflussen

Mehrere Faktoren beeinflussen, wie viel Nahrung es braucht, damit Sie eine angenehme Sättigung erleben.

- *Die Stärke Ihres anfänglichen Hungers.* Wenn Sie anfangen zu essen, ohne Hunger zu haben, gibt es keinen Gegensatz zur Sättigung, weil Sie diese nicht mit dem Hunger vergleichen können.
- *Bedingungslose Erlaubnis zum Essen mit Einstimmung.* Wenn Sie nicht vollständigen Frieden mit dem Essen geschlossen haben (Prinzip 3), kann es schwierig sein, aufgrund von Sättigung mit dem Essen aufzuhören. Denn wie soll man aufhören, wenn man denkt, dass man diese Sache vielleicht nie wieder essen wird?
- *Timing.* Die Zeit, die seit Ihrer letzten Mahlzeit oder Ihrem letzten Snack vergangen ist, beeinflusst Ihre Sättigung. Um Ihre Energie und Ihren Blutzucker im Gleichgewicht zu halten, müssen Sie im Allgemeinen alle zwei bis sechs Stunden essen.
- *Essensmenge.* Die Essensmenge, die Sie bei der vorhergehenden Mahlzeit oder dem Snack gegessen haben, beeinflusst, wann Sie Hunger bekommen und wie viel Sie dann wieder essen müssen, um angenehm satt zu sein.
- *Sozialer Einfluss.* Mehrere Studien haben ergeben, dass die Gegenwart anderer Menschen bei der Mahlzeit meist die Menge erhöht, die man isst. Der Grund kann Ablenkung, Gruppendruck oder einfach nur Unachtsamkeit sein.
- *Art des Essens.* Die Art des zu sich genommenen Essens beeinflusst nicht nur die Sättigung, sondern auch, wie lange man nach dem Essen satt bleibt. Zum Beispiel führen Nahrungsmittel mit viel Volumen zu einem Sättigungsgefühl, aber wenn sie wie Gemüse oder Popcorn kalorienarm sind, hält die Sättigung nicht lange an. Fettreichere Nahrungsmittel wie zum Beispiel Avocados halten länger satt. Im nächsten Abschnitt wird dieser Faktor näher beleuchtet.

Welche Nahrungsmittel eher nur füllen und welche lange satt machen

Es ist wichtig zu wissen, wie verschiedene Arten von Nahrungsmitteln Ihr Sättigungsgefühl beeinflussen.

NAHRUNGSMITTEL, DIE DIE SÄTTIGUNG STEIGERN

Einige Nahrungsmittel tragen zu einem angenehmen Gefühl der Sättigung bei:

Protein. Der Proteingehalt in Mahlzeiten oder Snacks verhilft zu einem stärkeren Sättigungsgefühl. Zu proteinreichen Nahrungsmitteln gehören Fleisch, Bohnen, Geflügel, Nüsse, Joghurt und Fisch.

Fette. Fette tragen auf zwei Arten zur Sättigung bei. Erstens verlangsamt Fett die Verdauung, und zweitens ist es jener Teil einer Mahlzeit, der am langsamsten verdaut wird. So ist Fett sehr wichtig für eine lang anhaltende Sättigung. Zu fettreichen Nahrungsmitteln gehören Nüsse, Salatdressing, Öle, Butter, Nussbutter, vollfette Milchprodukte und Avocados.

Kohlenhydrate. Kohlenhydrate fügen Volumen zur Nahrung, das zur Sättigung beiträgt. Außerdem tragen sie zur Aufrechterhaltung eines normalen Blutzuckerspiegels bei, der entscheidend ist, um Energie zu den Zellen zu transportieren. Kohlenhydratreiche Nahrungsmittel sind zum Beispiel Nudeln, Brot, Reis, Bohnen und Obst.

Ballaststoffe. Ballaststoffe sind eine unverdauliche Art von Kohlenhydraten, die Volumen bringen und die Absorption der Kohlenhydrate ins Blut verlangsamen. Deswegen ist ein Sandwich aus Vollkornmehl sättigender als eins aus Weißmehl, das weniger Ballaststoffe enthält.

NAHRUNGSMITTEL MIT KURZ ANHALTENDER SÄTTIGUNG

Diese Art Nahrungsmittel tragen zu einem Gefühl der Sättigung bei, aber weil sie kalorienarm sind, hält die Sättigung nicht lange an. Daher können Sie zum Beispiel eine Mahlzeit zu sich nehmen, die aus einem großen Salat (ohne Dressing und Croûtons) mit einem großen Glas ungesüßtem Eistee besteht, und sich wirklich satt fühlen, doch nur ein, zwei Stunden später haben Sie wieder Hunger. Oder Sie hatten beim Essen dieser Mahlzeit ein verwirrendes Gefühl – körperlich fühlten Sie sich satt, hatten aber trotzdem das Gefühl, dass etwas fehlte. Sie fühlten sich wie auf der Jagd und mussten irgendwie noch essen. Unsere Patienten beschreiben diesen Zustand oft als ein ruheloses, an Essen orientiertes Gefühl – sie sind nicht zufrieden.

Viel Volumen, wenig Kalorien. Bei diesen Nahrungsmittelarten handelt es sich meist um Gemüse und einige Obstsorten.

»Luft-Essen«. Diese Nahrungsmittel sind Diäthaltenden meist sehr vertraut. Luft-Essen füllt Ihren Magen, bietet aber wenig, manchmal gar keine Energie (Kalorien). Dabei geht es um typisches Diätessen, zum Beispiel Reiscracker, gepuffte Getreidekörner und zuckerfreie Getränke.

Mit Süßstoffen gesüßte und kohlenhydratarme Nahrungsmittel. Diese Nahrungsmittel ersetzen Kohlenhydrate durch Zuckeralkohole (Süßungsmittel) und unverdauliche Ballaststoffe. Man kann sich kurzfristig satt fühlen (und bei exzessivem Konsum auch aufgebläht und unwohl). Dazu gehören einige Energieriegel, zuckerfreie Gelatine und kohlenhydratarme Desserts und Snacks.

ÜBUNGEN ZUR SÄTTIGUNG DURCH SNACKS

Um herauszufinden, wie verschiedene Snacks Ihre Sättigung beeinflussen, wählen Sie zum Ausprobieren mindestens eins der unten aufgeführten Snack-Paare. Machen Sie den Versuch, wenn Sie Hunger verspüren. Am besten wäre es, wenn an den Übungstagen Ihre anderen Mahlzeiten möglichst ähnlich wären (die gleichen Sachen zu den gleichen Zeiten), damit ein sättigendes Frühstück oder ein spätes Mittagessen nicht beeinflusst, wie sättigend der Snack ist. Unter diesen kontrollierten Bedingungen probieren Sie zum Vergleich zum Beispiel an einem Tag einen Früchte-Smoothie und am nächsten ein Sandwich mit Erdnussbutter und Marmelade.

Snack-Paare

1	Früchte-Smoothie	gegen	Sandwich mit Erdnussbutter und Marmelade
2	Zuckerarme Frühstücksflocken mit Milch	gegen	Toastbrot mit Erdnussbutter
3	»Altmodische« Haferflocken	gegen	Müsli aus gepufftem Reis
4	Eine Handvoll Rosinen	gegen	Eine Handvoll Mandeln
5	Energieriegel	gegen	Fettarme Milch
6	Apfel	gegen	Apfel mit Erdnussbutter
7	Nussbutter auf Vollkornbrot	gegen	Nussbutter auf Weißbrot
8	Ein Glas Milch	gegen	Ein Glas Saft
9	Käse und Vollkorncracker	gegen	Käse und Reiscracker
10	Müsliriegel	gegen	Griechischer Joghurt mit Beeren

Experiment zur Sättigung durch Snacks

Notieren Sie das Snack-Paar, das Sie zum Vergleich essen möchten. Umkreisen Sie die Stundenzahl, die der Snack Sie satt gehalten hat, bis Sie wieder Hunger bekamen.

Ausgewähltes Snack-Paar	**Erneuter Hunger (vergangene Stunden)**
Beispiel – Snack A: Früchte-Smoothie	0,5 1,0 1,5 2,0 2,5 3 0 3,5 4,0 4,5 5,0 5,5
Beispiel – Snack B: Sandwich mit Erdnussbutter und Marmelade	

REFLEXION

Beschreiben Sie eins der Snack-Experimente, die Sie durchgeführt haben. Was hatten Sie erwartet, was passieren würde?

____

____

Welcher Snack hielt Sie länger satt, bevor Sie wieder Hunger bekamen?

___

___

Warum, glauben Sie, hat dieser Snack Sie länger satt gehalten?

___

___

Welche Erkenntnisse können Sie auf Ihre Snacks anwenden, damit diese Sie länger satt halten (falls Sie das möchten)?

___

___

SÄTTIGENDE MAHLZEITEN FINDEN

Aufbauend auf dem, was Sie über das Sättigungsvermögen von Snacks gelernt haben, wenden Sie es nun auf Ihre Mahlzeiten an. Bewerten Sie neben der sättigenden Qualität einer Mahlzeit auch, wie das Gefühl der Sättigung nach dem Essen langsam nachlässt.

Für das folgende Arbeitsblatt wählen Sie zur Bewertung einige Ihrer liebsten oder typischsten Mahlzeiten im Laufe einer Woche aus. Um zu beurteilen, wie lange das Gefühl der Sättigung anhält, bewerten Sie nach einer Mahlzeit zwei Stunden lang alle dreißig Minuten Ihr Sättigungsgefühl. In der letzten Spalte halten Sie fest, wie lange es dauerte, bis Sie wieder Hunger bekamen. (Das könnte zwischen einer und sechs Stunden später sein.)

Arbeitsblatt zum Bewerten der Sättigung

Mahlzeit (notieren Sie Datum, Zeit und Art sowie ungefähre Menge des Essens.)	Dauer der Sättigung nach der Mahlzeit (Minuten)	Sättigung bewerten (0–10)	Wiederauftreten von Hunger (vergangene Stunden)
	30 Minuten	0 1 2 3 4 5 6 7 8 9 10	
	60 Minuten	0 1 2 3 4 5 6 7 8 9 10	
	90 Minuten	0 1 2 3 4 5 6 7 8 9 10	
	120 Minuten	0 1 2 3 4 5 6 7 8 9 10	
	30 Minuten	0 1 2 3 4 5 6 7 8 9 10	
	60 Minuten	0 1 2 3 4 5 6 7 8 9 10	
	90 Minuten	0 1 2 3 4 5 6 7 8 9 10	
	120 Minuten	0 1 2 3 4 5 6 7 8 9 10	
	30 Minuten	0 1 2 3 4 5 6 7 8 9 10	
	60 Minuten	0 1 2 3 4 5 6 7 8 9 10	
	90 Minuten	0 1 2 3 4 5 6 7 8 9 10	
	120 Minuten	0 1 2 3 4 5 6 7 8 9 10	
	30 Minuten	0 1 2 3 4 5 6 7 8 9 10	
	60 Minuten	0 1 2 3 4 5 6 7 8 9 10	
	90 Minuten	0 1 2 3 4 5 6 7 8 9 10	
	120 Minuten	0 1 2 3 4 5 6 7 8 9 10	

REFLEXION

Schauen Sie sich Ihr Arbeitsblatt zum Bewerten der Sättigung an und beantworten Sie folgende Fragen.

Welche Art Mahlzeit half, Ihre Sättigung aufrechtzuerhalten? Für wie lange?

____

____

Welche Art Nahrungsmittel haben Sie gegessen, das Sie nicht mehrere Stunden lang satt gehalten hat (nach dessen Konsum Sie also schnell wieder Hunger bekamen)?

____

____

Beschreiben Sie aufgrund Ihrer Erfahrungen die Bestandteile einer Mahlzeit, die Sie mehrere Stunden lang satt halten würde.

____

____

Beschreiben Sie die Tendenz Ihres Sättigungsgrads, wenn Sie innerhalb von zwei Stunden nach einer Mahlzeit alle halbe Stunde Ihre Sättigung überprüfen.

____

____

Beschreiben Sie Überraschungen oder unerwartete Vorkommnisse beim Bewerten der Sättigung nach Mahlzeiten.

____

____

SKALA ZUM ÜBERPRÜFEN IHRER SÄTTIGUNG

Um den Grad Ihrer Sättigung tatsächlich zu spüren, brauchen Sie viel Übung, bei der Sie in sich hineinhorchen. Bei der Verwendung der folgenden Skala zur Überprüfung der Sättigung (die in englischer Sprache unter http://www.newharbinger.com/26224 heruntergeladen werden kann) notieren Sie die Bewertung Ihres Hungers und Ihrer Sättigung, die Qualität Ihrer Sättigung und die Nahrungsmittel, die Sie als Mahlzeit oder Snack gegessen haben. Notieren Sie Ihre Essenszeit möglichst genau, da Sie so Muster und Tendenzen bei der Intensität Ihres Hungers zwischen den Mahlzeiten erkennen können. Führen Sie dieses Tagebuch mehrere Tage lang. (Sie können sich auch Kopien davon machen.)

Zuerst bewerten Sie Ihren Hunger, indem Sie die Nummer einkreisen, die Ihren Hungergrad vor der Mahlzeit oder dem Snack am besten wiedergibt. Dann beginnen Sie zu essen, aber machen Sie in der Mitte Ihres Snacks oder Ihrer Mahlzeit eine Pause und beurteilen Sie erstens den Geschmack des Essens und zweitens jede Empfindung von nachlassendem Hunger und entstehender Sättigung. Wenn Sie schließlich genug gegessen haben, bewerten Sie Ihren Sättigungsgrad mit einer Zahl zwischen 0 und 10. Notieren Sie noch die Qualität Ihrer Sättigung: Ist sie angenehm, unangenehm, neutral? In der letzten Spalte tragen Sie ein, ob Sie während des Essens anderen Aktivitäten nachgegangen sind (zum Beispiel Lesen, im Internet surfen, Texten und so weiter).

Skala zur Überprüfung Ihrer Sättigung

Zeit	Hungereinschätzung	Sättigungseinschätzung	Qualität der Sättigung			Mahlzeit/ verzehrtes Essen	Gleichzeitige Aktivität?
			Angenehm	Unangenehm	Neutral		
	0 1 2 3 4 5 6 7 8 9 10	0 1 2 3 4 5 6 7 8 9 10					
	0 1 2 3 4 5 6 7 8 9 10	0 1 2 3 4 5 6 7 8 9 10					
	0 1 2 3 4 5 6 7 8 9 10	0 1 2 3 4 5 6 7 8 9 10					
	0 1 2 3 4 5 6 7 8 9 10	0 1 2 3 4 5 6 7 8 9 10					
	0 1 2 3 4 5 6 7 8 9 10	0 1 2 3 4 5 6 7 8 9 10					

REFLEXION IHRER SÄTTIGUNGSBEWERTUNGEN

Schauen Sie sich Ihre Sättigungsbewertungen an und suchen Sie nach Tendenzen und Mustern. Dann beantworten Sie folgende Fragen.

An welchem Punkt spürten Sie normalerweise die Empfindung der Sättigung? Vielleicht bei 6, vielleicht bei 8?

____

____

Als Sie aufgrund Ihrer Sättigung aufhörten zu essen, war Ihr Sättigungsgefühl dann tendenziell angenehm, unangenehm oder neutral?

____

____

Welche Tendenzen bemerkten Sie zwischen Ihren Hunger- und Sättigungsbewertungen? Wenn Sie zum Beispiel bei einer unangenehm hungrigen Bewertung von 2 oder weniger angefangen haben zu essen, brauchten Sie dann mehr Essen, um Ihre Sättigung zu spüren?

____

____

Wenn Sie während des Essens einer anderen Tätigkeit nachgegangen sind, welchen Einfluss hatte dies auf die Bewertung Ihrer Sättigung?

____

____

Welche Arten von Nahrungsmitteln haben Sie gegessen, die dazu führten, dass Sie angenehm gesättigt waren?

Gab es Mahlzeiten, bei denen Sie mehr als die normale Menge essen mussten, um sich satt zu fühlen? Wenn ja, gab es eine Verbindung zu Ihrem anfänglichen Hungergrad oder einer gleichzeitigen Aktivität?

DIE LETZTER-BISSEN-SCHWELLE

Während Sie sich mit den unterschiedlichen Gefühlen Ihrer Sättigung vertraut machen, werden Sie bald auch die Letzter-Bissen-Schwelle erkennen können, die der Endpunkt Ihres Essens ist. Dabei handelt es sich um ein sehr subtiles Erleben. Sie merken dann, dass der nächste Bissen wahrscheinlich der letzte für einen angenehmen Sättigungsgrad ist. Der Schlüssel, um diese Schwelle zu erkennen, ist Ihre volle Aufmerksamkeit. Damit haben Sie ja bereits Erfahrung durch die Sättigungsübungen in diesem Kapitel. Bei den meisten Menschen wird es noch etwas mehr Übung und Geduld brauchen, um für das Spüren der Letzter-Bissen-Schwelle genug Aufmerksamkeit aufzubringen. Dabei können Ihnen die folgenden Übungen helfen:

- Spüren Sie, wie Sie sich körperlich fühlen, wenn Sie aufhören zu essen. Stimmen Sie sich wirklich darauf ein und nehmen Sie das Gefühl Ihrer Sättigung wahr. Achten Sie ein paar Minuten nur auf dieses Gefühl.

- Als Nächstes fragen Sie sich: Wie würde ich mich fühlen, wenn ich ein paar Bissen eher zu essen aufgehört hätte? Schreiben Sie die aufkommenden Gedanken nieder. Vielleicht bemerken Sie Neugier und den Wunsch, dies bei Ihrer nächsten Mahlzeit auszuprobieren. Vielleicht finden Sie diesen Gedanken aber auch bedrohlich. Oder die Vorstellung macht Sie traurig. All das ist in Ordnung. Nehmen Sie diese Gefühle einfach urteilslos wahr und notieren Sie sie hier:

____

____

____

____

Wenn Sie sich bereit dafür fühlen, ein paar Bissen früher aufzuhören, gehen Sie zur nächsten Tätigkeit über, dem Letzter-Bissen-Schwelle-Experiment. Damit dieses Experiment sinnvoll ist, müssen Sie in der Lage sein, Ihre Sättigung ganz allgemein zu erkennen. Wenn Sie noch nicht an diesem Punkt sind, ist das auch in Ordnung. Es heißt einfach, dass Sie mehr Übung mit der Skala zum Überprüfen Ihrer Sättigung brauchen. Denken Sie daran: Ein intuitiver Esser zu werden, ist kein Wettlauf, und es ist wichtig, dass Sie in dem Tempo vorwärtsgehen, das sich für Sie angenehm anfühlt.

Letzter-Bissen-Schwelle-Experiment

Wählen Sie eine Mahlzeit, bei der Sie entspannt sind und es keine Ablenkung gibt.

1. Folgen Sie den in der Skala zum Überprüfen Ihrer Sättigung beschriebenen Anweisungen und machen Sie eine längere Pause, wenn Sie an dem Punkt sind, an dem Sie die Abwesenheit von Hunger und das Aufkommen der Sättigung merken (das ist Schritt 2).

2. Schätzen Sie grob, wie viele Bissen Ihres Essens es noch brauchen wird, damit Sie angenehm gesättigt sind (es muss keine genaue Anzahl von Bissen sein). Nehmen Sie das probeweise als Ihren Endpunkt.

3. Essen Sie weiter mit starker Achtsamkeit bei jedem einzelnen Bissen.
   - Nehmen Sie wahr, wie das Essen sich in Ihrem Mund anfühlt und wie es schmeckt.
   - Nach dem Hinunterschlucken nehmen Sie wahr, wie sich Ihr Körper anfühlt.
   - Bevor Sie den nächsten Bissen essen, fragen Sie sich, ob es möglich ist, dass dieser nächste Bissen für Sie der letzte ist. Wenn Ihr Bauchgefühl Ja sagt, planen Sie, an dem Punkt aufzuhören.

4. Nehmen Sie wahr, wie Sie sich fühlen. Vielleicht ist es wichtig, dass Sie sich hier daran erinnern, dass Sie den Rest dieser bestimmten Mahlzeit oder dieses Nahrungsmittels immer wieder essen können. Denken Sie daran – es gibt keine verbotenen Nahrungsmittel!

Je häufiger Sie diese Aktivität üben, desto versierter werden Sie darin, die Letzter-Bissen-Schwelle zu erkennen. Reflektieren Sie Ihr Erleben.

Kurze Zusammenfassung

In diesem Kapitel haben Sie sich verschiedene Methoden erarbeitet, um sich mit Ihrem Sättigungsgefühl zu verbinden und um Barrieren zu überwinden, die der rechtzeitigen und sinnvollen Reaktion darauf im Wege stehen. Sie haben mehrere Faktoren kennengelernt, die sich auf Ihr Sättigungsgefühl auswirken, darunter die Gegenwart anderer Menschen beim Essen, die Zeit, die seit dem letzten Essen vergangen ist, die Art der konsumierten Nahrungsmittel und den Grad Ihres Ausgangshungers. Im nächsten Kapitel geht es um die Bedeutung des Genussfaktors beim Essen, der im Mittelpunkt intuitiven Essens steht.

KAPITEL 6

Prinzip 6
Entdecken Sie den Genussfaktor

Die Japaner besitzen die Weisheit, als ein Ziel für ein gesundes Leben den Genuss zu ehren. In unserem verbissenen Eifer, dünn und gesund zu sein, übersehen wir oft eins der größten Geschenke des Lebens – den Genuss und die Zufriedenheit, die uns das Erlebnis des Essens geben kann. Wenn Sie in einer einladenden, angenehmen Umgebung essen, was Sie wirklich möchten, dann wird der Genuss dabei zu einer mächtigen Kraft, die sehr zu Ihrer allgemeinen Zufriedenheit beitragen kann. Gönnen Sie sich dieses Erlebnis, und Sie werden merken, dass Sie viel weniger essen, bevor Sie entscheiden, dass Sie genug haben.

Warum Genuss und Zufriedenheit wichtig sind

Leider verursacht der Genuss des Essens bei vielen Menschen in unserer Kultur Gefühle von Schuld und Fehlverhalten und genau da kommen auch Diäten ins Spiel. Diese veranlassen ihre Gefolgschaft, Opfer zu bringen und sich mit weniger zufriedenzugeben. Aber wenn man sich mit nicht zufriedenstellendem Essen oder einem nicht angenehmen Essenserlebnis abfindet, entsteht keine Zufriedenheit; wahrscheinlich wird man eher weiterhin ein Verlangen nach Essen haben, auch wenn man eigentlich keinen Hunger mehr hat. Studien zeigen, dass epikureischer Essensgenuss – ein Konzept, das die Ästhetik der Nahrungsmittel, ihren symbolischen Wert und das Streben nach Zufriedenheit mit einbezieht – mit kleineren Essensportionen und größerem Wohlbefinden einhergeht, nicht jedoch mit einem höheren Body-Mass-Index (Cornil und Chandon 2015). Essen Sie, was Sie wirklich zufrieden macht und genussvoll ist, ohne moralische Maßstäbe, und Sie steigern Ihr mentales und körperliches Wohlbefinden! Da überrascht es nicht, dass die Franzosen, die den Genuss am Essen hochhalten, die drittniedrigste Herzerkrankungsrate der Welt haben.

Zufriedenheit ist der Mittelpunkt, um den sich alle Prinzipien intuitiven Essens drehen (siehe Abb. 6.1). Jedes Prinzip fördert Ihre Fähigkeit, den höchstmöglichen Genuss aus Ihrem Essen zu ziehen. Sie werden merken, dass Ihre Mahlzeit bei moderatem Hunger Ihnen mehr Genuss bereitet, als wenn Sie schon heißhungrig sind oder überhaupt keinen Hunger haben. Wenn Sie ohne Diätmentalität essen, während Sie Frieden mit dem Essen schließen und die Essenspolizei bekämpfen, werden Sie frei sein, um den Genuss am Essen zu entdecken. Sie werden mehr Freude an einer Mahlzeit haben, wenn Sie sie ohne emotionale Unruhe zu sich nehmen. Dem Respekt für Ihren Körper liegt die Wertschätzung seiner vielen Fähigkeiten zugrunde, darunter auch die der Genussfähigkeit beim Essen. Ihren Körper regelmäßig zu bewegen und beim Essen daran zu denken, dass man sich körperlich wohlfühlen möchte, ermöglicht ganz allgemein mehr Zufriedenheit im Leben – und insbesondere beim Essen.

Zufriedenheit: Mittelpunkt intuitiven Essens

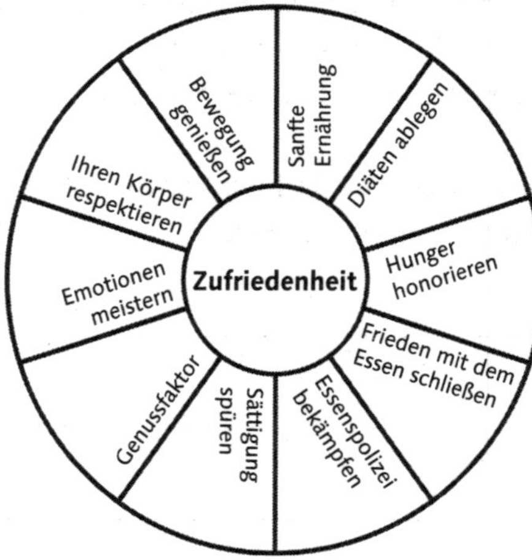
Zufriedenheit
Sanfte Ernährung
Diäten ablegen
Hunger honorieren
Frieden mit dem Essen schließen
Essenspolizei bekämpfen
Sättigung spüren
Genussfaktor
Emotionen meistern
Ihren Körper respektieren
Bewegung genießen

Abbildung 6.1 Zufriedenheit: Mittelpunkt intuitiven Essens
Nachdruck mit Genehmigung von Tribole und Resch 2012/St. Martin's Press.

Das Honorieren aller Prinzipien intuitiven Essens gibt Ihnen die größte Chance für volle Zufriedenheit beim Essen. In diesem Kapitel werden wir Ihnen Übungen zeigen, durch die man diese Verbindung besser verstehen kann, damit Sie Genuss und Zufriedenheit beim Essen wiedergewinnen.

Was möchten Sie wirklich essen?

Um beim Essen Zufriedenheit zu empfinden, muss man sich als Erstes fragen: »Was möchte ich wirklich essen?« Die Antwort könnte schwierig für Sie sein, falls Sie niemals gefragt wurden, was Sie gerne essen oder was Sie essen wollen. Schauen wir uns zuerst Ihre Essenserfahrungen in der Kindheit an. Beantworten Sie folgende Fragen:

- Hatten Sie bei Ihren Eltern oder Fürsorgepersonen jemals eine Wahl, was Sie serviert bekommen würden?
- Herrschte bei Ihnen zu Hause eine Diätmentalität, oder gab es die Regel, möglichst nur gesunde Nahrungsmittel zu essen?
- Wurden bei Ihnen zu Hause Nahrungsmittel als gut oder schlecht bezeichnet oder gab es sogar verbotene Nahrungsmittel?
- Wurden Sie bestraft, wenn Sie die häuslichen Essensregeln nicht befolgten?
- War es stressig, in Gegenwart Ihrer Familie zu essen? Wurde vielleicht offen Kritik wegen Ihrer Essenswahl geäußert?

____

____

____

____

____

Sinnliche Qualitäten des Essens

Respektieren Sie die Vorlieben Ihrer Geschmacksknospen. Vielleicht hatten Sie lebenslange Vorlieben für oder Abneigungen gegen bestimmte Geschmacksrichtungen oder Nahrungsmittel, aber berücksichtigen Sie, dass Ihr Geschmack sich mit der Zeit geändert haben kann. Vielleicht waren Sie in einem rebellischen Kampf gegen bestimmte Nahrungsmittel gefangen und dachten, dass Sie diese nicht mochten; Sie wären vielleicht überrascht, wenn Sie merken, dass Sie sie jetzt mögen. Als intuitiver Esser wählen Sie die Nahrungsmittel, die Ihnen wirklich schmecken, ohne moralische Urteile. Nur Sie selbst können wissen, was Sie mögen und was Ihre Geschmacksknospen zufriedenstellt. Seien Sie anspruchsvoll – wenn Sie es nicht mögen, essen Sie es nicht, und wenn Sie es mögen, genießen Sie es!

Mit den folgenden Fragen werden Sie herausfinden, was Sie wirklich essen möchten. Am besten beantworten Sie die Fragen, wenn Sie mäßigen Hunger haben – vielleicht bei 3 oder 4 in der Beschreibung von Hunger- und Sättigungsgefühlen in der Tabelle in Kapitel 2. Während Sie die sinnlichen Qualitäten durchgehen, fragen Sie sich, was sich für Sie im Moment richtig anfühlt.

WELCHER GESCHMACK HÖRT SICH REIZVOLL AN?

Stellen Sie sich diese Geschmacksrichtungen vor: herzhaft, süß, salzig, buttrig, reichhaltig, bitter, herb, rauchig, scharf, fad oder mild.

Würde etwas vorwiegend Süßes, zum Beispiel eine Süßkartoffel oder ein Keks, Sie zufriedenstellen? Denken Sie über folgende Fragen nach: War Ihre letzte Mahlzeit hauptsächlich süß? Bestand Ihr Frühstück zum Beispiel aus gesüßtem Müsli und einem Toastbrot mit Marmelade? Würde Ihr Genuss an dem süßen Geschmack der Sachen, die Sie schon gegessen haben, den Geschmack beeinflussen, den Sie sich jetzt gerade wünschen?

____

____

Denken Sie an salzige Nahrungsmittel – zum Beispiel eine Gewürzgurke – oder vielleicht solche mit einem herzhaften Geschmack wie eine Pasta mit einer reichhaltigen Tomatensoße. Stellen Sie sich den salzigen oder herzhaften Geschmack auf Ihrer Zunge vor. Fühlt es sich im Moment für Sie richtig an?

____

____

Nun denken Sie an Nahrungsmittel, die mild, vielleicht sogar fad sind, vielleicht Hüttenkäse oder manche Obstsorten. Stellen Sie sich diesen milden Geschmack auf Ihrer Zunge und in Ihrem Körper vor. Ist das genau jetzt der richtige Geschmack für Sie?

____

____

Gibt es einen anderen Geschmack, den Sie reizvoll finden?

____

____

WELCHE KONSISTENZ KLINGT FÜR SIE INTERESSANT?

Denken Sie daran, wie verschieden die Konsistenz eines Nahrungsmittels sein kann: glatt, cremig, knusprig, zäh, krümelig, hart, weich, geflockt, klebrig, breiig, fettig, trocken, feucht, dick, dünn, schwer, leicht oder klumpig.

1. Stellen Sie sich das Gefühl eines glatten, seidigen Nahrungsmittels wie zum Beispiel eines Puddings auf Ihrer Zunge vor.

2. Jetzt stellen Sie sich vor, Sie äßen etwas Knuspriges. Würden Sie gerne knackige Salatblätter kauen oder vielleicht Maischips?

3. Vielleicht sagt Ihnen glatt oder knusprig im Moment nicht zu, aber Sie hätten lieber etwas Zähes. Wie wäre es mit einem Steak oder einem Bagel für das richtige Gefühl im Mund?

4. Gibt es eine andere Konsistenz, die Sie reizvoller finden?

5. Vielleicht wünschen Sie sich gerade verschiedene Konsistenzen in einer Mahlzeit.

6. Sie könnten im Moment keine der Konsistenzen richtig finden und möchten lieber etwas trinken, ohne zu kauen. Dann könnte ein Smoothie genau das Richtige sein.

Welche Konsistenz würde Ihnen genau jetzt gefallen?

____

____

Welches oder welche Nahrungsmittel hätten diese Konsistenz?

____

____

WELCHE AROMEN FINDEN SIE REIZVOLL?

Ein großer Teil des Genusses kommt vom Geruch des Essens. Menschen mit einem verminderten Geruchssinn haben beim Essen viel weniger Genuss. Jedes der Nahrungsmittel, die Sie oben wegen Ihrer reizvollen Geschmacksrichtungen oder Konsistenzen ausgewählt haben, kann auch ein bestimmtes, für Sie reizvolles Aroma haben.

Kommt Ihnen im Moment ein Aroma in den Kopf, das in Ihrem Gaumen Vorfreude entstehen lässt?

- Würde Sie der Geruch von gebratenem Knoblauch oder gebratener Zwiebel, brutzelndem Frühstücksspeck, einem gegrillten Steak oder einer im Backofen heiß werdenden Pizza reizen?
- Oder wäre das Aroma von heißem Kaffee, Zimt oder Vanille genau richtig?
- Oder würden Sie gerade den Duft von buttrigem Popcorn oder frisch gebackenem Brot vorziehen?
- Wie wär's mit einem riechenden Käse oder etwas Geräuchertem, Fischigem oder Zitronigem?

____

____

WELCHE NAHRUNGSMITTELTEMPERATUR FINDEN SIE VERLOCKEND?

Ein weiterer sensorischer Faktor ist die Temperatur von Nahrungsmitteln. Stellen Sie sich vor, Sie sind zu Hause und draußen regnet es. Vielleicht sitzen Sie vor einem prasselnden Feuer und lesen ein Buch, wenn Ihre ersten Hungersignale sich melden.

Scheint Ihnen eine Schale mit dampfender Suppe in dem Moment das Richtige zu sein?

____

____

Nun stellen Sie sich vor, dass Sie an einem heißen Sommertag am Strand in einem Liegestuhl liegen und zuschauen, wie sich die Meereswellen brechen.

Ein Teller Suppe würde hier wohl nicht passen. Fühlt sich ein kalter Milchshake oder eine Schüssel mit kühlem, frischem Obst mit Hüttenkäse perfekt an?

____

____

Denken Sie an die richtige Temperatur Ihrer Getränke, um sie genussvoller zu machen.

Wenn Sie einen Kaffee trinken möchten, wollen Sie ihn lieber heiß oder nur warm?

____

____

Oder wollen Sie vielleicht Tee, entweder eiskalt oder heiß? __________

Wenn Sie Wasser trinken, hätten Sie es lieber mit Eiswürfeln oder bei Zimmertemperatur?

____

____

WAS IST MIT DEM AUSSEHEN DES ESSENS?

Das Aussehen des Essens auf Ihrem Teller kann durchaus beeinflussen, wie zufriedenstellend Ihr Essenserlebnis für Sie ist. Machen wir ein gedankliches Experiment mit einem Abendessen, bei dem es Hähnchen gibt. Stellen Sie sich einen Teller mit einer pochierten Hähnchenbrust vor, deren Haut kaum gar aussieht, daneben gedämpfter Blumenkohl und etwas Kartoffelpüree. Sieht diese beigefarbene Mahlzeit reizvoll für Sie aus? Verändern wir nun die Farbe. Die Hähnchenbrust ist goldbraun geröstet, anstatt des Blumenkohls liegen daneben gegrillte Spargelstangen und anstatt des Kartoffelbreis Süßkartoffeln mit etwas Zimt bestreut. Unabhängig davon, wie sehr Sie die Zutaten auf den Tellern geschmacklich mögen, würde nicht allein das Aussehen der Mahlzeiten deren Attraktivität verändern?

Denken Sie daran, was Sie gerne essen würden, und stellen Sie sich folgende Fragen:

Würde ich etwas Farbenfrohes und Vielfältiges oder etwas Einfaches, langweilig Aussehendes vorziehen?

____

Wie würde das unterschiedliche Aussehen der Mahlzeiten die Zufriedenheit mit Ihrem Essenserlebnis beeinflussen?

____

____

Andere Aspekte des Aussehens einer Mahlzeit könnten sein: vertikal in die Höhe arrangiert wie ein Turm aus einzelnen Speisen; flach wie eine Quesadilla; verschiedene Konsistenzen, Formen und Größen; das Arrangement der Speisen (alles in einer Schüssel oder auf einzelnen Tellern wie eine Anordnung von Appetizern oder Speisen auf einem Buffettisch).

UND WAS HALTEN SIE VOM VOLUMEN UND DER SÄTTIGUNGSFÄHIGKEIT DES ESSENS?

Als letzte sinnliche Qualität geht es um das Volumen des Essens, das Sie eher in Ihrem Magen als mit Ihren Sinnen spüren. Manche Speisen, wie zum Beispiel ein herzhaftes Bohnenchili, werden langsam verdaut. Wenn Sie einen großen Salat oder gedämpftes Gemüse essen, füllen diese Sie schnell, bringen aber keine lange Sättigung, weil sie schneller verdaut werden. Berücksichtigen Sie bei Ihrer Essenswahl Folgendes:

Möchten Sie etwas Schweres und Herzhaftes, das Sie satt macht und auch lange satt hält, wie Makkaroni mit Käse oder Rindereintopf?

Oder möchten Sie etwas Luftiges, Leichtes oder Kleines, das Ihren Magen vielleicht nicht füllt oder nicht lange anhält, wie zum Beispiel Popcorn, Joghurt oder ein Energieriegel?

____

____

Sie haben sich bisher mit Geschmack, Konsistenz, Aroma, Temperatur, Aussehen und Volumen möglicher Nahrungsmittel für Ihre Mahlzeit beschäftigt. Jetzt ist es wichtig, dass Sie sich Ihre Erkenntnisse merken und sich jedes Mal daran erinnern, wenn Sie sich fragen: *Was möchte ich gerade wirklich essen?* Berücksichtigen Sie jeden Ihrer Sinne. Dann denken Sie an die Mahlzeit als Ganzes. Vielleicht können Sie nicht bei jeder Mahlzeit alle Ihre Sinne zufriedenstellen. Das ist in Ordnung. Wählen Sie die Zutaten aus, die für Sie in dem Moment am wichtigsten sind.

Es ist wichtig, langsam und achtsam zu essen

Innere Bewusstheit oder Achtsamkeit ist ein entscheidender Faktor des intuitiven Essens. Nur wenn Sie ganz in der Gegenwart sind, können Sie Ihren Körper und die vielen Empfindungen beim Essen auch spüren. Zum Üben dieser Achtsamkeit haben wir das Achtsamkeitstraining für intuitives Essen entwickelt.

Achtsamkeitstraining für intuitives Essen

Dieses Trainingsskript führt Sie durch die Aktivität des Essens, damit Sie achtsam die vielen sinnlichen Nuancen des Essens erleben, was schließlich zu Ihrer Zufriedenheit beim Essen beiträgt.

VORBEREITUNG

Am besten lesen Sie das Skript unten in dem Kasten laut vor und nehmen dies auf – zum Beispiel als Sprachnotiz auf Ihrem Handy, die Sie dann während der Übung abspielen können. Aber stellen Sie den Klingelton des Telefons ab, damit Sie nicht durch einen Anruf gestört werden. So können Sie Ihre ganze Aufmerksamkeit auf den Essensvorgang richten. Dann führen Sie diese Anweisungen aus:

1. Wählen Sie eine Zeit und einen Ort, an dem Sie ohne Ablenkung essen können.

2. Wählen Sie ein kleines Nahrungsmittel, das Sie gerne essen würden und für das Sie kein Besteck brauchen (zum Beispiel Trockenobst, Nüsse, eine Knusperbrezel, ein Stück Schokolade, eine Scheibe Brot, eine kleine Frucht, etwas Granola oder einen Keks).

3. Legen Sie eine Serviette vor sich oder stellen Sie einen Teller dorthin.

4. Stellen Sie Ihr Handy auf lautlos.

5. Spielen Sie nun das von Ihnen aufgenommene folgende Skript ab und folgen Sie dessen Anweisungen.

Skript Achtsamkeitstraining für intuitives Essen

Legen Sie Ihr gewähltes Nahrungsmittel auf die Serviette oder den Teller vor Ihnen. Sitzen Sie bequem auf Ihrem Stuhl und nehmen Sie ein paar tiefe Atemzüge, bis Sie sich entspannt und ruhig fühlen. Es ist wichtig, dass Sie sich Zeit nehmen und Ihr Erleben ohne Eile auf sich wirken lassen.

Anblick. Nehmen Sie wahr, wie Ihr Essen auf dem Teller oder der Serviette aussieht, ohne es zu berühren. Betrachten Sie es mit Neugier, als hätten Sie diese Art Essen noch nie gesehen. Achten Sie auf die Farbe, die Form und alle Winkel, Ritzen und Schatten. Wie würden Sie Ihre Beobachtungen jemandem beschreiben, der dieses Essen nicht kennt? Es gibt keine falsche oder richtige Art, Ihre Beobachtung zu beschreiben. Nehmen Sie einfach nur wahr und seien Sie mit Ihren Augen aktiv.

Geruch. Bringen Sie Ihre Nase in die Nähe des Essens und atmen Sie sanft ein. Wie riecht das Essen? Riecht es überhaupt? Vielleicht eine Spur Vanille, Minze, Schokolade oder ein würziges oder scharfes Aroma? Ist der Geruch schwach oder stark? Oder riecht es gut, aber weder schwach noch stark? Es gibt keinen falschen oder richtigen Weg, um das Aroma zu beschreiben. Nehmen Sie es einfach nur wahr.

Berührung. Nehmen Sie das Essen hoch und halten Sie es in der Hand. Wie fühlt es sich an? Ist es vielleicht glatt, rau, scharf, krümelig, klebrig, bröckelig, kross, schwer oder leicht? Es gibt keinen falschen oder richtigen Weg, um das Gefühl des Berührens zu beschreiben. Nehmen Sie es einfach nur wahr und fühlen Sie die Konsistenz.

Klang. Nehmen Sie einen kleinen Bissen von dem Essen. Wie hört es sich an, wenn Sie einen Bissen nehmen? Vielleicht knusprig, knackig, dumpf, schlürfend oder zart? Es gibt keinen falschen oder richtigen Weg, um zu beschreiben, was Sie hören. Hören Sie einfach nur und nehmen Sie das Gehörte wahr.

Gefühl im Mund. Rollen Sie den Bissen im Mund herum und achten Sie darauf, wie sich das anfühlt. Ist die Konsistenz rau, bröcklig, trocken, klebrig, feucht, leicht oder etwas anderes? Widerstehen Sie dem Bedürfnis, das Essen zu kauen; nehmen Sie einfach nur wahr, wie sich die Konsistenz verändert, während es auf Ihrer Zunge liegt. Vielleicht wird es langsam matschig, beginnt sich aufzulösen oder wird zäh oder scharf. Es gibt keinen falschen oder richtigen Weg, um das Gefühl des Essens in Ihrem Mund zu beschreiben. Nehmen Sie einfach nur wahr und fühlen Sie, wie die Konsistenz sich nach und nach verändert.

Geschmack. Wie schmeckt das Essen? Vielleicht süß, sauer, bitter, salzig, scharf oder fade? Was passiert mit dem Geschmack des Essens, während es auf Ihrer Zunge liegt? Wird er stärker oder vielleicht schwächer und weniger ausgeprägt? Entstehen neue Aromen, während sich das Essen auf Ihrer Zunge auflöst? Es gibt keinen falschen oder richtigen Weg, um Ihr Essen zu schmecken. Beobachten Sie einfach nur und nehmen Sie die Nuancen des Geschmacks wahr.

Als Nächstes kauen Sie Ihren Bissen, und wenn Sie sich bereit fühlen, schlucken Sie ihn hinunter. Achten Sie darauf, wie sich das Essen anfühlt, während es Ihre Kehle hinunterrutscht. Nehmen Sie noch einen Bissen und wiederholen Sie diesen Vorgang.

ÜBUNG ZUR ACHTSAMKEIT BEI INTUITIVEM ESSEN

Nachdem Sie nun erlebt haben, wie es ist, Ihre Aufmerksamkeit während des Essens auf bestimmte Sinne zu lenken, ist es wichtig, dieses achtsame Essen weiterhin zu üben. Wählen Sie für die kommende Woche sechs Mahlzeiten oder Snacks, bei denen Sie Ihre Aufmerksamkeit auf die sinnlichen Aspekte des Essens richten können. Verwenden Sie das folgende Arbeitsblatt zur Übung von Achtsamkeit bei intuitivem Essen, um Ihre Erfahrungen zu erfassen. Nehmen Sie all Ihre sinnlichen Erfahrungen wahr, während Sie eine Mahlzeit oder einen Snack essen, machen Sie ein Kreuz in der entsprechenden Spalte und beschreiben Sie dann Ihre Erfahrung.

Arbeitsblatt zur Übung von Achtsamkeit bei intuitivem Essen

Datum	Mahlzeit oder Snack	Sinnliche Erfahrung						Kommentare (Beschreiben Sie Ihre sinnliche Erfahrung.)
		Anblick	Geruch	Berührung	Klang	Geschmack	Gefühl im Mund	

REFLEXION ÜBER ACHTSAMKEIT BEI INTUITIVEM ESSEN

Was ist Ihre Erfahrung mit der Achtsamkeit bei intuitivem Essen, verglichen mit Ihrem üblichen Essensverlauf? Denken Sie an die mit dem Essen verbrachte Zeit und die unterschiedliche sinnliche Wahrnehmung.

____

____

Was müssten Sie tun, damit Sie bei den meisten Ihrer Mahlzeiten auf diese Art essen könnten? Überlegen Sie, ob Sie vielleicht eine Mahlzeit auswählen, zum Beispiel das Mittagessen, bei der Sie diesen Vorgang üben.

____

____

Wie hat es zu Ihrer Zufriedenheit mit dem Essen beigetragen, Ihre Aufmerksamkeit auf dessen sinnliche Aspekte zu richten?

____

____

ERWEITERUNG DER ÜBUNG ZUR ACHTSAMKEIT BEI INTUITIVEM ESSEN: ABLENKENDE GEDANKEN

Auch wenn Sie daran gearbeitet haben, die meisten Ihrer Mahlzeiten ohne ablenkende Aktivitäten einzunehmen (also zum Beispiel Fernsehen, Lesen oder Checken von Messages), könnten Sie immer noch von Ihren eigenen Gedanken abgelenkt sein. Vielleicht grübeln Sie über ein Gespräch mit Ihrem Chef, das nicht gut verlief, stressen sich wegen einer bevorstehenden Deadline oder vergleichen Ihre Mahlzeit mit der Ihres Gegenübers.

Ablenkende Gedanken können verhindern, dass Sie Ihr Essen wirklich erleben und es Sie zufrieden macht. Dieses Problem kann man mit einem Verfahren bekämpfen, zu dem zwei Schritte gehören (die oft wiederholt werden müssen).

- Wählen Sie einen sinnlichen Fokus für Ihr Essen, zum Beispiel seinen Geschmack oder sein Gefühl im Mund. Jedes Mal wenn Sie merken, dass Sie sich in Ihren Gedanken verlieren, benennen Sie diese mit »Denken«, ohne dabei zu urteilen.
- Richten Sie nun Ihren Fokus auf Ihr Essen, achten Sie also aufmerksam auf dessen Geschmack oder dessen Gefühl im Mund.

Für einen Erfolg werden Sie diese zwei Schritte oft wiederholen müssen. Bei der Übung geht es darum, Ihren Geist weg von Ihren Gedanken und Ihren Fokus auf das Essen zu lenken. Dieser Prozess ähnelt dem der Meditation, wo man abschweifende Gedanken einfach nur wahrnimmt und seine Aufmerksamkeit sanft zurück auf den Atem lenkt.

Sensorisch-spezifische Sättigung

Im Bereich des psychologischen Hedonismus – der sich mit angenehmen und unangenehmen Gefühlen befasst – ist das Konzept des Angenehmen wichtig für die Wahl des Essens und kann eine Rolle bei der Menge des konsumierten Essens spielen. Dies bezeichnet man als sensorisch-spezifische Sättigung. Studien zur sensorisch-spezifischen Sättigung haben ergeben, dass diese zwei Minuten nach dem Verzehr eines bestimmten Nahrungsmittels einsetzt, wenn es wenig Gelegenheit zur Verdauung und Absorption gegeben hat. Es geht hier vor allem um die sinnlichen Aspekte von Nahrungsmitteln (Rolls 1986; Hetherington et al. 1989). Wenn Sie achtsam essen, werden Sie merken, wann der Moment der sensorisch-spezifischen Sättigung einsetzt, zum Beispiel wenn die Sensibilität Ihrer Geschmacksknospen für den Geschmack nachlässt. In dem Moment könnten Sie bemerken, dass es Ihnen nicht mehr ganz so gut schmeckt wie bei den ersten Bissen. Sensorisch-spezifische Sättigung bedeutet also auch, dass Sie durch die Überprüfung der sinnlichen Qualitäten des Essens, die Sie in der vorhergehenden Übung identifiziert haben, bestimmen können, wann das Angenehme eines Essens nachlässt. Mit der Konzentration auf diesen Aspekt werden Sie ganz natürlich genau zu der richtigen Menge an Essen gelangen, die Ihnen die größte Zufriedenheit verschafft.

Normalerweise essen wir bei einer Mahlzeit mehr als ein Nahrungsmittel. Wenn der Genuss an einer Nahrungsmittelgruppe nachlässt, nimmt die Sättigung oft gleichzeitig zu, was wiederum den Hunger und das Verlangen nach Essen mindert.

Erweiterte Übung: Sensorisch-spezifische Sättigung erkennen

Für diese Übung horchen Sie zunächst auf Ihr Hungergefühl – Sie sollten mäßig hungrig sein. Nachdem Sie all Ihre Sinne durchgegangen sind (siehe Abschnitt »Was möchten Sie wirklich essen?«), wählen Sie ein Essen, das Ihnen im Moment reizvoll erscheint. Machen Sie diese Übung nur mit einem Nahrungsmittel. Notieren Sie die Zeit. Beginnen Sie zu essen, langsam und achtsam. Während Sie weiteressen, stellen Sie sich folgende Fragen:

- Hat der Geschmack nachgelassen?
- Riecht es noch immer genauso gut?
- Sind Konsistenz und Aussehen noch genauso reizvoll?

Wenn Sie bemerken, dass das Angenehme des Nahrungsmittels nachlässt, notieren Sie die Zeit. Wie viele Minuten sind vergangen? Wie lange hat es gedauert, bis die sensorisch-spezifische Sättigung eingetreten ist?

____

____

____

Wiederholen Sie die Übung, aber diesmal servieren Sie sich eine Mahlzeit mit mehreren Nahrungsmitteln. Dauert es in diesem Fall länger, bis das Angenehme der Mahlzeit nachlässt? Wie viele Minuten?

___

___

___

Wenn Sie in dem Moment aufhören zu essen, in dem das Angenehme des Essens nachlässt, werden Sie feststellen, dass Sie die Mahlzeit mit körperlichem Wohlbefinden und Zufriedenheit beenden können. Und machen Sie sich keine Sorgen – Ihr Körper ist weise; Sie werden genau die Menge an Nährstoffen bekommen, die Ihr Körper braucht.

Der Einfluss von Hunger und Sättigung

Haben Sie schon einmal tagsüber absichtlich sehr wenig gegessen, weil Sie abends zu einem schönen Dinner gegangen sind? Viele Menschen machen das, weil sie sich ihren Hunger »aufsparen« möchten, ohne jedoch die Folgen zu bedenken. Denn eine Mahlzeit mit Heißhunger zu beginnen, ist ein sicherer Weg, um möglichst viel zu essen, damit man satt wird. Dadurch vertut man aber die Chance, wirkliche Zufriedenheit aus der Mahlzeit zu ziehen. Stattdessen entsteht das Bedürfnis, schnell und so viel wie möglich zu essen. Genauso wenig wird einen eine Mahlzeit zufriedenstellen, wenn man gar keinen merkbaren Hunger hat. Den größten Genuss zieht man aus einer Mahlzeit, die man mit mäßigem Hunger begonnen hat.

Letzter-Bissen-Schwelle

Die *Letzter-Bissen-Schwelle* ist der Punkt, an dem Ihr Körper Ihnen den Hinweis gibt, dass Sie einen angenehmen Sättigungsgrad erreicht haben (etwa bei 6 oder 7 auf der Skala zum Überprüfen Ihres Hungers in Kapitel 2). An diesem Punkt merken Sie, dass die Zufriedenheit mit dem, was Sie essen, langsam nachlässt. Damit das Essen Sie zufriedenstellt, sorgen Sie für eine Vielfalt an Nahrungsmitteln und üben, Ihre Mahlzeit zu beenden, wenn Sie körperliche Sättigung erreichen. Das Arbeitsblatt zum Überprüfen Ihrer Zufriedenheit hilft Ihnen, die Letzter-Bissen-Schwelle zu identifizieren, während Sie Ihre Sättigung bewerten.

Arbeitsblatt zum Überprüfen Ihrer Zufriedenheit

Kreisen Sie die Zahl ein, die den Grad Ihres Hungers vor Ihrer Mahlzeit oder Ihrem Snack am besten widerspiegelt. Wenn Sie mit dem Essen fertig sind, bewerten Sie Ihre Sättigung und dann Ihre Zufriedenheit. Dabei gibt es keine falsche oder richtige Zahl; es ist nur eine Methode, bei der Sie in sich hineinhorchen und die Zufriedenheit mit dem Essen spüren. An diesem Punkt haben Sie die Letzter-Bissen-Schwelle identifiziert.

Zeit	Hungereinschätzung	Verzehrtes Essen	Sättigungs-einschätzung	Zufriedenheits-einschätzung	Kommentare
	0 1 2 3 4 5 6 7 8 9 10		0 1 2 3 4 5 6 7 8 9 10	0 1 2 3 4 5 6 7 8 9 10	
	0 1 2 3 4 5 6 7 8 9 10		0 1 2 3 4 5 6 7 8 9 10	0 1 2 3 4 5 6 7 8 9 10	
	0 1 2 3 4 5 6 7 8 9 10		0 1 2 3 4 5 6 7 8 9 10	0 1 2 3 4 5 6 7 8 9 10	
	0 1 2 3 4 5 6 7 8 9 10		0 1 2 3 4 5 6 7 8 9 10	0 1 2 3 4 5 6 7 8 9 10	
	0 1 2 3 4 5 6 7 8 9 10		0 1 2 3 4 5 6 7 8 9 10	0 1 2 3 4 5 6 7 8 9 10	
	0 1 2 3 4 5 6 7 8 9 10		0 1 2 3 4 5 6 7 8 9 10	0 1 2 3 4 5 6 7 8 9 10	
	0 1 2 3 4 5 6 7 8 9 10		0 1 2 3 4 5 6 7 8 9 10	0 1 2 3 4 5 6 7 8 9 10	
	0 1 2 3 4 5 6 7 8 9 10		0 1 2 3 4 5 6 7 8 9 10	0 1 2 3 4 5 6 7 8 9 10	
	0 1 2 3 4 5 6 7 8 9 10		0 1 2 3 4 5 6 7 8 9 10	0 1 2 3 4 5 6 7 8 9 10	

Reflexion über das Arbeitsblatt zum Überprüfen Ihrer Zufriedenheit

Welche Tendenzen haben Sie in Bezug auf Hunger, Sättigung und Zufriedenheit bemerkt?

____

____

Haben Sie die Letzter-Bissen-Schwelle wahrgenommen? Wenn ja, konnten Sie durch das Erkennen dieses Punkts den Grad Ihrer Zufriedenheit genauer bestimmen?

____

____

In diesem Abschnitt haben Sie gelernt und durch Übungen verfestigt, dass Sie die größte Zufriedenheit durch Ihre Mahlzeiten erreichen, indem Sie das Essen mit mäßigem Hunger beginnen und bis zu einer angenehmen Sättigung essen. In dem Moment haben Sie die Letzter-Bissen-Schwelle erreicht. Hier lässt der Genuss am Essen und damit auch Ihre Zufriedenheit nach.

Ihre Essensumgebung

Viele Menschen behandeln den Vorgang des Essens, wie sie vielleicht das Wäschewaschen behandeln – sie führen die Bewegungen wie bei einer notwendigen, aber langweiligen Aufgabe aus, wobei sie ihr kaum Aufmerksamkeit schenken. Wenn Sie Ihre Mahlzeiten ohne Beachtung der Umgebung zu sich nehmen, kann die Zufriedenheit durch das Essen geschmälert werden. Die folgende Übung hilft Ihnen, eine friedliche und einladende Umgebung zu schaffen, die Ihre Zufriedenheit steigern wird.

Überprüfen Sie Ihre derzeitige Essensumgebung

Wie viel Zeit nehmen Sie sich für Ihre Mahlzeiten?

____

Wo nehmen Sie die meisten Ihrer Mahlzeiten zu sich – zu Hause, im Restaurant, in der Schule, auf der Arbeit?

____

Sitzen, stehen oder gehen Sie beim Essen?

____

Sind Sie während des Essens noch mit anderen Tätigkeiten beschäftigt, zum Beispiel telefonieren, vorm Computer sitzen, fernsehen, Auto fahren oder etwas anderes?

____

Mit wem essen Sie – mit einem Freund, einem Partner oder Familienmitgliedern, mit Arbeitskollegen, Mitschülern oder jemand anderem? Oder essen Sie allein?

____

Wenn Sie zu Hause essen, tun Sie das dann am Wohnzimmer- oder Küchentisch oder essen Sie an Ihrem Schreibtisch oder auf dem Sofa? Ist die Umgebung ordentlich oder unordentlich?

____

Wenn Sie an einem Tisch essen, beschreiben Sie, wie er aussieht. Entspricht er Ihren ästhetischen Vorstellungen? Was für Teller und Besteck benutzen Sie? Sind diese aus Papier, Plastik, Keramik, rostfreiem Stahl oder etwas anderem?

____

____

Hören Sie beim Essen Musik?

____

Welche Emotionen fühlen Sie im Allgemeinen, wenn Sie essen? Sind Sie ruhig, besorgt, gelangweilt, furchtsam oder etwas anderes?

____

REFLEXION

Welches sind Ihre Eindrücke von Ihrer momentanen Essensumgebung?

____

____

____

____

Nehmen Sie in Ihren Antworten irgendwelche Themen oder Tendenzen wahr?

____

____

Überdenken Sie diese möglichen Probleme:

- *Zeit, das Essen zu genießen.* Vielleicht essen Sie schnell und versuchen, Ihre Mahlzeit in eine fünfminütige Lücke zwischen Job und Haushaltsarbeit zu pressen. Oder geben Sie sich viel Zeit, um Ihr Essen zu genießen?
- *Essen mit Ablenkungen.* Wenn Sie während des Essens stehen, sei es vorm Kühlschrank oder beim Blick aus dem Fenster, oder in der Wohnung herumlaufen, verpassen Sie die Gelegenheit, in Ruhe zu sitzen, zu entspannen, Ihr Essen auf dem Teller anzuschauen und seine sinnlichen Qualitäten wahrzunehmen. Wenn Sie während des Essens abgelenkt sind, können Sie sich wahrscheinlich nicht auf Ihre Mahlzeit konzentrieren.
- *Menschen.* Mit jemand anderem zu essen, kann Ihr genussvolles Erlebnis oft noch steigern, aber manchmal kann es Sie auch von Ihrem Essen ablenken. Wenn Sie Ihr Essen mit dem von jemand anderem vergleichen oder ein unangenehmes Gespräch führen, ist es möglich, dass Sie gar nicht bemerken, ob Ihr Essen wirklich nach Ihrem Geschmack ist oder ob Sie schon Ihre Letzter-Bissen-Schwelle erreicht haben. Achten Sie bei jeder Mahlzeit darauf, mit wem Sie essen – es kann sich sehr verschieden auswirken.
- *Unordnung.* Wenn Sie an einem unordentlichen Ort essen, an dem kaum Platz ist, um Ihren Teller abzustellen, kann die Unordnung Sie ablenken, und Sie werden kein ruhiges, zufriedenstellendes Essenserlebnishaben.
- *Umgebung.* Wenn Sie in einer unattraktiven Umgebung essen, ehren Sie das Erlebnis des Essens nicht und werden nicht die umfassende Zufriedenheit erlangen, die das Essen Ihnen bieten kann.
- *Lärm.* Wenn Sie laute, hämmernde Musik hören oder nebenan Bauarbeiten stattfinden oder Ihre Mitarbeiter in der Nähe streiten oder laut reden, erleben Sie das Gegenteil einer beruhigenden Umgebung.
- *Stressige Emotionen.* Wenn Sie gerade starke Emotionen haben, ist es schwierig, sich ruhig genug zu fühlen, um Ihre Mahlzeit zu genießen.

Für eine angenehme Essensumgebung sorgen

Wenn Sie versuchen, so viele Ablenkungen wie möglich zu vermeiden, während Sie gleichzeitig das Angenehme Ihrer Essensumgebung stärken, steigen Ihre Chancen erheblich, durch Ihre Mahlzeiten ein Gefühl der Zufriedenheit zu erlangen.

Welche Veränderungen könnten Sie in Ihrem Zuhause vornehmen, um eine angenehmere Essensumgebung zu schaffen?

____

____

____

____

____

____

Ihre emotionale Verbindung zum Essen

Für manche ist die Essenszeit heilige Zeit, die der Freude und dem Genuss dient. Für andere fühlt sie sich wie ein Kampfplatz oder ein Gefängnis an.

Ihre emotionale Atmosphäre

Denken Sie über folgende Fragen nach:

Wie oft herrscht in Ihrem Zuhause Chaos, wenn Sie mit dem Essen anfangen? Chaos könnte heißen, dass der Hund bellt, das Baby schreit, alle in Eile sind, um rechtzeitig zur Schule oder zur Arbeit zu kommen, ein unordentlicher Tisch, ein unablässig klingelndes Telefon und so weiter. Was können Sie tun, um dieses Chaos zu verringern? Vielleicht könnten Sie fünfzehn Minuten früher aufstehen, um einen Moment zum Durchatmen zu haben, in dem Sie Dankbarkeit für einige der Geschenke in Ihrem Leben empfinden. Vielleicht könnten Sie beim Essen den Klingelton ausschalten und am Abend zuvor den Tisch freiräumen. Oder wenn es Ihre Zeit erlaubt, könnten Sie einen Snack essen, bevor Sie die Kinder zur Schule bringen, und dann zurückkehren und Ihr Essen in Ruhe genießen. Welche Veränderungen sind Sie bereit und in der Lage vorzunehmen?

____

____

____

____

Herrschen im Essensraum (zu Hause, auf der Arbeit, in der Schule) Spannungen? Wenn es Spannungen zwischen Ihnen und Ihrem Partner, einem Elternteil oder einem anderen Mitglied des Haushalts gibt, machen Sie den mutigen Schritt, außerhalb der Essenszeit zu sagen, was Sie fühlen und was Sie brauchen. Überlegen Sie, ob eine Beratung nötig und möglich wäre, entweder für sich selbst oder zusammen mit dem anderen, um die emotionale Situation in Ihrem Zuhause zu verbessern.

____

____

____

____

____

Wird während der Mahlzeit gestritten? Wenn andere am Tisch streiten, bitten Sie sie, dass sie ihre Probleme nicht besprechen, während sie essen. Es ist zwar nicht Ihr Problem, aber es beeinflusst Ihre Freude am Essen. Sorgen Sie für eine streitfreie Zone während des Essens. Wie könnten Sie das bewirken?

___

___

___

Gibt es eine große Essensauswahl? Finden Sie, dass Sie nicht genug zu essen bekommen oder dass es nicht genug Unterschiedliches gibt, sodass Sie nicht das haben können, was Sie gerade essen möchten? Wenn Ihr Kühlschrank leer ist, weil entweder Sie oder auch sonst niemand anders im Haus eingekauft hat, stellen Sie einen Plan auf, wer wann einkaufen geht. Welches sind Ihre Ideen, um dieses Problem zu lösen?

___

___

___

Kritisieren andere, was und wie viel Sie essen? Wenn ja, ist es sehr unwahrscheinlich, dass Sie sich auf den Genuss Ihrer Mahlzeit konzentrieren können, da Sie in einer feindlichen Umgebung essen. Welche Grenzen können Sie setzen, um sich eine neutrale Essensumgebung zu verschaffen?

___

___

___

Sie verdienen es, eine emotional gesunde und glückliche Essensumgebung zu haben. Vielleicht können Sie nicht alle Bedingungen gleich verwirklichen – ganz sicher nicht auf einmal –, aber jeder Schritt wird Ihnen zu mehr Genuss und Zufriedenheit beim Essen verhelfen.

Ihre Favoriten: Essen, Personen und Orte

Sich einen Moment Zeit zu nehmen, um sich Ihre Favoriten zu überlegen – Lieblingsessen, -orte und -personen –, erhöht die Chancen auf erfreuliche Essenserlebnisse.

Was essen Sie am liebsten?

____

____

____

____

____

Mit wem essen Sie am liebsten zusammen? Wenn Sie mit Menschen essen, die Sie mögen (einschließlich Ihrer selbst ☺) und mit denen Sie sich sicher fühlen, werden Ihre Mahlzeiten zufriedenstellender sein.

____

____

____

____

Essen Sie gerne zu Hause, im Restaurant, bei Freunden, auf Partys, bei großen Ereignissen oder in einer anderen Umgebung? Schreiben Sie Ihre Lieblingsorte zum Essen auf, die Ihre Zufriedenheit beim Essen steigern.

____

____

____

____

____

Wenn Sie das nächste Mal einen Ausflug planen, bei dem auch gegessen wird, nehmen Sie sich etwas Zeit, um sich an Ihre Favoriten zu erinnern – besonderes Essen, Lieblingsmenschen und -orte. Sie werden merken, wie sich die Qualität Ihres Essenserlebnisses steigert.

Kurze Zusammenfassung

Das Entdecken des Zufriedenheitsfaktors beim Essen ist eine Erfahrung von Körper und Geist gleichermaßen. Sie erhalten dadurch die Freiheit, genau das richtige Essen für Ihre Geschmacksknospen auszuwählen. Hören Sie unbedingt mit dem Versuch auf, mit Essen Zufriedenheit erreichen zu wollen, das nicht das richtige für Sie ist. Das kann ein schlechtes Ende nehmen, Sie könnten sich überessen und trotzdem nach *noch mehr* Essen suchen, um sich zufriedenzustellen. Achten Sie darauf, dass Sie in Bezug auf Ihre Essensauswahl keinerlei Schuldgefühle haben. Diese würden Ihr Essenserlebnis beeinträchtigen.

In diesem Kapitel haben Sie herausgefunden, was Sie wirklich gerne essen möchten, und andere Faktoren kennengelernt, die dazu beitragen, dass Sie aus Ihren Mahlzeiten die größtmögliche Zufriedenheit ziehen. Denken Sie daran, dass dies Zeit und Geduld erfordert, daher müssen Sie lernen, sich nicht selbst zu verurteilen. Die Übungen haben Ihnen gezeigt, wie Sie ganz bei Ihrem Essenserlebnis bleiben können - ein weiterer wichtiger Faktor, um Zufriedenheit beim Essen zu erlangen, was wiederum Ihr erster Schritt sein könnte, ganz allgemein ein erfüllteres Leben zu führen.

Im nächsten Kapitel werden wir uns eingehender damit befassen, wie Sie Ihre Gefühle ohne den Einsatz von Essen bewältigen können.

KAPITEL 7

Prinzip 7

Bewältigen Sie Ihre Gefühle ohne den Einsatz von Essen

Finden Sie Wege, um sich zu trösten oder abzulenken und Ihre emotionalen Schwierigkeiten zu bewältigen, ohne dafür Essen einzusetzen. Angst, Einsamkeit, Langeweile und Ärger sind Gefühle, die wir alle im Leben immer wieder erfahren. Jedes hat seine eigenen Auslöser, und jedes lässt sich auf andere Art vertreiben oder wenigstens mildern. Essen bewältigt keines dieser Gefühle. Es kann kurzfristig ein Trost sein, von Schmerz ablenken oder durch einen »Essens-Kater« betäuben. Aber Essen löst das Problem nicht. Wenn man emotionalen Hunger mit Essen stillt, wird man sich langfristig nur noch schlechter fühlen. Letztlich muss man sich doch mit der Quelle der Emotion befassen und nun auch noch mit dem Unbehagen, sich übergessen zu haben.

In den meisten Kulturen wird Essen eingesetzt, wenn Feste gefeiert werden, jemand getröstet werden muss und natürlich zum Ernähren der Familie und Freunde. Da überrascht es nicht, dass wir eine Verbindung zwischen Essen und Emotionen herstellen. Kommt dann noch das Diäthalten hinzu, kann das verheerende Schäden anrichten: Studien zeigen, dass Diäthaltende ein gesteigertes Risiko haben, Essen zu benutzen, um mit ihren Emotionen zurechtzukommen (Péneau et al. 2003). Dies ist ein weiterer wichtiger Grund, Diäten abzulehnen und sich mit den Werkzeugen intuitiven Essens vertraut zu machen!

Vielleicht ist es schwer zu glauben, aber jeder Akt des Essens in Ihrem Leben hat Ihnen auf eine gewisse Art gedient, doch einige dieser Handlungen haben Ihnen emotionalen Stress und körperliches Unbehagen bereitet. Grundsätzlich bietet Essen Ernährung, Genuss und manchmal Trost. Doch für manche Menschen ist Essen auch ein Weg, um mit Ihren Emotionen fertigzuwerden oder Ihnen zu entkommen – zum Betäuben ihrer Gefühle. Das kann von Essensverweigerung oder Essenseinschränkung bis zu emotionalem Überessen reichen.

In diesem Kapitel konzentrieren wir uns auf das Überessen, aber jedes Essverhalten, das den Zweck hat, Emotionen zu entkommen, setzt Essen zu deren Bewältigung ein. Dabei muss es nicht unbedingt um große Dramen oder Ängste gehen. Zwar benutzen manche Menschen Essen auf diese Art, zum Beispiel bei einem sich lange auswirkenden, belastenden Ereignis wie einer Scheidung oder der Betreuung eines sterbenden Angehörigen, aber bei vielen anderen geht es nur um die Bewältigung normaler und kleinerer Irritationen im Leben wie zum Beispiel Langeweile.

Die Art, wie Sie aufgewachsen sind, kann Ihre Fähigkeit beeinflusst haben, mit den Höhen und Tiefen des Lebens umzugehen. Wenn Ihre Eltern oder Fürsorgepersonen Ihnen geholfen haben, positive Bewältigungsmechanismen zu entwickeln, können Sie mit diesen Herausforderungen besser fertigwerden. Zu solchen Bewältigungsmechanismen gehört zum Beispiel die Fähigkeit, seine Meinung zu äußern, seine Gefühle zu zeigen und sich von anderen trösten oder helfen zu lassen. Waren Ihre Eltern jedoch emotional distanziert, misshandelnd, vernachlässigend oder einfach selbst nicht in der Lage, mit Problemen umzugehen, könnten Sie zu zerstörerischen Bewältigungsmechanismen greifen, weil Sie keine andere Art gelernt haben, den Problemen des Lebens zu begegnen. Kommt dann noch eine Diätmentalität hinzu, suchen Sie vielleicht Trost im Essen, auch ungeachtet der Art, wie Sie aufgewachsen sind.

Die Übungen in diesem Kapitel werden Ihnen helfen,

- zwischen emotionalem Essen und Essen ohne Hunger als Ergebnis ungenügender Selbstfürsorge zu unterscheiden;
- die Vor- und Nachteile emotionalen Essens zu beurteilen;
- zugrunde liegende Gefühle zu erkennen und wie diese Gefühle vielleicht das Bedürfnis auslösen, sie durch den Einsatz von Essen zu bewältigen;

- zu erkennen, was Sie fühlen und was Sie wirklich brauchen, wenn Sie weiteressen wollen, obwohl Sie keinen Hunger haben und Ihr Körper keine Nahrung benötigt;
- Ihre eigentlichen Bewältigungsmechanismen im Umgang mit Ihren Gefühlen zu stärken;
- zu lernen, sich auf stressige Ereignisse vorzubereiten und diese zu meistern.

Entdecken Sie Ihre Anfälligkeit für Essensprobleme: Vielleicht sind es keine Emotionen!

Viele Menschen glauben, dass sie esssüchtig oder von Binge-Eating betroffen sind, weil sie übermäßig essen. Tatsächlich stellen sich diese Menschen jedoch häufig selbst eine falsche Diagnose. Bevor Sie mögliche emotionale Verbindungen zum Essen untersuchen, müssen Sie unbedingt bestimmen, ob Ihr Essen ohne Einstimmung auf Ihren Körper tatsächlich darauf beruht, dass Sie Probleme im Umgang mit Ihren Emotionen haben. Oder ist die Ursache vielleicht mangelnde Selbstfürsorge oder ein Gefühl von Entbehrung aufgrund einer fortbestehenden Diätmentalität?

Selbstfürsorge: nochmalige Bewertung

Bei einem Mangel an Selbstfürsorge fällt es schwer, sich auf seinen Körper einzustimmen und die innerlichen Anzeichen von Hunger und Sättigung richtig wahrzunehmen. Unter diesen Umständen kann Essen eher zur Belohnung werden. Schauen Sie sich noch einmal die Einschätzung von Selbstfürsorge an, die Sie in Kapitel 2 vorgenommen haben, und überlegen Sie, wie es damit steht. Dann fahren Sie mit dem Rest dieses Abschnitts fort, der mehrere Schlüsselkomponenten der Selbstfürsorge unter die Lupe nimmt: Schlaf, Life-Balance, Ernährung und Stress.

SCHLAF

Die Forschung der National Sleep Foundation (http://www.sleepfoundation.org) zeigt, dass die optimale Schlafdauer für einen Teenager bei acht bis zehn Stunden pro Nacht liegt und für einen Erwachsenen zwischen sieben und neun Stunden. Wenn Sie nicht regelmäßig genügend Schlaf bekommen, werden Sie den Tag wahrscheinlich lethargisch und mit wenig Energie zubringen.

Viele Menschen, die zu wenig schlafen, glauben, dass ihr Energiemangel durch mehr Essen ausgeglichen werden kann. Doch obwohl es zwar stimmt, dass verdaute Nahrungsmittel Energie freisetzen, damit der Körper funktionieren und seine täglichen Aufgaben verrichten kann, kompensieren mehr Nahrungsmittel nicht den Mangel an Schlaf. Essen macht einen nicht wach – tatsächlich kann es sogar bewirken, dass man sich noch träger und schläfriger fühlt.

Was können Sie tun, um pro Nacht mehr Stunden und qualitativ besser zu schlafen?

- Stellen Sie alle elektronischen Geräte schon am frühen Abend aus. Dem Licht des Computers, des Handys und des Fernsehschirms ausgesetzt zu sein, stimuliert das Gehirn und hält einen wach. (Vielleicht stellen Sie Ihr Handy auf Nachtmodus, um die Helligkeit zu dimmen.)
- Nehmen Sie sich vor, immer um etwa die gleiche Zeit zu Bett zu gehen und aufzustehen – auch an den Wochenenden.
- Bewegen Sie sich während des Tages, um besseren Schlaf zu fördern.
- Halten Sie Ihr Schlafzimmer kühl.
- Vermeiden Sie nach den Morgenstunden Koffein. Koffein kann bis zu zehn Stunden in Ihrem Körper bleiben.
- Reduzieren Sie den Alkoholkonsum. Alkohol kann zwar beruhigend wirken, sodass Sie sich erst einmal entspannt und schläfrig fühlen, doch die Forschung zeigt, dass er den Schlaf stört und die Schlafregulation des Körpers beeinträchtigt (Paddock 2014).

Schreiben Sie auf, welche dieser Veränderungen Sie vornehmen könnten, um Ihren Schlaf zu verbessern:

LIFE-BALANCE

Manchmal fühlt es sich unmöglich an, alle Aufgaben in Ihrem Leben zu bewältigen. Oft ist das ein Problem von Überfülle. Es gibt sicher viele Aspekte in Ihrem Leben, die Sie reizvoll finden, aber vielleicht haben Sie einfach nicht die Zeit für alle. Oder das Problem liegt in einem Zuviel an schwierigen Situationen. In beiden Fällen sollten Sie sich zum Ziel setzen, realistisch einzuschätzen, wie viel Zeit Sie für jeden einzelnen Bereich in Ihrem Leben zur Verfügung haben.

Denken Sie über die Balance zwischen folgenden Aspekten Ihres Lebens nach: Arbeit, Freizeit, Familie, Bewegung, Ruhe und Beziehungen. Was glauben Sie, wo Ihr Leben vielleicht nicht mehr ausbalanciert ist (wenn überhaupt)?

Was können Sie tun, um für bestimmte Bereiche Ihres Lebens weniger Zeit aufzuwenden, damit Sie mehr Zeit für andere Aspekte haben, die derzeit in den Hintergrund treten? (Ideen dafür können Sie in Ihrer Einschätzung von Selbstfürsorge in Kapitel 2 finden.)

ERNÄHRUNG

Wenn Sie regelmäßig und genügend essen, vermeiden Sie den Zustand von Primärhunger, auf den häufig Überessen folgt, weil Ihr Gehirn wahrnimmt, dass Sie am Verhungern sind. Sollten Sie damit Probleme haben, ist es wichtig, noch einmal die Übungen in Kapitel 2, *Honorieren Sie Ihren Hunger*, anzuschauen.

- Essen Sie wenigstens drei Mahlzeiten und zwei Snacks am Tag ohne zu lange Abstände zwischen dem Essen? Ja ______ Nein ______

- Enthält jede Ihrer Mahlzeiten Protein, Kohlenhydrate und Fett in ausgewogener Gewichtung? Ja ______ Nein ______

- Haben Sie sich in letzter Zeit sehr viel mehr bewegt? Ja ______ Nein ______

- Haben Sie eine neue medikamentöse Behandlung begonnen, die Ihren Hunger verstärkt haben könnte? Ja ______ Nein ______

- Haben Sie Ihre Essensmuster verändert? Haben Sie also zum Beispiel leichtere Mahlzeiten gegessen oder einen Snack anstelle einer Mahlzeit? Ja ______ Nein ______

Reflexion über Ihre Antworten:

____

____

____

____

____

STRESS

Viele Aspekte im Leben können Stress verursachen – Deadlines in der Schule oder auf der Arbeit, Umzüge, eine Trennung oder Scheidung, eine Gesundheitskrise bei Ihnen selbst oder einem Familienmitglied oder der Tod eines nahestehenden Menschen –, und Stress kann einen erheblichen Einfluss auf Ihr Essverhalten und Ihre Gesundheit haben. Zählen Sie auf, was Ihnen im Leben Stress bereitet:

____

____

____

Überlegen Sie sich Möglichkeiten, wie Sie Ihren Stress bewältigen könnten. Das kann auf vielerlei Art erfolgen, zum Beispiel durch emotionale Hilfe von einem Freund (oder einem Experten), durch Bewegung und das Einüben von Techniken, um die Gewohnheit des Prokrastinierens abzulegen.

____

____

____

Die vorhergehenden Übungen haben Ihnen geholfen, einige Faktoren zu erkennen, die der Grund Ihres Überessens sein könnten. Auf Ihr ganzes Leben zu schauen, um die Probleme zu erkennen, die vielleicht Ihr Essverhalten beeinflussen – und nach Lösungen für diese Probleme zu suchen –, ist entscheidend für die Fähigkeit zur Einstimmung auf Ihren Körper und dessen Hunger- und Sättigungssignale sowie Ihre Zufriedenheit beim Essen. Ohne eine solche Überprüfung Ihres Lebens könnten Sie zu der falschen Annahme gelangen, dass Ihr zwanghaftes Essverhalten nur emotionale Gründe hat.

Überprüfen Sie Ihr Gefühl von Entbehrung: verdeckte Entbehrung

Auch wenn Sie sich entschieden haben, die Diätmentalität abzulegen und Frieden mit dem Essen zu schließen, sind Sie vielleicht noch nicht ganz geheilt und leiden unter dem, was wir *verdeckte Entbehrung* nennen. Dann sind die Muster und Gewohnheiten der Diätmentalität noch immer in Ihrem Hinterkopf verwurzelt, auch wenn Sie versucht haben, sie zu beseitigen. Folgende Fragen untersuchen diese Möglichkeit.

Haben Sie wirklich völligen Frieden mit dem Essen geschlossen?

- Glauben Sie wirklich, dass alle Nahrungsmittel emotional gleichwertig sind? Ja _____ Nein _____
- Können Sie an Essen denken, ohne es als gut oder schlecht zu bewerten? Ja _____ Nein _____
- Können Sie Nahrungsmittel, die Sie besonders lieben, jederzeit essen, ohne sie für besondere Gelegenheiten aufzusparen? Zum Beispiel ohne sie als Leckerbissen anzusehen, den man sich nur im Urlaub oder bei einer Hochzeit gönnen sollte? Ja ____ Nein _____

Haben Sie Ernährungssicherheit?

- Kaufen Sie oft genug ein, sodass Sie eine große Auswahl und eine ausreichende Menge an Nahrungsmitteln zu Hause haben? Ja _____ Nein _____
- Haben Sie freien Zugang zu Nahrungsmitteln, ohne von anderen kontrolliert zu werden, zum Beispiel von einem Familienmitglied? Ja _____ Nein _____

Sind Sie von anderen Faktoren beeinflusst?

- Haben Sie bei sozialen Zusammenkünften aufgehört zu essen, um den Erwartungen anderer zu entsprechen, anstatt zu essen, was Sie wirklich wollten? Ja _____ Nein _____

- Haben Sie wegen wertender Menschen in Ihrem Leben aufgehört zu essen, weil diese Ihre Essenswahl hemmten? Ja _____ Nein _____

Wenn Sie auf eine der ersten Fragen mit Nein geantwortet haben oder auf die letzten beiden mit Ja, leben Sie vielleicht immer noch mit einer selbst auferlegten Essenseinschränkung. Das Gefühl, Essen zu entbehren (entweder in der Vielfalt oder in der Menge der Nahrungsmittel), setzt Sie dem Risiko des Überessens aus, und Überessen setzt einen Teufelskreis in Gang: Essenseinschränkung als Ausgleich, die sich wieder in Überessen auswirkt, und so weiter.

Sollten Sie noch immer mit dem automatischen Gedanken zu tun haben, dass einige Nahrungsmittel gut oder schlecht sind, denken Sie daran, dass dies eine kognitive Verzerrung ist, die sich in Ihnen durch eine jahrelange Diätmentalität und durch unsere Kultur festgesetzt hat. Nutzen Sie die Fähigkeiten, die Sie in Kapitel 3, *Frieden mit dem Essen schließen*, und in Kapitel 4, *Der Essenspolizei den Kampf ansagen*, eingeübt haben, um diese alten Gedanken durch den Grundsatz intuitiven Essens zu ersetzen, der besagt, dass alle Nahrungsmittel gleichwertig und erlaubt sind.

Was müssen Sie tun, um diese Probleme zu lösen oder an ihnen zu arbeiten?

____

____

____

____

Wenn Sie entdeckt haben, dass einige Ihrer Essensprobleme mit Themen der Selbstfürsorge oder Entbehrung aufgrund einer im Hintergrund noch vorhandenen Diätmentalität zu tun haben, sollten Sie sich stärker um diese Bereiche kümmern. Denken Sie daran: Diese Prozesse benötigen Geduld und Übung. Aber Sie gehen am besten zuerst diese Probleme an, bevor Sie irgendwelche Schwierigkeiten mit emotionalem Essen zu lösen versuchen. Es ist sehr viel einfacher, durch die Höhen und Tiefen des Lebens zu steuern, wenn Sie gut für sich selbst sorgen und die Diätmentalität hinter sich gelassen haben. Im restlichen Kapitel geht es um emotionales Essen und um das Einüben neuer Fertigkeiten für gesündere Bewältigungsmechanismen.

Emotionale Gründe für Überessen

Halten Sie sich vor Augen, dass Essen nicht im luftleeren Raum stattfindet. Ganz oft steht es im Zusammenhang mit Emotionen. Wir vergessen häufig, wie eng Essen mit dem Bedürfnis nach Trost und Sicherheit verbunden ist. Das beginnt bereits bei der Geburt. Schon bald nachdem das Baby geboren wurde, wird ihm Milch angeboten. Dieser erste Geschmack der Milch legt vielleicht den Grundstein dafür, dass stressige Situationen mit dem Genuss und Trost durch Nahrung in Zusammenhang gebracht werden. Dieser vertieft sich noch, wenn Essen angeboten wird, um Schmerzen zu lindern, Ereignisse zu feiern und Liebe zu zeigen – wenn Essen zu Trost, Belohnung und einem verlässlichen Freund wird.

Emotionales Essen deckt ein breites Spektrum an Emotionen ab. Es kann so positiv sein wie das Vergnügen, wenn man ein Stück Hochzeitstorte isst, oder so destruktiv wie das Essen, um schwierige Gefühle zu betäuben oder sogar sich selbst als Folge von negativen Selbstgesprächen zu bestrafen.

Das Für und Wider emotionalen Essens überprüfen

Es ist wichtig, dass Sie anerkennen, wie Ihnen emotionales Essen gedient hat. Dies ist der erste Schritt, um die negativen Gefühle zu heilen, die Sie in Bezug auf sich selbst und Ihre Beziehung zum Essen haben. Wenn Sie verstehen, dass Sie durch das Essen oder die Essenseinschränkung tatsächlich versucht haben, für sich selbst zu sorgen, weil Sie kein anderes Mittel kannten, wird Ihnen das helfen, den Verlust dieses Verhaltens später zu betrauern. Und gleichzeitig wird es Ihnen helfen, Mitgefühl für sich selbst und Ihren Kampf zu entwickeln.

Beginnen wir damit, wie Sie Essen vielleicht als Bewältigungsmechanismus eingesetzt haben. Schreiben Sie auf, wann Sie in letzter Zeit zu viel oder zu wenig gegessen haben oder wann Sie aus Gründen gegessen haben, die nichts mit Hunger zu tun hatten.

Die Vorteile von emotionalem Essen. Schreiben Sie auf, wie emotionales Essen Ihnen geholfen hat, zum Beispiel als Trost, Ablenkung oder als Ruhepause von Gefühlen.

Die Nachteile von emotionalem Essen. Schreiben Sie auf, wie sich emotionales Essen negativ auf Ihr Leben ausgewirkt hat, zum Beispiel durch Isolation, körperliches Unbehagen und das Betäuben positiver Gefühle. (Gehen Sie an diese Liste unbedingt mit einer nicht wertenden Sichtweise heran. Die meisten Menschen denken, dass sie etwas Falsches getan haben, wenn das Essen oder dessen Einschränkung ihnen dazu diente, mit ihren Gefühlen zurechtzukommen. Tatsächlich haben sie aber nur das Beste getan, was sie zu diesem Zeitpunkt tun konnten. Sie haben nach dem am leichtesten zugänglichen Bewältigungsmechanismus gegriffen – Essen.)

____

____

____

____

____

Überwiegen die Nachteile Ihres Essverhaltens die Vorteile? Wenn ja, erläutern Sie, inwiefern.

____

____

____

____

Wenn bei Ihnen die Nachteile die Vorteile überwiegen, sind Sie vielleicht bereit, Ihr emotionales Essen loszulassen und den Frieden und die Freiheit zu finden, die damit einhergehen.

Emotionale Auslöser erkennen

Es gibt viele emotionale Auslöser, um zu essen, und wahrscheinlich essen die meisten Menschen ab und zu aus emotionalen Gründen:

- Besorgnis – essen zur Beruhigung
- Langeweile – essen, um etwas zu tun
- Bestechung – »Mach deine Hausaufgaben fertig, dann bekommst du etwas Süßes«
- Feiern – bei den meisten Ereignissen gibt es Essen
- Leere – essen, weil einem spiritueller Sinn fehlt
- Aufregung – Essen als etwas, das Spaß macht
- sich einsam oder ungeliebt fühlen – Essen als Freund
- Frustration, Ärger, Wut – Essen als Befreiung
- die Zügel locker lassen – Essen als Ventil für ein selbst auferlegtes militaristisches oder perfektionistisches Leben
- leichte Depressionen – Kohlenhydrate können das Serotonin erhöhen – den »Wohlfühl«-Neurotransmitter
- Selbstberuhigung bei Aufregung – Essen als tröstende Aktivität
- Prokrastination – »Ich erledige die Aufgabe, nachdem ich etwas gegessen habe«
- Belohnung – »Ich habe gerade dieses Geschäft abgeschlossen – jetzt verdiene ich dieses große Stück Schokoladenkuchen«
- Stress – Essen zur Entlastung

Auch Gefühle von Rebellion können Überessen auslösen oder Ihre Essenswahl bestimmen. Das kann als Folge einer Reaktion auf jemanden in Ihrem Leben geschehen. In Kapitel 4, *Sagen Sie der Essenspolizei den Kampf an*, haben Sie erfahren, dass es verbreitet ist, wie ein rebellisches Kind zu reagieren, wenn jemand sich wie ein kritischer Elternteil verhält.

Schreiben Sie die Auslöser auf, die bei Ihnen emotionales Essen hervorrufen:

____

____

____

____

____

Beschreiben Sie ein paar Beispiele, wann und wie diese emotionalen Auslöser bei Ihnen gewirkt haben:

____

____

____

____

____

Werden Sie sich Ihres Gefühlsspektrums bewusst

Viele Menschen sind daran gewöhnt, Gefühle zu vermeiden oder ihre Existenz zu leugnen. Um das ganze Spektrum Ihrer Gefühle zu erkunden, schauen Sie sich die folgende Tabelle an. Dort sind sieben Hauptemotionen aufgeführt, zusammen mit ihren Untergruppen. Diese können sich alle auf Ihr Essverhalten auswirken.

Ängstlich	Wütend	Traurig	Fröhlich	Angewidert	Überrascht	Beschämt
unruhig	verärgert	nieder-geschlagen	amüsiert	entsetzt	erstaunt	blamiert
erschrocken	feindselig	trübsinnig	erfreut	verächtlich	verwundert	verlegen
nervös	gereizt	betrübt	freudig	gering-schätzig	verblüfft	schuld-bewusst
verängstigt	empört	hoffnungs-los	glücklich	entrüstet	entgeistert	gedemütigt
wachsam	aufgebracht	einsam	zufrieden	abgestoßen	schockiert	beschämt
besorgt	rachsüchtig	beküm-mert	albern	rebellierend	aufge-schreckt	reumütig

Jedes Gefühl geht mit einer körperlichen Empfindung einher; das Wissen darüber gehört zum interozeptiven Bewusstsein. Überlegen Sie bei jeder der oben aufgeführten Emotionen, wann Sie sie das letzte Mal gespürt und wo in Ihrem Körper Sie gleichzeitig eine körperliche Empfindung erlebt haben. Um Ihre Gefühle besser kennenzulernen, ist es hilfreich, sich mit deren Empfindungen im Körper vertraut zu machen. Die folgende Übung soll Ihnen helfen, Ihr Bewusstsein dafür zu stärken. Wenn Sie das nächste Mal ein starkes Gefühl empfinden, benennen Sie es (eventuell mit einem der Begriffe aus der Tabelle) und schreiben Sie es in die linke Spalte. Achten Sie darauf, wo Sie es in Ihrem Körper spüren, und machen Sie ein Kreuz in die entsprechende Spalte oder die entsprechenden Spalten rechts davon. In den drei letzten Spalten kreuzen Sie an, welche Empfindung das Gefühl insgesamt im Körper hervorgerufen hat - eine angenehme, unangenehme oder neutrale? Wiederholen Sie die Übung für ein oder zwei andere starke Gefühle. Sich damit vertraut zu machen, wie sich Gefühle im Körper bemerkbar machen, kann der erste Schritt sein, um seine Gefühle anzunehmen.

Körperliche Empfindungen von Gefühlen

Gefühl	Kopf			Brust			Bauchraum		Gliedmaßen		Insgesamt		
	Augen	Mund	Nacken	Schultern	Herz	Lunge	Magen	Blase	Beine	Arme	Ange-nehm	Unange-nehm	Neutral

Verwenden Sie das folgende Arbeitsblatt, um einzuschätzen, auf welche Art Sie mit Ihren Gefühlen zurechtkommen und wie Sie sich mit Ihrem Leben fühlen. Setzen Sie ein Häkchen an die Aussagen, die auf Sie zutreffen. Je mehr Häkchen Sie gesetzt haben, desto wahrscheinlicher benutzen Sie Essen, um im Leben klarzukommen.

	Mit Gefühlen zurechtkommen
	1. Ich esse, wenn ich frustriert, gestresst oder sauer auf mich selbst bin.
	2. Ich esse, um die Auseinandersetzung mit Problemen zu vermeiden.
	3. Ich habe das Gefühl, keine Kontrolle über mein Leben zu haben.
	4. Wenn ein Problem auftaucht, ist es schwer für mich, einen Plan zu machen und mich daran zu halten.
	5. Ich habe Probleme, Nein zu sagen, wenn ich es müsste.
	6. Meine Familie unterstützt mich nicht, wenn ich Probleme habe.
	7. Ich möchte meine Freunde nicht mit meinen Problemen belasten.
	8. Ich habe Schwierigkeiten, über meine Gefühle zu sprechen.
	9. Ich neige dazu, impulsiv zu sein.
	10. Ich mache mir Sorgen darüber, was die Leute von mir denken.
	11. Ich habe das Bedürfnis, andere glücklich zu machen.
	12. Ich fühle mich im Leben nicht sicher.
	13. Ich kann schlecht mit stressigen Situationen umgehen.
	14. Ich kann mein Essverhalten nicht kontrollieren, wenn ich mich aufgewühlt oder gestresst fühle.
	15. Ich traue mir nicht, wenn es ums Essen geht.
	16. Ich fühle mich oft verzweifelt.
	17. Ich habe die Neigung, allen gefallen zu wollen.
	18. Es fällt mir schwer, mit Essen aufzuhören, wenn ich satt bin.
	19. Mein Leben scheint außer Kontrolle zu sein.
	20. Ich esse, was ich wirklich möchte (zum Beispiel Süßigkeiten), wenn niemand dabei ist.

Adaptiert mit Genehmigung von Ozier et al. 2007; © 2017 Evelyn Tribole / New Harbinger Publications

Reflexion

Schauen Sie sich Ihre Antworten an – welchen Trend oder welche Trends spiegeln Ihre Antworten insgesamt wider?

Im nächsten Abschnitt erlernen und üben Sie neue Wege, um Ihre Emotionen zu bewältigen, wodurch Sie eine gesündere Beziehung zum Essen aufbauen werden.

Sich von emotionalem Essen befreien

Es gibt drei hauptsächliche Wege, um zu lernen, seine Gefühle ohne den Einsatz von Essen zu bewältigen:

- Selbstfürsorge, Pflege und Mitgefühl
- lernen, seine Gefühle auszuhalten
- hilfreiche Ablenkung

Selbstfürsorge, Pflege und Mitgefühl

Selbstfürsorge, Pflege und Mitgefühl sind Voraussetzungen, um in der Lage zu sein, seine Gefühle ohne den Einsatz von Essen zu bewältigen – diese müssen vor den nächsten Schritten etabliert sein. Sie erfordern die Überzeugung, dass man nicht einfach nur emotionale Bedürfnisse hat, sondern dass diese wichtig sind und man ein Recht hat, für ihre Erfüllung zu sorgen. Ohne diese Ansicht und ohne die Entwicklung von Selbstfürsorge, Pflege und Mitgefühl wird man wahrscheinlich mit dem Einsatz von Essen fortfahren oder ihn wieder aufnehmen – die ursprüngliche Quelle von Trost und Fürsorge.

Es gibt viele menschliche Grundbedürfnisse, deren Erfüllung sich Menschen oft versagen, dabei sind sie wesentlich für Selbstfürsorge:

- genug Schlaf und Ruhe
- sinnlicher Genuss
- das Ausdrücken seiner Gefühle, um gehört, verstanden und akzeptiert zu werden
- intellektuelle und kreative Anregung
- Trost und Wärme

Kümmern Sie sich oft um die Bedürfnisse anderer und vernachlässigen dabei Ihre eigenen? Wie fühlen Sie sich damit – vielleicht frustriert, verbittert oder erschöpft?

____

____

____

____

____

Selbstpflege geht über die Grundlagen von Selbstfürsorge hinaus. Es bedeutet, dass man zu sich selbst *besonders* nett ist. Wie oft (selten, gelegentlich oder regelmäßig) nehmen Sie sich Zeit für Erlebnisse der Selbstpflege wie zum Beispiel die folgenden?

____

- um eine Umarmung bitten
- mit Haustieren spielen
- beruhigende oder angenehme Musik hören
- ein Buch zum Vergnügen lesen
- einen Spaziergang in der Natur machen
- einen Sonnenuntergang anschauen
- sich selbst Blumen oder ein anderes kleines Geschenk kaufen
- sich massieren lassen
- Schaumbäder, Sauna oder Dampfbad
- meditieren

Schreiben Sie Ihre Selbstpflege-Aktivitäten auf. Nehmen Sie ein paar mit auf, die kein Geld kosten.

____

____

____

____

Sehnen Sie sich nach mehr Pflege in Ihrem Leben? Denken Sie an einen typischen Tag und auch an Ihr Leben ganz allgemein. Haben Sie Zeit für pflegende Aktivitäten oder ist Ihr Terminkalender immer übervoll? Schreiben Sie einige Erlebnisse auf, die Sie als pflegend empfänden, die Sie jetzt nicht haben, aber gerne hätten.

____

____

____

____

Mitgefühl mit sich selbst zu haben, ist auf dieser Reise unbedingt nötig. In Kapitel 4, *Sagen Sie der Essenspolizei den Kampf an*, haben wir darüber gesprochen, dass man sich den Weg zum intuitiven Essen am besten als eine Spirale der Heilung vorstellt, nach dem Motto: »Nehmen Sie eine Haltung der Neugier ein, nicht des Urteilens!« Das Bild der spiralförmigen Bewegung erinnert Sie daran, dass Sie nicht erwarten sollen, dass der Fortschritt in einer geraden Linie stattfindet. Manchmal werden Sie vielleicht eine Rückkehr zu früheren Verhaltensweisen erleben, aber diese sollten Sie nicht als Rückschläge ansehen. Nutzen Sie diese Schleifen – mit der Rückkehr in alte Verhaltensweisen –, um Ihre Überzeugungen und Ihre Selbstgespräche zu überprüfen und noch einmal zu überlegen, was Sie an Selbstfürsorge brauchen. Eine Haltung des Selbstmitgefühls ist ein wesentlicher Teil des Weges zur Heilung von emotionalem Essen. Wenn Sie Selbstfürsorge üben, sich auf die für Ihr Leben einzigartige Art genährt fühlen und mit Selbstmitgefühl zu sich selbst sprechen, werden Sie merken, dass das Essen nicht länger als hauptsächliche Quelle für Ihre Selbstpflege dient. Essen wird dann dazu da sein, Ihren Hunger zu stillen und gleichzeitig Genuss und Zufriedenheit zu spenden.

IHRE VORSTELLUNGSKRAFT NUTZEN

Abgesehen von den oben aufgeführten Arten von Selbstfürsorge können Sie sich jederzeit ein umsorgendes Erlebnis schaffen, indem Sie sich einen Ort vorstellen, an dem Sie sich vollständig ruhig gefühlt haben. Das kann am Strand sein oder beim Wandern auf einem wunderschönen Bergweg. Vielleicht sitzen Sie auch auf dem Sofa, eingewickelt in eine weiche Decke, und hören Musik. Oder Sie sind im Theater und schauen ein Stück an oder im Kino und genießen einen Film.

Während Sie sich dies vorstellen, stellen Sie sich selbst folgende Fragen: Wie fühlen Sie sich? Entspannen sich Ihre angespannten Muskeln? Haben sich Ihre rasenden Gedanken ein wenig beruhigt?

____

____

Versetzen Sie sich immer wieder in diese Vorstellung von sich selbst an diesem wunderbaren, friedlichen Ort. Sind Sie erst einmal geübt darin, sich dieses Bild und die warmen, entspannenden Gefühle herbeizurufen, werden Sie diese Imagination für sich nutzen können, wann immer Sie sie brauchen – vor allem in einem Moment, in dem Sie sich nach Essen sehnen, obwohl Sie keinen Hunger haben.

Lernen, seine Gefühle auszuhalten

Für manche Menschen kann es eine erdrückende Aufgabe sein herauszufinden, was man fühlt, wenn man keinen Hunger hat und trotzdem essen möchte. Genauso schwer kann es sein, wenn man in der Mitte einer Mahlzeit merkt, dass man genug gegessen hat, um seinen körperlichen Hunger zufriedenzustellen, aber trotzdem weiter von diesem köstlichen Essen verzehren möchte. Für manche können diese Situationen aber auch eine Herausforderung bedeuten, die ihnen ein Fenster in ihre innere Welt bietet.

EINE AUSZEIT NEHMEN: WAS FÜHLE ICH GERADE?

Einer der Schlüssel, um ein intuitiver Esser zu werden, ist die Bereitschaft, sich die Zeit zu nehmen, um seine emotionalen Auslöser herauszufinden, damit das Essen mit Hunger und Sättigung und nicht mit Ihren Gefühlen verbunden ist. Es ist wichtig, eine Pause zu machen – eine Auszeit zu nehmen –, um sich auf diese Gefühle einzustimmen. Auch wenn Sie sich schließlich dafür entscheiden, zu essen, wenn Sie keinen Hunger haben, oder weiterzuessen, wenn Sie eigentlich satt sind, verwandelt eine fünfminütige Auszeit eine abgelenkte Essenserfahrung in eine, die achtsam ist.

Machen Sie die folgende Übung, wenn Sie merken, dass Sie essen möchten, obwohl Sie körperlich gar nicht hungrig sind. Bevor Sie sich Essen (oder noch mehr Essen) in den Mund stecken, stellen Sie einen Timer auf fünf Minuten. Begeben Sie sich in eine bequeme Lage – sitzend oder liegend – an einem ruhigen Ort ohne Ablenkung. Erforschen

Sie nun Ihre momentanen Gefühle oder emotionalen Auslöser, die die Ursache für Ihr Bedürfnis, zu essen, sein könnten. Was fühlen Sie gerade?

WAS BRAUCHE ICH IN DIESEM MOMENT WIRKLICH?

Wenn der Timer abgelaufen ist, nehmen Sie sich einen Moment Zeit und spüren Sie in sich hinein, ob Sie immer noch das Bedürfnis haben, zu essen. *Was brauche ich – in diesem Moment –, um mit meinen momentanen Gefühlen umzugehen?* Da Sie keinen körperlichen Hunger haben, brauchen Sie kein Essen. Nehmen Sie einfach die Antwort wahr, wenn Sie in Ihnen aufsteigt. Beurteilen Sie sie nicht und sagen Sie sich nicht, dass Sie nicht haben können, was Sie wirklich brauchen. Die Antwort kann auch etwas beschreiben, zum Beispiel: *Ich brauche, dass mein Partner mehr Zeit mit mir verbringt* oder *Ich brauche, dass meine beste Freundin häufiger mit mir spricht* oder *Ich brauche mehr ruhige Zeit für mich selbst.*

Wenn Ihre Antwort umfangreicher war, denken Sie über das dahinter liegende Bedürfnis nach. Vielleicht vermissen Sie das Gefühl von Verbundenheit oder brauchen mehr Pflege und Schönes für sich selbst oder haben ein Bedürfnis nach Weite oder nach Freude und Genuss?

Die nächste Frage lautet: *Wie kann ich dieses Bedürfnis erfüllen und mir dieses Gefühl verschaffen, ohne mich dem Essen zuzuwenden?* Auf diese Frage gibt es viele mögliche Antworten:

- Wenn Sie mehr Verbundenheit spüren möchten, sprechen Sie Ihr Bedürfnis an und bitten Sie Ihren Partner um mehr Zeit mit Ihnen oder vereinbaren Sie Zeit mit Freunden oder der Familie.
- Wenn Sie Pflege für sich selbst brauchen, könnten Sie sich Tätigkeiten suchen, bei denen Sie sich wohlfühlen, zum Beispiel Malen, Wandern, einen Mittagsschlaf, Yoga, Tagebuchschreiben.
- Wenn Sie Genuss und Unterhaltung suchen, könnten Sie einen Besuch im Kino, im Theater oder im Konzert planen.
- Wenn Sie etwas Zeit für sich allein brauchen, könnten Sie sich dafür entscheiden, am Abend zu Hause zu bleiben und Ihre Lieblings-Fernsehshow anzusehen, anstatt auszugehen.

Was würde Ihnen guttun?

Wiederholen Sie diese Auszeit-Übung regelmäßig, um sich mit diesen zwei zentralen Fragen zu beschäftigen: *Was fühle ich?* und *Was brauche ich wirklich?* Das ist eines Ihrer wertvollsten Werkzeuge.

IHRE EMOTIONALEN MUSKELN AUFBAUEN

Wenn Ihr Verlangen zu essen noch immer überwältigend ist und Sie sich entschließen zu essen, dann tun Sie das ruhig, aber tun Sie es auf jeden Fall, ohne sich zu verurteilen. Denken Sie nicht, dass dieser Entschluss nach der Auszeit-Übung ein Rückschritt ist. Sie machen trotzdem einen Fortschritt, denn die Auszeit-Übung an sich ist ein Schritt vorwärts. Ihre anschließende Entscheidung zu essen, ist Teil des Lernprozesses. In der Vergangenheit haben Sie direkt zum Essen gegriffen, in dem Moment, in dem ein unangenehmes Gefühl auftauchte. Mit dieser Übung geben Sie sich selbst die Gelegenheit, Ihre Gefühle zu erkennen und Sie auszuhalten, wenn auch nur für kurze Zeit, anstatt sie sofort durch Essen zu verdrängen.

Denn noch einmal: Es ist wichtig, dass Sie sich selbst von einem Ort der Neugier, nicht des Verurteilens aus betrachten. Seien Sie neugierig auf Ihre Bedürfnisse und Ihre Gefühle; verurteilen Sie Ihr Verhalten nicht. Und haben Sie Geduld mit sich selbst. Jedes neue Verhalten braucht Zeit, um sich zu entwickeln und zu festigen. Wenn Sie schließlich so viel essen, dass Sie sich unwohl fühlen, seien Sie freundlich mit sich selbst. Genau wie die Emotionen verschwinden, wird auch das körperliche Unwohlsein sich wieder legen. Aber denken Sie daran, dass Ihr Körper trotzdem Essen benötigt, wenn der Hunger wieder einsetzt. Honorieren Sie Ihren Hunger und Ihren Körper und ernähren Sie sich auf zufriedenstellende Art.

Während Sie weiterhin diese Übungen durchführen, werden Ihre emotionalen Muskeln wachsen; Sie werden bald in der Lage sein, Ihre Gefühle länger auszuhalten, und schließlich wird Ihr Bedürfnis, ohne Hunger zu essen, schwächer werden und verschwinden.

Sollten sich Ihre Gefühle aber für Sie als sehr intensiv und kaum aushaltbar anfühlen, ziehen Sie in Erwägung, sich psychotherapeutisch beraten zu lassen, oder wenn Sie bereits in therapeutischer Behandlung sind, kontaktieren Sie Ihren Therapeuten und vereinbaren Sie einen Extratermin. Manche Psychotherapeuten oder Ernährungstherapeuten sind auch einverstanden damit, dass man sie in einer Notlage per E-Mail kontaktiert. Vielleicht können sie nicht immer sofort antworten, aber schon das Teilen Ihrer Gefühle und das Wissen, dass eine Antwort kommen wird, können ein Trost sein.

DIE TRAURIGKEIT, »GENUG« ZU SAGEN

Während Sie weiterhin üben, eine Auszeit zu nehmen, werden Sie immer besser darin zu warten, bis Sie wieder Hunger haben, um etwas anderes zu essen – oder mit dem Essen aufzuhören, wenn Sie zufrieden und angenehm gesättigt sind. Aber wundern Sie sich nicht über ein in Ihnen aufsteigendes Gefühl der *Traurigkeit*, wenn Sie sich in solchen Momenten entschließen, nicht zu essen. Es ist normal, sich traurig zu fühlen, wenn man einem genussreichen Erlebnis ein Ende bereitet. Wenn Sie sich erlauben, diese Traurigkeit auszuhalten, wird sie in ein paar Momenten vorbei sein – vor allem wenn Sie sich daran erinnern, dass Sie essen können, was immer Sie wollen, wenn Sie wieder Hunger haben. Wenn Sie dieses Gefühl der Traurigkeit eine Weile aushalten und anerkennen, wird es keine Macht mehr über Sie haben.

Die folgende Übung soll Ihnen helfen, wenn Sie weiteressen wollen, obwohl Sie wissen, dass Sie angenehm satt sind. Der Auslöser ist vielleicht gar kein tief sitzendes Gefühl, sondern das Essen ist besonders köstlich oder Sie genießen die Zeit, in der Sie nicht Ihren Alltagspflichten nachgehen müssen. Es kann schwer sein, sich zu bremsen und die Essensmenge zu begrenzen, aber wenn Sie diese Übung regelmäßig durchführen, wird sie zu Ihrem emotionalen Wachstum beitragen.

Wenn Sie merken, dass Sie angenehm gesättigt sind, stellen Sie sich folgende Fragen:

War diese Mahlzeit zufriedenstellend, sowohl körperlich als auch geschmacklich?

Möchte ich mich körperlich wohlfühlen – nicht übermäßig voll?

Fühle ich mich traurig, weil die Mahlzeit vorüber ist und ich aufhören muss zu essen?

Und jetzt tun Sie Folgendes:

1. Lassen Sie ein paar Momente das Gefühl der Traurigkeit zu und spüren Sie gleichzeitig Ihre Wertschätzung für die köstliche Mahlzeit.

2. Nehmen Sie ein paar tiefe Atemzüge.

3. Nun stehen Sie vom Tisch auf. Stellen Sie den Teller ins Spülbecken, wenn Sie zu Hause sind. Wenn Sie in einem Restaurant sind, fragen Sie, ob Sie den Rest Ihres Essens mitnehmen können (wenn das Essen sich befördern lässt und Sie Reste mögen).

4. Wenn Sie zu Hause sind, gehen Sie in ein anderes Zimmer und beschäftigen sich mit etwas anderem.

5. Nehmen Sie wahr, wie das Gefühl der Traurigkeit schon bald zu verschwinden beginnt.

Wenn Sie diese Übung regelmäßig durchführen, wird sich ein höherer Grad an Zufriedenheit beim Essen einstellen und Ihre Selbstachtung wird steigen; denn Sie wissen jetzt, dass Sie diese Gefühle der Traurigkeit tolerieren können, während Sie sich gleichzeitig über Ihre wachsende, wiederkehrende Verbindung mit Ihrem inneren intuitiven Esser freuen.

DIE »EINS NACH DEM ANDEREN«-METHODE

Einer der stärksten Auslöser des Überessens ist das Gefühl von Überforderung und Angst, wenn die Anforderungen des Lebens exponentiell zu wachsen scheinen. Da sind die Pflichten der Arbeit oder der Schule, die E-Mails, die beantwortet werden wollen, die Anrufe, die man erledigen muss, die Papiere, die abgeheftet werden müssen, dazu die Rechnungen, die Hausarbeit und all die Verpflichtungen des Privatlebens. Wenn solche Gefühle aufkommen, ist der beste Bewältigungsmechanismus, sich eine einzige Sache auszusuchen, die man sich in dem Moment zu tun verpflichtet, während man die Sorge um all die anderen loslässt. Heften Sie zunächst nur ein Papier ab oder lesen Sie einen Artikel oder erledigen Sie einen Rückruf. Wenn Sie mit dieser einen Aufgabe fertig sind, können Sie die nächste auswählen.

Machen Sie diese Übung, wenn Sie sich überfordert fühlen. Fühlen Sie sich weniger ängstlich? Verringert dies Ihren Wunsch zu essen, um die Ängstlichkeit zurückzudrängen?

Wenn Sie diese Übungen regelmäßig durchführen, werden Sie feststellen, dass die von Ihnen ausgewählten Tätigkeiten Ihnen mehr Erfüllung und körperliches und mentales Wohlbefinden verschaffen, als das unnötige Essen sie Ihnen gegeben hätte.

Hilfreiche Ablenkung

Vielleicht finden Sie es merkwürdig, dass das Wort *Ablenkung* hier auftaucht, wo Sie doch gerade lernen, Ihre Gefühle ohne den Einsatz von Essen zu bewältigen. Sie haben gesehen, dass das Erlernen von Selbstfürsorge eine Voraussetzung für das Entwickeln der Stärke ist, die es Ihnen erlaubt, schwierige Gefühle zu bewältigen, die Ihnen auf Ihrer Reise durchs Leben begegnen. Sie haben auch die Fähigkeit eingeübt, Ihre Gefühle auszuhalten, während Sie Ihre emotionalen Muskeln entwickeln. Warum also sollten wir *Ablenkung* überhaupt als eine Option in Betracht ziehen? Die Antwort ist, dass wir pragmatisch und realistisch sein müssen. Manchmal brauchen wir einfach eine Atempause vom Schmerz. Wir müssen eine nicht zerstörerische Aktivität finden, die uns eine Alternative zu schwierigen Gefühlen bietet und uns vielleicht etwas Zufriedenheit, Freude, Lachen oder etwas Ruhe verschafft. So wie man Ruhetage von körperlicher Betätigung braucht, damit die wunden Muskeln heilen können, braucht man manchmal eine Auszeit von seinen Emotionen, damit die emotionalen Muskeln sich erholen können.

Es gibt viele Tätigkeiten, die bei Bedarf Ablenkung bieten, zum Beispiel

- ins Kino gehen oder zu Hause einen Film anschauen;
- Musik anstellen und tanzen;
- ein Kreuzworträtsel oder Sudoku lösen oder ein Puzzle zusammensetzen;
- ein spannendes Buch lesen;
- eine Zeitschrift durchblättern;
- ein Spiel auf dem Computer spielen.

Geben Sie sich selbst die Erlaubnis, Ihre Gefühle eine Weile *nicht* aushalten zu müssen und sich eine Tätigkeit zu suchen, in die Sie sich vertiefen können. Welche Tätigkeiten könnten Ihnen Freude bereiten, wenn Sie einfach nicht mehr fühlen können?

____

____

____

____

____

In diesem Abschnitt haben Sie drei Wege kennengelernt, um sich gegen emotionales Essen zu wappnen:

- Selbstfürsorge, Pflege und Mitgefühl
- lernen, seine Gefühle auszuhalten
- hilfreiche Ablenkung

Bedenken Sie, dass das Essen Ihnen geholfen hat, mit den Herausforderungen des Lebens fertigzuwerden, als Sie keinen anderen Weg dafür kannten. Jetzt werden Sie merken, dass Sie durch das Praktizieren der Übungen in diesem Abschnitt neue Bewältigungsmechanismen entwickeln und festigen. Diese werden Ihnen helfen, dem Essen wieder den ihm gebührenden Platz zu geben – für Ernährung und Sättigung anstatt für den Umgang mit Gefühlen. Und seien Sie freundlich und mitfühlend zu sich selbst in Bezug auf den bisherigen Bewältigungsmechanismus mithilfe von Essen. Es war das Beste, was Sie zu der Zeit tun konnten!

Vorbeugung

Bisher ging es um Auslöser für emotionales Essen. Beschäftigen wir uns jetzt mit Wegen, wie Sie Ihr Risiko von emotionalem Essen während möglicherweise stressigen, sozialen Interaktionen reduzieren können. Das wird Sie vor unliebsamen Überraschungen schützen.

Vorbereitung

Stellen Sie sich vor, Sie haben ein eventuell stressiges Ereignis vor sich – eine Hochzeit im Familienkreis, eine Party, ein Ereignis im Büro oder einen Urlaub mit Freunden. Vielleicht fühlen Sie schon so etwas wie eine vorweggenommene Unruhe, die typischerweise auftritt, wenn man mit bestimmten Menschen zusammen ist, vor allem mit der Familie. Genau diese Ängstlichkeit könnte sogar der ursprüngliche Auslöser gewesen sein, der Sie in der Kindheit dazu brachte, Essen als Beruhigung einzusetzen. Es gibt viele Möglichkeiten, wie Sie sich auf solch eine stressige Zusammenkunft proaktiv vorbereiten können.

Wenn das Treffen außerhalb Ihres Wohnorts stattfindet:

- Überlegen Sie, in einem Hotel anstatt bei der Familie zu wohnen, so haben Sie mehr Raum für sich und eine Rückzugsmöglichkeit.
- Wenn Sie bei jemandem zu Hause wohnen, fragen Sie, ob es in Ordnung ist, wenn Sie ein paar Nahrungsmittel mitbringen, die Sie mögen. Haben Sie keine Angst, dass man das sonderbar finden könnte. Heute haben viele Menschen Nahrungsmittelallergien oder sind sensitiv gegenüber bestimmten Stoffen – Ihr Gastgeber wird das sicher verstehen. Oder Sie nehmen ein paar unverderbliche Sachen mit, zum Beispiel Nüsse oder Trockenfrüchte, die Sie in Ihrem Zimmer aufbewahren können, ohne jemanden zu fragen.
- Nehmen Sie bequeme Schuhe mit, sodass Sie sich eine Pause von dem Treffen nehmen und draußen spazieren gehen können.
- Nehmen Sie ein Tagebuch (digital oder in Papierform) mit, damit Sie Ihre Gefühle aufschreiben können.

- Laden Sie sich eine Yoga-App aufs Handy oder Tablet, damit Sie unterwegs von der beruhigenden Wirkung von Yoga profitieren können.

Es gibt noch ein paar nützliche Strategien, die Ihnen helfen, egal ob Sie bei einem Treffen in Ihrem Wohnort oder anderswo sind:

- Fragen Sie eine enge Freundin – oder Ihren Therapeuten oder Ernährungsberater –, ob Sie sie kontaktieren können, wenn Sie merken, dass Ihre Gefühle Sie zu überwältigen beginnen. Sie müssen noch nicht einmal unbedingt mit dieser Person sprechen. Manchmal ist es schon eine Beruhigung, wenn man weiß, dass man eine Nachricht hinterlassen kann.
- Versuchen Sie, an jedem Ort Personen zu finden, denen Sie vertrauen und die Sie vielleicht trösten könnten.
- Achten Sie gut darauf, sich immer ein paar Momente für regelmäßige, tiefe Atemzüge zu nehmen.
- Üben Sie, Ihre Bedürfnisse zu äußern und Menschen Grenzen zu setzen, die womöglich unangenehme Forderungen an Sie stellen.
- Planen Sie zur Sicherheit eine Exit-Strategie, falls die Dinge zu stressig werden oder Sie einfach Ihre Ruhe brauchen. Sie könnten zum Beispiel sagen, dass Sie auf der Arbeit dringend gebraucht werden und deswegen das Treffen leider verlassen müssen.

Wählen Sie ein paar möglicherweise stressige Situationen, in denen Sie dem Risiko von emotionalem Essen ausgesetzt sein könnten. Schreiben Sie sie hier auf:

____

____

____

____

Notieren Sie die Strategien, die Sie in jeder dieser Situationen anwenden könnten:

___

___

___

___

___

___

___

Probe und Visualisierung

Wenn Sie eine zukünftige Handlung oder ein angestrebtes Verhalten visualisieren, dann konzentrieren Sie Ihre geistige Energie darauf. Tatsächlich werden durch diese Fokussierung stärkere neuronale Netzwerke geschaffen und das Gehirnwachstum verändert. Sportler visualisieren regelmäßig, wie sie diesen Korb werfen oder ein Feldtor schießen, um ihre Leistung zu steigern. Genauso kann diese Technik auch bei der Arbeit mit Essensproblemen helfen. Sie können ein bevorstehendes Ereignis proben, indem Sie es visualisieren. Wählen Sie für diese Übung eine der oben aufgeführten stressigen Situationen.

Stellen Sie sich vor, Sie befinden sich in einer Situation, die Ihnen Sorge bereitet. Visualisieren Sie, dass gleich das Essen serviert wird. Wenn Sie ein klares Bild dieses Ereignisses im Kopf haben, beantworten Sie folgende Fragen:

1. Welche Gefühle und körperlichen Empfindungen könnten Sie erwarten? Welche Schwierigkeiten könnten Ihr Bedürfnis nach Überessen auslösen? Vielleicht ein Gespräch mit einem Familienmitglied? Vielleicht der Stress vom Reisen? Vielleicht übermäßig viel Zeit, in der es nicht wirklich etwas zu tun gibt?

____

____

____

2. Wenn Sie den Teil des Ereignisses visualisieren, in dem gegessen wird, welche Gefühle könnten bei Ihnen auftreten?

____

____

____

____

3. Wenn diese Gefühle für Sie schwierig zu ertragen scheinen, welche Strategien könnten Sie anwenden, um übermäßiges oder eingeschränktes Essen zu vermeiden?

____

____

____

____

4. Wie würde es sich anfühlen, übermäßig oder eingeschränkt zu essen?

5. Stellen Sie sich nun vor, wie es wäre, auf Ihre Körpersignale zu hören und nur aufgrund von Hunger zu essen. Kämen Sie emotional unter Druck, wenn Sie Ihre Gefühle nicht mit übermäßigem oder eingeschränktem Essen unterdrückten? Was könnten Sie tun, um sich zu beruhigen?

6. Welche positiven Gefühle würden in Ihnen aufsteigen, wenn Sie es schafften, dieses stressige Ereignis ohne den Einsatz von Essen zu bewältigen?

Vielleicht haben Sie viele Jahre emotionales Essen eingesetzt, um schwer zu ertragende Gefühle zu betäuben. Aber genauso wenig, wie man erwarten würde, dass jemand einen Marathon laufen kann, wenn er lange Zeit bewegungsarm gelebt hat, wäre es nun unvernünftig zu erwarten, dass Sie gleich mit allen schwierigen Gefühlen in den genannten Situationen klarkommen können. Denn wie schon gesagt, so wie man körperliche Muskeln erst einmal aufbauen muss, um Sportler zu werden, müssen Sie Ihre *emotionalen Muskeln* entwickeln, damit Sie Ihre Gefühle tolerieren können.

Kurze Zusammenfassung

Die Neigung zu emotionalem Essen könnte Ihnen ein sonderbares Geschenk machen. Immer wenn Sie merken, dass Sie sich nach Essen sehnen, ohne Hunger zu haben (oder Ihr Essen einschränken möchten, wenn Ihr Körper Nahrung braucht), halten Sie einen Moment inne, um sich klarzumachen, dass dieses Bedürfnis in Wahrheit eine Stimme aus Ihrem Innern ist. Sie lässt Sie wissen, dass es ein Gefühl oder ein Bedürfnis gibt, das Ihre Aufmerksamkeit fordert. Überlegen Sie, worum es dabei gehen könnte, und horchen Sie auf diese Quelle der Weisheit in Ihrem Innern – Sie werden die passende Antwort für diese Emotion oder dieses Bedürfnis finden.

Wenn Sie die Übungen in diesem Kapitel weiter durchführen, wird es einfacher für Sie werden, Ihre Auslöser und mit dem Essen verbundenen Gefühle zu erkennen. Sie besitzen dann eine wachsende Werkzeugkiste hilfreicher Techniken. Bei regelmäßiger Übung werden Sie merken, dass Ihre Lebenserfahrung sich immer mehr erweitert, sodass das Essen seinen eigentlichen Platz einnimmt – als Nahrungsquelle und eine der einfachen Freuden des Lebens.

Im nächsten Kapitel werden Sie erfahren, wie Sie Ihren Körper ehren, indem Sie Techniken anwenden, mit denen Sie ihm Dankbarkeit und Respekt entgegenbringen.

KAPITEL 8

Prinzip 8

Respektieren Sie Ihren Körper

Akzeptieren Sie Ihre genetische Veranlagung. So wie eine Person mit Schuhgröße neununddreißig realistischerweise nicht erwarten würde, dass ihre Füße sich in Schuhe der Größe sechsunddreißig quetschen ließen, wäre es gleichermaßen vergeblich (und unbequem), eine solche Erwartung an die eigene Körpergröße und -form zu stellen. Respektieren Sie Ihren Körper, dann fühlen Sie sich auch besser mit sich selbst. Sie können kaum die Diätmentalität ablegen, wenn Sie Ihrem eigenen Körper kritisch gegenüberstehen und unrealistische Erwartungen an ihre Körperform haben.

Die Lexikondefinition von *Respekt* umfasst Wörter wie *Ehre, Achtung, Bewunderung, Ehrfurcht, Wertschätzung, Höflichkeit, Liebenswürdigkeit, Anstand, Ehrerbietung* und *Würde*. Leider hören wir selten, dass Menschen ihre Körper auf diese Art beschreiben. Dank Crash-Diät-Programmen, der sozialen Medien und beleidigender Fernsehshows, in denen Menschen unter dem Deckmantel der Gesundheit schikaniert werden, leben wir in einer Kultur des Bodybashing und Bodyshaming. Als könnte der menschliche Körper nach Belieben in eine andere Form oder Größe umgemodelt werden!

Chronisch Diäthaltende empfinden nur allzu oft Verachtung für den eigenen Körper. Aber es ist wichtig, daran zu denken, dass dieser Körper für den Rest des Lebens das eigene Zuhause ist; er kann einen von Ort zu Ort bewegen, kann eine geliebte Person mit einer Umarmung trösten und Genuss bereiten. Und oft kann er ein Kind zur Welt bringen und dieses Kind tragen und für es sorgen.

Seinen Körper zu respektieren, heißt, ihn ehrerbietig und freundlich zu behandeln und seine Bedürfnisse zu erfüllen. In diesem Kapitel führen Sie Übungen durch, die Ihnen helfen werden.

- Ihre genetische Veranlagung zu akzeptieren;
- Dankbarkeit für Ihren Körper zu empfinden;
- sich gegenüber Ihrem Körper respektvoll zu verhalten;
- aufzuhören, Ihren Körper mit anderen zu vergleichen;
- die Sprache zu verändern, mit der Sie über Ihren Körper sprechen.

Gegen Mutter Natur kommt man nicht an!

Wir alle sind mit einem genetischen Bauplan geboren, der unsere mögliche Größe, unser Gewicht und unsere Gesundheit bestimmt, zusammen mit unzähligen anderen Details von der Fußlänge bis zur Augenfarbe. Wenn man auf seine Hunger- und Sättigungssignale eingestimmt ist und sich regelmäßig bewegt und aktiv ist, wird man einen großen Teil des Potenzials seines Körpers erhalten und bewahren. Doch wir wissen, dass diese Fähigkeit durch Umweltfaktoren beeinflusst oder sogar zerstört werden kann. Hungern in der frühen Kindheit kann dauerhaft das Wachstum von Knochen und Zähnen beeinträchtigen; schlechte Ernährung kann alle Organe schädigen und das Risiko von Infektionen und übertragbaren Krankheiten steigern und sogar zu einem früheren Tod führen.

Hunger und schlechte Ernährung sind zumeist durch Armut, Krieg und Misshandlung verursacht, aber deren schädigende Folgen können auch auf dem eigenen Versuch beruhen, Mutter Natur auszutricksen. Auch die Kultur kann verheerende Auswirkungen auf die Vernunft haben. Aus der chinesischen Geschichte wissen wir, dass es dort einst kulturelles Ideal war, dass Frauen kleine Füße haben. Das brachte viele dazu, die Füße ihrer Töchter in jungen Jahren so zusammenzubinden, dass diese sich zu einer deformierten – aber sehr kleinen – Form entwickelten. In Wirklichkeit waren diese Füße natürlich verkrüppelt. Damals glaubten viele, dass eine Frau kleine Füße haben musste, um einen Status innezuhaben und in die richtige Familie einzuheiraten. In unserer modernen Welt leben wir mit dem kulturellen Ideal des Dünnseins. Ob dieses nun durch Bilder in den Medien, die Mode- und Schönheitsindustrie oder Familiendruck entsteht – wir sehen den unerbittlichen Drang, Gewicht zu verlieren, das Aussehen des Körpers zu verändern und ein Bild zu schaffen, das unmöglich zu erreichen oder aufrechtzuerhalten ist. Kombiniert man diese kulturellen Probleme mit den angeblichen Gesundheitsrisiken von Fettleibigkeit, entsteht daraus eine weit verbreitete Körperunzufriedenheit.

Durch eine Essstörung wie Magersucht kann man sehr schnell (und auf gefährliche Weise) Gewicht verlieren; unbehandelt ähneln deren gesundheitliche Folgen denen des Verhungerns. Oder man kann durch Diäten zeitweilig Gewicht verlieren. Aber wie in diesem Arbeitsbuch bereits mehrfach beschrieben, funktionieren Diäten einfach nicht. Und schlimmer noch, Diäten fördern die Zunahme von Gewicht, sodass man nach der Diät mehr wiegt als vorher; dies wurde bei Kindern, Teenagern und Erwachsenen nachgewiesen. Und trotzdem versuchen Menschen immer wieder, Mutter Natur auszutricksen, weil sie glauben, dass sie ihren Fantasiekörper erreichen und bewahren können.

Um Ihren Körper zu respektieren, müssen Sie als Erstes akzeptieren, dass Ihr Körper dazu bestimmt ist, seinen genetischen Bauplan beizubehalten. Die wenigen, die das Diäthalten ziemlich schnell nach dem Beginn dieses sinnlosen Verhaltens wieder aufgeben, haben vielleicht das Glück eines widerstandsfähigen Körpers, der zu seinem ursprünglichen Bauplan zurückkehrt. Aber die meisten Diäthaltenden probieren im Laufe ihres Lebens eine Diät nach der anderen und riskieren dabei einen verlangsamten Stoffwechsel, ein erhöhtes Fett-Muskel-Verhältnis und ein Gewicht, für das ihr Körper ursprünglich nicht bestimmt war. Wie oft hören wir Menschen sagen: »Ich habe gerade ein Bild von mir aus meinen Teenagerjahren (oder den Zwanzigern oder sogar Fünfzigern) angesehen, als ich meinen Körper hasste! Heute würde ich alles dafür geben, diesen Körper zurückzuhaben!«

Beenden Sie diese Verrücktheit; hören Sie auf mit dem Versuch, Mutter Natur austricksen zu wollen! Nehmen Sie den Körper an, der Ihnen bestimmt ist. Behandeln Sie ihn mit Liebe, Respekt, Selbstfürsorge, gesunder Lebensweise und Freude. Die Freiheit, die Sie dadurch gewinnen, wird Ihnen gestatten, Ihren Fokus auf Lebensziele zu richten, die wirklich zu erreichen und beizubehalten sind.

Ihr Leben ohne Körpernegativität

Leider haben viele wertvolle, interessante, freundliche und schöne Menschen eine so negative Sichtweise auf ihren Körper, dass sie nichts Positives an sich sehen.

Welche negativen Ansichten haben Sie über Ihren Körper?

____

____

____

Stellen Sie sich vor, wie Ihr Leben wäre, wenn Sie die negativen Ansichten über Ihren Körper und die Idee, ihn verändern zu wollen, aufgäben. Wie würde sich die Freiheit von den Sorgen über Ihren Körper anfühlen? Welche neuen Veränderungen könnten in Ihrem Leben stattfinden?

____

____

____

Welche Gefühle tauchen in Ihnen auf, wenn Sie daran arbeiten, Ihr negatives Körperbild fallen zu lassen und den Bauplan von Mutter Natur für Ihren Körper zu akzeptieren?

____

____

____

Wie Sie Ihrem Körper Respekt erweisen können

Auch wenn Sie nicht vollständig bereit sind, den genetischen Bauplan Ihres Körpers zu akzeptieren, und ihn nicht mögen, können Sie sich ihm gegenüber freundliche und respektvolle Verhaltensweisen angewöhnen.

Dankbarkeit

Studien über die Auswirkungen von Dankbarkeit ergaben, dass sie zwischenmenschliche Vorteile bringen kann, vor allem eine positive Stimmung (Emmons und McCullough 2003), und dass sie vor Stress und Depressionen schützt (Wood et al. 2008).

Für diejenigen, die ihrem Körper viele Jahre lang wenig Respekt gezollt haben, mag die Vorstellung, Dankbarkeit für einen Körper zu zeigen, den sie für minderwertig halten, lächerlich klingen. Doch wenn man das Verhalten von Dankbarkeit ganz offen angeht, können die meisten Menschen an ihrem Körper etwas finden, das sie schätzen:

- die Fähigkeit zu gehen (ein Vorteil, der sehr offensichtlich wird, wenn man sich ein Bein gebrochen oder das Knie verletzt hat!)
- die Fähigkeit, Sport oder Freizeitaktivitäten zu betreiben
- das Geschenk, Genuss zu empfangen, ob durch eine Massage, Sex oder sogar durch Kratzen einer juckenden Stelle
- die Fähigkeit von Frauen, ein Baby auszutragen und zu gebären
- die Fähigkeit, ein Baby oder Kleinkind hochzuheben und mit ihm zu spielen

Was kann Ihr Körper? Empfinden Sie dafür Dankbarkeit?

____

____

____

Selbstfürsorge

Das Prinzip der Selbstfürsorge findet sich in vielen Prinzipien intuitiven Essens. Sie können Ihrem Körper Respekt erweisen, indem Sie sich regelmäßig auf einfache und direkte Art um ihn kümmern:

- regelmäßig duschen, Gesicht und Haare waschen
- die Zähne putzen und mit Zahnseide säubern
- den Körper bei einer angenehmen körperlichen Tätigkeit bewegen
- in Ihre tägliche Nahrungsaufnahme ein paar nahrhafte Sachen aufnehmen
- für ausreichenden, erholsamen Schlaf sorgen

Sollten Sie keins dieser Grundelemente der Selbstfürsorge regelmäßig durchführen – oder überhaupt nicht –, wählen Sie eines davon aus, das Sie verbessern möchten, und praktizieren Sie es eine Woche lang. Nachdem Sie sich in einem Bereich dauerhaft verbessert haben, nehmen Sie einen anderen hinzu, bis Sie die meisten aufgenommen oder optimaler gestaltet haben.

Wie oft wollen Sie sich dazu verpflichten?

____

____

____

____

Sich von der Waage trennen

Eine der schnellsten Maßnahmen, Ihren Körper zu respektieren, ist sehr einfach – wiegen Sie ihn nicht mehr. Der Schritt auf die Waage hat die Macht, Ihren Tag zu ruinieren – oder Ihnen ein zeitweiliges Hoch zu bescheren, das schnell wieder in sich zusammenfällt. Die Waage ist ein unsinniges Messgerät für etwas, das wirklich wichtig ist - das Essen von Nahrungsmitteln, die Ihnen Zufriedenheit schenken, das Honorieren Ihres Hungers und das Beenden einer Mahlzeit, wenn Sie angenehm satt sind. Die Zahl, die auf der Waage erscheint, kann Sie in die Vergötterung des Dünnseins zurückkatapultieren und damit in die Illusion, dass Sie Ihre Körpergröße für immer verändern können, einhergehend mit all den Fantasien eines Lebens, das mit einem niedrigeren Gewicht wie durch Zauber eintreten wird. Dies würde Sie von den wichtigen, realen und bedeutungsvollen Aspekten Ihres Lebens trennen. Die folgende Übung kann Ihnen helfen, sich von der Tyrannei des Wiegens zu befreien.

Visualisieren Sie zunächst das letzte Mal, als Sie sich auf die Waage stellten.

1. Wie fühlten Sie sich, bevor Sie auf die Waage stiegen? Waren Sie besorgt, hoffnungsvoll oder voller Angst?

____

____

____

2. Wie veränderten sich Ihre Stimmung und das Gefühl von sich selbst, als Sie die Zahl gesehen haben?

____

____

____

3. Hatte die Zahl auf der Waage einen Einfluss darauf, wie Sie an diesem Tag gegessen haben? War diese Zahl der Grund, warum Sie wo-

möglich dachten, Sie sollten an dem Tag weniger essen? Oder gab sie Ihnen vielleicht die Erlaubnis, mehr zu essen, weil sie niedriger als von Ihnen erwartet war?

____

____

____

Sollten Sie nach dem Beenden dieser Übung das Bedürfnis verspüren, sich zu wiegen, gehen Sie noch einmal durch die vorhergehenden Schritte, um sich die negative Wirkung des Wiegens bewusst zu machen. Überprüfen Sie Ihre Gedanken und Gefühle, während Sie diese Übung durchführen. Sollten Sie sich wiegen, versuchen Sie danach, folgende Fragen zu beantworten.

1. Notieren Sie Ihre Gefühle vor und nach der Entscheidung, sich zu wiegen.

____

____

____

2. Nun überlegen Sie, ob Sie sich entscheiden würden, dieses Experiment fortzuführen. Denken Sie an negative Gefühle, die vielleicht in Ihnen hochkamen.

____

____

____

3. Könnten Sie eventuell erwägen, Ihre Waage wegzuwerfen? Falls nicht, was könnten Sie tun, um sich selbst weniger und schließlich gar nicht mehr zu wiegen?

____

____

____

Viele Menschen sind gleichzeitig aufgeregt und ängstlich, wenn sie überlegen, ob sie ihre Waage wegwerfen sollten, und es schließlich auch tun. Diese proaktive Aktion festigt Ihre Verpflichtung, Ihren Fokus nicht mehr auf Ihr Gewicht, sondern auf die Einstimmung auf die Signale Ihrer inneren Weisheit zu richten. Das mag sich am Anfang beängstigend anfühlen, aber schließlich wird es eine Befreiung sein.

Als weitere affirmative Aktion könnten Sie sich weigern, beim Arzt auf die Waage zu steigen. Leider vermeiden viele Menschen den Besuch beim Arzt, auch wenn sie krank sind, weil sie Angst haben, dort gewogen zu werden. Sie fürchten sich vor dem Urteil des Arztes und auch vor ihrem eigenen. Aber Sie haben ein Recht, Ihre Meinung zu sagen und das Wiegen abzulehnen. Es gibt nur wenige Situationen, in denen Ihr Gewicht bei der Bewertung Ihrer Gesundheit eine Rolle spielt. Dazu gehören Schwangerschaft, die Berechnung bestimmter Medikamentendosen und Herzschwäche. In diesen Fällen ist es hilfreich, mit Ihrem Arzt über Ihre Gefühle zu sprechen, damit er Sie unterstützt. Sie könnten dann darum bitten, die Zahl auf der Waage nicht gezeigt zu bekommen.

Hören Sie auf mit Bodychecking

Gratulation, falls Sie es geschafft haben, die Waage aus Ihrem Leben zu verbannen! Das ist der erste Schritt, um die Angewohnheit abzulegen, sich selbst negativ zu bewerten. Denken Sie daran: Ihren Körper zu respektieren, bedeutet, ihn mit liebender Fürsorge zu behandeln, unabhängig von seinen Maßen und seinem Gewicht. Leider überprüfen viele

Menschen ihren Körper dann auf andere Art, um zu bewerten, ob sie »gut genug« sind. Manche haben zum Beispiel in ihrem Schrank eine Hose, die sie verwenden, um zu »messen«, ob ihr Gewicht sich verändert hat. Ist die Hose enger, kann das die gleichen negativen Gefühle hervorrufen wie eine höhere Zahl auf der Waage. Diese Art Bewertung können Sie verhindern, indem Sie jeden Tag verschiedene Kleidung tragen, damit Sie kein Muskelgedächtnis schaffen, wie sich eine bestimmte Hose auf dem Körper anfühlt.

Manche Menschen überprüfen sich in Spiegeln in Aufzügen, Umkleidekabinen und Fitnessstudios und nahezu überall, wo sie einen Spiegel sehen. Dieses »Spiegel-Checking« verstärkt das Urteil, das Menschen über sich selbst haben, wenn sie sich an der Illusion eines perfekten, idealen Körpers messen. Kennen Sie diese Spiegel im Spiegelkabinett, die Sie als Kind zum Lachen brachten? Die meisten Spiegel zeigen kein derart verzerrtes Bild, aber sie geben Ihnen ganz bestimmt auch kein genaues Bild Ihrer selbst wieder. So viel Aufmerksamkeit auf Ihr Aussehen zu richten, verzerrt nur Ihren erweiterten Sinn von sich selbst und von dem ganzen Spektrum Ihrer Eigenschaften.

Werfen Sie alte Kleidung weg

Eine weitere heilende Erfahrung ist es, wenn Sie die Kleidung wegpacken, die mit Ihren Diäten zusammenhängt und nicht mehr passt. Wenn Sie noch nicht bereit sind, diese wegzuwerfen oder wegzugeben (vor allem wenn sie einen sentimentalen Wert hat), können Sie sie in einer Kiste ganz hinten in Ihrem Schrank oder in der Garage verstauen. Wenn Sie sich später bereit dazu fühlen, können Sie sich ganz von den Sachen trennen. Da Sie die Kleidung gekauft haben, als Sie versucht haben abzunehmen, wird Sie wahrscheinlich Ihren normalen Körpermaßen nicht entsprechen, die durch intuitives Essen und Aktivität erreicht werden. Vergessen Sie nicht, ein Teil dieses Prozesses, dem Sie sich verschrieben haben, ist das Ablegen der Diätmentalität. Diese Kleidung zu behalten, hält Sie in der Fantasie gefangen, die mit jeder neuen Diät in Ihnen aufsteigt. Die Kleidung zu verbannen, wird befreiend sein. Wenn Sie nun Ihre Schranktür öffnen, fühlen Sie nicht mehr diese Verzweiflung, die Sie empfinden, wenn Sie Kleidung sehen, von der Sie wissen, dass sie Ihnen nicht passt.

Tragen Sie bequeme Kleidung

Die andere Seite des Aussortierens alter, an die Zeit der Diäten erinnernde Kleidung ist das Behalten, Tragen und gelegentliche Kaufen von ausschließlich Kleidung, die gut passt und Ihnen steht. Zu enge Sachen zu tragen, führt nur dazu, dass Sie sich unwohl fühlen, und es zeigt auch keinen Respekt Ihrem Körper gegenüber. Das trifft auch auf Unterwäsche zu. Zu enge Unterwäsche kann sich wie eine Zwangsjacke anfühlen. Zu enge Kleidung führt dazu, dass Sie sich eingeengt und wie in der Falle fühlen, und im Extremfall können Sie noch nicht einmal einen tiefen Atemzug nehmen.

Überprüfen Sie Ihre Garderobe. Haben Sie Kleidung, die aussortiert werden muss? Haben Sie Sachen, die Ihnen nicht stehen? Respektieren Sie Ihren Körper, indem Sie in Ihrem Kleiderschrank Inventur machen und das Nötige tun, um wieder Freude hineinzubringen.

Folgende Übung könnten Sie machen, wenn Sie vor Ihrem Schrank stehen. Schreiben Sie über die Sachen in Ihrem Kleiderschrank und was Sie tun müssen.

Zuerst nehmen Sie alles heraus,

- dessen Anblick Sie nicht lächeln lässt;
- von dem Sie wissen, dass es Ihnen nur passte, als Sie aufgrund einer Diät oder Krankheit unvernünftig wenig wogen;
- was vielleicht passt, aber Ihnen nicht steht, fleckig oder nicht mehr in gutem Zustand ist.

Wie fühlen Sie sich, nachdem Sie in ihrem Kleiderschrank aufgeräumt haben?

____

____

____

Neue Kleidung kaufen

Nachdem Sie nun die unbequeme Kleidung aus Ihrem Schrank entfernt haben, ist es vielleicht Zeit, sich neue Sachen zu kaufen. Folgende Punkte werden Ihnen helfen, den Einkauf zu einem Erfolg zu machen:

- Wählen Sie einen Tag zum Einkaufen, an dem Ihre Stimmung entweder neutral oder positiv ist.
- Nehmen Sie am Anfang mehrere Größen eines Kleidungsstücks mit in die Umkleidekabine – zum Beispiel drei Jeans.
- Drehen Sie in der Umkleidekabine dem Spiegel Ihren Rücken zu, schauen Sie nicht hinein.
- Probieren Sie eine der Hosen an, die Sie ausgesucht haben.
- Strecken Sie sich, bewegen Sie Ihren Körper hin und her und setzen Sie sich.
- Sollten sich die Jeans nicht bequem anfühlen, ziehen Sie sie ohne einen Blick in den Spiegel wieder aus und probieren Sie eine andere Größe oder eine ganz andere Hose an.
- Falls – und nur falls – Sie sich bequem anfühlt, drehen Sie sich um und überprüfen Sie im Spiegel, ob die Hose Ihrem Stil entspricht.
- Wenn Sie eine Hose finden, in der Sie sich wohlfühlen und die Ihrem Stil entspricht, gehen Sie direkt zur Kasse und kaufen Sie sie!

Das Entscheidende beim Kleidungskauf ist, wie man sich in der Kleidung *fühlt*. Wenn die Sachen gut passen, muss man nachher nicht dauernd hier und da daran ziehen, weil etwas unbequem ist. Sie haben dann etwas, das gut aussieht und sich auch gut anfühlt.

Hören Sie auf, sich zu vergleichen

Ein starkes Zeichen von Selbstachtung ist die Fähigkeit, ein unabhängiges Selbstwertgefühl aufrechtzuerhalten. Seien Sie dankbar für die unzähligen Werte, die Sie wirklich haben – die Geschenke, mit denen Sie geboren wurden. Ihre Talente auszuüben und zu verfeinern und die Arbeit zu schätzen, die Sie schon getan haben, um zu lernen und zu wachsen, all dies sind Gründe für Selbstachtung. Sich selbst mit anderen zu vergleichen, führt zu unnötigem Leiden und bewirkt Gefühle der Überlegenheit oder des Neids. Anstatt sich mit anderen zu vergleichen, sehen Sie den Wert in Ihren einzigartigen Qualitäten, die nichts mit der äußeren Erscheinung zu tun haben!

Ihre persönlichen Qualitäten

Schreiben Sie einige Aspekte an sich auf, die Sie besonders schätzen. Denken Sie an Eigenschaften, Charakterzüge und Werte, die Ihnen eigen sind und die nichts mit Ihrem Körper oder Ihrem Aussehen zu tun haben. Dazu könnten gehören: persönliche Begabungen wie Ihre Intelligenz oder die Fähigkeit, zu singen oder zu tanzen, etwas, woran Sie hart gearbeitet haben, um es zu erreichen, zum Beispiel Ihre berufliche Karriere, oder andere Dinge wie Ihre Freundschaften und Ihr Familienleben:

- intelligent
- lustig
- mitfühlend
- gute Zuhörerin
- gute Ehefrau, guter Elternteil oder gute Freundin
- geduldig
- harter Arbeiter
- künstlerisch oder musikalisch
- liebevoll
- großzügig
- aufmerksam

Nehmen Sie sich Zeit und schreiben Sie so viele Qualitäten auf, wie Ihnen einfallen:

____

____

____

____

____

Viele Menschen scheuen sich, Ihre persönlichen Gaben zu würdigen – die vielen Qualitäten und Eigenschaften, die sie einmalig machen –, und doch haben sie die Neigung, sich ständig mit anderen zu vergleichen, um zu sehen, wie sie dabei abschneiden. *Hat Sarah mehr Punkte in dem Test oder dem Referat bekommen als ich? Werde ich schneller beruflich aufsteigen als Michael? Werde ich um genauso viele Dates gebeten wie meine Freunde? Veröffentliche ich genauso viele Forschungsergebnisse oder Bücher wie meine Kollegen?* Und so geht es immer weiter.

Körpervergleich

Der problematische Vergleich mit Freunden oder Kollegen erstreckt sich auch auf den Körper. Wer hat die schönsten Haare, die glatteste Haut, die stärksten Muskeln, die längsten Beine oder die schmalste Taille? Dieses Urteil über unseren Körper fällen wir ständig, indem wir Freunde, Verwandte, Schauspieler, Models und so ziemlich jeden auf der Straße unter die Lupe nehmen. Seine Aufmerksamkeit derart auf andere zu richten, ist der sicherste Weg, um sich von seinen eigenen besonderen Qualitäten zu entfernen. Außerdem bleibt so der Fokus auf das Äußere gerichtet und hält einen von der Beschäftigung mit dem eigentlichen Lebenssinn ab.

Wenn man den Körper von jemand anderem begutachtet, stellt man auch eine Vermutung darüber an, wie diese Person wohl zu diesem Körper gekommen ist. Sieht man aber eine sehr dünne Person, kann man gar nicht wissen, ob diese eine zu Gewichtsverlust führende Krankheit, eine Essstörung oder einfach nur einen besonders schnellen Stoffwechsel hat. Die Überzeugung, auch so einen Körper haben zu können, schließt diese Unbekannten aus, ganz abgesehen vom eigenen genetischen Bauplan. Alles in allem ist der Vergleich mit anderen der sicherste Weg, um sich selbst schlecht zu fühlen!

Das Folgende soll Ihnen bewusst machen, wie sehr Sie daran gewöhnt sind, sich mit anderen zu vergleichen.

1. Wie oft nehmen Sie das Aussehen anderer unter die Lupe – Kleidung, Körpermaße oder andere Äußerlichkeiten? Notieren Sie die Namen einiger Menschen, bei denen Sie das tun.

2. Achten Sie darauf, wie Sie sich fühlen, wenn Sie sich mit anderen vergleichen. Fühlen Sie sich unterlegen, traurig oder hoffnungslos? Oder vielleicht überlegen und sogar überheblich, wenn Sie denken, Sie sähen besser aus? Was sind Ihre typischen Gefühle?

3. Denken Sie an einen Moment in jüngster Zeit, in dem Sie in die Vergleichsfalle getappt sind und sich dann letztlich minderwertiger gefühlt haben. Überlegen Sie einen Augenblick, wie sich das angefühlt hat – lassen Sie alle Emotionen dieses Moments in sich aufsteigen. Nun denken Sie zurück an Ihre Dankbarkeitsübung und die Liste Ihrer persönlichen Werte. Besinnen Sie sich darauf, wer Sie als Individuum sind und welches Ihre einzigartigen Gaben und Qualitäten sind. Wie verändern sich Ihre Gefühle?

Die »Und«-Übung – den Fokus vom Körper weglenken

Diese Übung erkennt an, dass Sie sich in Ihrem Körper tatsächlich manchmal nicht wohlfühlen könnten. Aber anstatt in dieser Empfindung und Identität stecken zu bleiben, sollten Sie an andere Ihrer Qualitäten denken, die Sie wertschätzen und die nichts mit Ihrer äußeren Erscheinung zu tun haben.

- Beschreiben Sie neutral und nicht wertend, wie Sie sich in Ihrem Körper fühlen. Benutzen Sie keine negativen Wörter wie »aufgedunsen« oder »schwabbelig«, die ein moralisches Urteil enthalten. Verwenden Sie stattdessen Wörter wie »unbehaglich« oder »schwierig«, die das körperliche Empfinden anerkennen, ohne gesellschaftlichen Erwartungen in die Hände zu arbeiten. Zum Beispiel »Ich habe heute einen schwierigen Körpertag« oder »Ich fühle mich heute körperlich unwohl«.
- Fügen Sie dieser Beschreibung nun ein »und« hinzu und zählen Sie drei Dinge auf, die Sie an sich bewundern (wenn nötig, gehen Sie zurück zu Ihrer Liste persönlicher Qualitäten). Zum Beispiel »Ich habe heute einen schwierigen Körpertag UND ich bin eine gute Zuhörerin, eine großartige Lehrerin und eine harte Arbeiterin«.

Und jetzt sind Sie dran. Denken Sie sich etwas aus, das Sie zu sich selbst sagen können, wenn Sie gerade eine schwierige Zeit mit Ihrem Körper haben.

Neid

Neid ist eine normale menschliche Emotion. Sie entsteht, wenn Sie jemanden sehen, der etwas hat, das Sie Ihrer Meinung nach nicht haben. Sie glauben, wenn Sie es hätten, wäre Ihr Leben viel besser. Neid ist wahrscheinlich eines der am schwersten zu ertragenden Gefühle. Wenn Menschen sich mit anderen vergleichen, tun sie dies oft in der Hoffnung, etwas zu finden, das sie an der anderen Person kritisieren können. Das gibt ihnen ein vorübergehendes Gefühl der Überlegenheit, da sie die andere Person herabsetzen, während sie sich selbst im Vergleich dazu aufwerten. Dadurch wird das Gefühl des Neids in dem Moment vermieden. Paradoxerweise kehrt sich dies oft schnell um, und Sie beginnen sich auf eine Eigenschaft der anderen Person zu konzentrieren, die Sie begehren. Nun entsteht sofort wieder Neid, und wahrscheinlich fühlen Sie noch größere Verzweiflung, wenn Sie folgern, dass die andere Person tatsächlich »besser« ist als Sie oder dass sie mehr hat.

Bei dieser Übung konzentrieren Sie sich zuerst auf Ihre Gefühle des Neids. Wie oft fühlen Sie Neid auf das Leben anderer oder auf deren Körper? Oft? Manchmal? Selten?

____

Können Sie diesen Neid aushalten, wenn Sie ihn fühlen? Oder versuchen Sie, einen Weg zu finden, um glauben zu können, dass Sie besser sind als die andere Person? Nehmen Sie wahr, wie Sie sich dadurch fühlen.

____

____

____

____

Wie schnell schlägt dieses Gefühl, besser als die andere Person zu sein, wieder in das Gefühl um, nicht gut genug zu sein? Fühlen Sie dann den Wunsch, sich zu perfektionieren?

____

____

____

Denken Sie trotz allem daran, dass Neid ein normales Gefühl ist. Wenn Sie es schaffen, dieses Gefühl zu akzeptieren, wird Ihr Wunsch verschwinden, sich dagegenzustemmen und jemand anders herabzusetzen, um sich selbst zu erhöhen. Sie bekommen dann zwar nicht die sofortigen (kurzfristigen!) Überlegenheitsgefühle, aber Sie vermeiden den eventuellen Absturz danach. Noch einmal, richten Sie Ihre Aufmerksamkeit auf Gefühle der Dankbarkeit für Ihre eigenen persönlichen Gaben und Werte.

Bodybashing

Eine der respektlosesten Verhaltensweisen, auf die Sie sich einlassen können, ist negatives Reden über den Körper oder das so genannte Bodybashing. Es ist schmerzhaft und traurig zu hören, wie jemand sein Aussehen, seine Körpergröße, das Gewicht oder andere Körpermaße herabsetzt. Menschen, die niemals etwas Gemeines zu einem Kind, Freund oder Bekannten sagen würden – auch nicht zu jemandem, der ihnen nicht nahesteht –, sagen schreckliche Dinge zu sich selbst. (Hinweis: Wir haben erschreckende Geschichten von Klienten gehört, die von ihren Eltern, von Geschwistern oder Partnern erniedrigt, kritisiert und verurteilt wurden. Dies sind Fälle emotionaler Misshandlung, die mit einem Traumatherapeuten besprochen werden müssen.)

Diese Übung wird Ihnen helfen, Ihre Bodybashing-Kommentare, mit denen Sie sich selbst schlecht behandeln, zu erkennen und zu beenden.

1. Erkennen Sie Ihre kritischen Körpergedanken. Achten Sie auf Ihre Selbstgespräche in Momenten, in denen Sie wahrscheinlich Ihren Körper betrachten:

   - unter der Dusche

   ____

   ____

   - beim Anziehen

   ____

   ____

   - wenn Sie sich selbst irgendwo im Spiegel sehen

   ____

   ____

   ____

2. Welche Gefühle rufen diese Gedanken in dem Moment in Ihnen hervor? Fühlen Sie sich besorgt, schamvoll, traurig? Würden Sie etwas zustimmen, das ungefähr so klingt: »Diese Gedanken sind nicht hilfreich – und sie führen dazu, dass ich mich mit mir selbst furchtbar fühle«?

3. Wenn Sie merken, dass Sie Bodybashing betreiben, erzählen Sie von Ihrer Umgebung und beschreiben Sie, was Sie sehen und hören. (Sie können dies als inneren Monolog tun oder laut aussprechen – je nachdem, was angenehmer für Sie ist.) Sagen wir zum Beispiel, Sie laufen irgendwo entlang und sehen sich in einem Spiegel oder im Fenster

eines Gebäudes und fangen an, ihren Bodybashing-Gedanken nachzuhängen (wie *Meine Beine sind so dick – ich bin widerwärtig*). Wenn das passiert, folgen Sie diesen Schritten:

Hören Sie auf.

Erzählen Sie. Beschreiben Sie mit einer neutralen, sachlichen Stimme, was Sie sehen oder hören, ohne sich zu verbessern. Zum Beispiel *Ich sehe vier Autos, die auf der Straße parken. Ein Auto ist gelb. Ich höre Kinder lachen – igitt, ich kann meine Beine nicht ausstehen.*

Nehmen Sie wahr, wenn die aufdringlichen Bodybashing-Gedanken sich wieder einschleichen. Urteilen Sie nicht; stellen Sie ganz ruhig fest, dass Ihre Gedanken anderswohin gewandert sind, und fahren Sie sanft fort zu erzählen, was Sie sehen und hören. *Da sind wieder meine Bodybashing-Gedanken; ich muss mich wieder konzentrieren und weitererzählen. Ich sehe ein silberfarbenes Auto. Ich höre Krähen krächzen.*

Üben Sie nun, auf diese Art von Ihrer Umgebung zu erzählen, und wenn sich negative Gedanken einschleichen, registrieren Sie sie und erzählen Sie weiter.

____

____

____

____

Mit dieser Übung trainieren Sie Ihren Geist, sich auf andere Dinge als auf Ihre negativen Gedanken zu konzentrieren. Mit der Zeit werden Sie in der Lage sein, Ihre kritischen Gedanken einfach zu stoppen, ohne sie auf das Beschreiben Ihrer Umgebung umzulenken. An diesem Punkt Ihres Kampfes mit der Selbstkritik dient das Erzählen als Stützrad, das Ihnen hilft, Ihre Gedanken neu zu fokussieren. Irgendwann werden Sie diese Stütze nicht mehr brauchen.

Üben Sie diese Technik in dieser Woche ein paar Minuten am Tag, wenn Sie sie eigentlich *nicht* brauchen. Das gibt Ihnen eine gute Grundlage, und Sie werden merken, dass die Gedanken die Tendenz haben umherzuwandern, auch wenn es keine emotionale Belastung gibt. Sie können Ihre Umgebung beschreiben, während Sie Auto fahren, im Bus sitzen, auf einen Termin warten – einfach überall. Wenn Sie merken, dass Sie abgelenkt werden, nehmen Sie das zur Kenntnis und fahren Sie sanft mit Ihrer Erzählung fort. Das Üben ist hierbei der Schlüssel. Es spielt keine Rolle, wie oft Ihre Gedanken abschweifen – bei dieser Übung kommt es darauf an, dass Sie lernen, Ihre abschweifenden Gedanken zu bemerken und sie wieder zurückzulenken.

Beschreiben Sie Ihre Erfahrung mit der Übung in dieser Woche. Wie oft mussten Sie Ihre Gedanken zurücklenken? Hatten Sie Bodybashing-Gedanken? Wenn ja, wie haben Sie sich gefühlt, wenn Sie einen dieser negativen Gedanken hatten? Wie fühlten Sie sich, als Sie Ihre Gedanken weg von der Selbstkritik lenkten und dazu zurückkehrten, einfach Ihre Umgebung zu beschreiben?

____

____

____

____

____

Negatives Reden über den Körper

Wie oft sind Sie auf einer Party oder mit einer Gruppe Freundinnen zusammen und das Gespräch wendet sich Diäten zu und thematisiert »Fettsein«? Wir leben in einer Gesellschaft, die von diesen Diskussionen besessen zu sein scheint, unabhängig von Alter, Bildung oder Beruf. Sie sind allgegenwärtig. Doch anders als ein lockerer Austausch über das Wetter richten solche Gespräche Schaden an, denn sie verstärken Gewichtsstigmatisierung und Bodyshaming. In solchen Situationen seine Meinung zu äußern, erfordert Mut. Es weist darauf hin, dass Sie jemand sind, der weiß, dass der Wert einer Person mit deren Zielsetzung im Leben, ihrer Freundlichkeit anderen gegenüber und ihren tief verwurzelten Werten zusammenhängt – und nicht mit Größe oder Form ihres Körpers. Es gibt viele Möglichkeiten, diese Gespräche zu lenken, je nachdem, wie wohl Sie sich damit fühlen; das reicht von einer Nichtbeteiligung am Gespräch über die Äußerung Ihrer Meinung bis zu einem Wechseln des Themas.

- Zumindest sollten Sie aufhören (oder gar nicht erst anfangen), über Körper zu sprechen (einschließlich Ihres eigenen), weder mit einer Wertung noch mit dem Wunsch nach einer Veränderung.
- Äußern Sie Ihre Meinung und fordern Sie andere höflich auf, sich ihre Aussagen und Urteile bewusst zu machen. Viele sind sich gar nicht darüber klar, dass sie ein Vorurteil gegen von der Norm abweichendes Körpergewicht haben, obwohl diese Voreingenommenheit in unserer Kultur weit verbreitet ist. Und vielen Menschen ist auch nicht bewusst, dass die bewundernde Äußerung über jemanden, der dünn ist oder abgenommen hat, gleichzeitig eine Kritik gegenüber allen ist, die nicht diesen gesellschaftlichen Normen entsprechen. Sie können dies auf viele Arten thematisieren:
  - »Es tut mir weh, wenn ich höre, wie Menschen sich selbst aufgrund ihres Äußeren herabsetzen.«
  - »Sie sind doch so viel mehr als Ihr Gewicht – ich höre gerne Ihre Ansichten über Politik, Theater und Bücher. Das hat mit Körpergröße absolut nichts zu tun.«

- Wechseln Sie das Gesprächsthema zu Reisen, einem Theaterstück oder einem Film, den Sie gesehen haben – oder zu irgendetwas, das dieses negative Reden beendet.
  - *Negatives Reden über den Körper* – »Ich kann am Strand unmöglich einen Badeanzug tragen. Ich fühle mich so fett!«
  - *Themenwechsel* – »Ich war letztes Wochenende am Strand und habe einen wunderschönen Sonnenuntergang gesehen. Vielleicht könnt ihr einmal abends zum Strand gehen, ihr werdet nicht glauben, wie traumhaft er um diese Jahreszeit aussieht.«
  - *Negatives Reden über den Körper* – »Ich kann gar nicht glauben, wie viel ich zugenommen habe – für mich heute Abend kein Brot und kein Dessert.«
  - *Themenwechsel* – »Was mir bei Dessert einfällt – ich habe bei Susi letztes Wochenende ein Stück wunderbaren Kuchen gegessen. Ich muss herausfinden, von welcher Bäckerei der war.«

Wählen Sie für die folgende Übung einen Zeitpunkt, an dem Sie mit mehreren Menschen zusammen sind. Schauen Sie sich noch einmal die möglichen Reaktionen an, dann haben Sie ein paar Ideen, was Sie sagen könnten, wenn jemand anfängt, über die neueste Diät zu reden, oder etwas Abfälliges über seinen Körper oder etwas Wertendes über den Körper von jemand anderem sagt. Wie sind Sie mit der Situation umgegangen, wenn ein solches Gespräch aufkam? Was haben Sie gesagt, um vom Thema abzulenken oder um Ihre Meinung dazu zu sagen? Wie haben Sie sich während des Gesprächs und danach gefühlt?

____

____

____

____

____

Wenn die anderen nicht auf Sie eingegangen sind – welche Strategie könnten Sie anwenden, um sich beim nächsten Mal besser durchzusetzen? (Das kann auch heißen, dass Sie akzeptieren müssen, dass einige Menschen Ihren Standpunkt nicht verstehen. Dann müssen Sie entscheiden, wie Sie Ihre emotionale Energie einsetzen möchten.)

____

____

____

____

Wenn Sie etwas unternehmen, damit das Reden über korpulente Körper und Diäten aufhört, schärfen Sie damit das Bewusstsein derjenigen, die bisher gar nicht gemerkt haben, welchen Schaden dieses Reden anrichtet. Eine Person kann die Welt verändern. Seien Sie stolz, dass Sie zu diesem Bemühen beitragen!

Formale Bewertung eines positiven Körperbildes

Die Forschung zum Körperbild hat sich in der Vergangenheit auf die negativen Aspekte konzentriert, zum Beispiel Bodyshaming und Körperunzufriedenheit. Glücklicherweise erforschen neue Studien die Vorteile der Wertschätzung des eigenen Körpers. Tylka und Wood-Barcalow (2015) entwickelten die Body Appreciation Scale (Skala zum Überprüfen Ihrer Körperwertschätzung), die drei Schlüsselmerkmale der Körperwertschätzung definiert und überprüft:

- Akzeptanz des Körpers, unabhängig von Größe oder Unvollkommenheiten;
- Respekt und Pflege des Körpers durch gesundheitsfördernde Verhaltensweisen;

- Schutz des eigenen Körpers, indem man der Verinnerlichung unrealistischer, eng gefasster Schönheitsnormen widersteht, die von den Medien verbreitet werden.

Skala zum Überprüfen Ihrer Körperwertschätzung

Hier folgt eine vereinfachte Version der aktualisierten Skala zum Überprüfen Ihrer Körperwertschätzung. Sie bietet ein gutes Messinstrument der eigenen Körperwertschätzung und des positiven Körperbildes. Schreiben Sie neben jede Aussage Ja oder Nein, um zu sehen, wie weit Sie mit dem Respekt für Ihren Körper schon gekommen sind.

- Ich respektiere meinen Körper.
- Ich fühle mich gut in Bezug auf meinen Körper.
- Ich glaube, dass mein Körper mindestens ein paar gute Eigenschaften hat.
- Ich habe eine positive Haltung meinem Körper gegenüber.
- Ich achte auf die Bedürfnisse meines Körpers.
- Ich empfinde Liebe für meinen Körper.
- Ich schätze die verschiedenen und einzigartigen Merkmale meines Körpers.
- Mein Verhalten macht meine positive Einstellung meinem Körper gegenüber sichtbar; zum Beispiel gehe ich mit erhobenem Kopf und lächelnd.
- Ich fühle mich wohl in meinem Körper.
- Ich finde mich schön, auch wenn ich anders als die von den Medien verbreiteten Bilder attraktiver Menschen aussehe (zum Beispiel Models, Schauspielerinnen).

Nachdem Sie diese Aussagen bewertet haben, zählen Sie, wie oft Sie mit Ja geantwortet haben. Je mehr Fragen mit Ja beantwortet wurden, desto weiter sind Sie mit Ihrer Körperwertschätzung schon gekommen.

Wenn Sie nur ein- oder zweimal Ja gesagt haben, denken Sie daran, sich nicht selbst zu verurteilen. Sie sind auf einer Reise, die Ihnen helfen wird, positive Gedanken über Ihren Körper zu haben. Wenn Sie mit

Ihren Ja-Antworten irgendwo in der Mitte sind, haben Sie schon ziemlich viel Arbeit geleistet. Wie bei allem, was Sie erreichen wollen, streben Sie auch hier keine Perfektion an, sondern nur eine stärkere Wertschätzung Ihres Körpers.

Was brauchen Sie, um Ihren Körper zu respektieren, zu akzeptieren und zu lieben?

____

____

____

Sind Sie bereit, die Fantasie aufzugeben, dass Sie Ihren Körper verändern können, damit er irgendeinem unrealistischen Bild entspricht? Wenn ja, schreiben Sie auf, was Sie planen, um sich selbst zu zeigen, dass Sie es ernst meinen. Es gibt viele Arten, dies zu tun:

- Ich werde freundlich zu mir selbst über meinen Körper sprechen.
- Ich werde mich regelmäßig ernähren und auf eine Art körperlich aktiv sein, die mir gefällt.
- Ich werde meine Waage wegwerfen und auch die alte Kleidung entsorgen, die mir nicht passt.

Wenn Sie noch nicht bereit sind, sich von der Fantasie zu verabschieden, überlegen Sie, was dafür nötig wäre.

____

____

____

Notieren Sie alle positiven Verhaltensweisen (einschließlich positiver Selbstgespräche über Ihren Körper), die Sie umsetzen wollen.

____

____

____

Es wäre hilfreich, wenn Sie in den nächsten Monaten die Aussagen in der Skala zum Überprüfen Ihrer Körperwertschätzung verwenden, um sich immer wieder neu einzuschätzen. (Sie können die Skala von der Website dieses Buches downloaden.) Verfolgen Sie, wie Ihre Körperwertschätzung sich mit der Zeit verbessert. Überprüfen Sie, ob das Durchführen anderer Übungen in diesem Arbeitsbuch einen Einfluss auf Ihre Körperwertschätzung hat.

Kurze Zusammenfassung

Wir haben alle von Natur aus unterschiedliche Körpergrößen und -formen. Unsere Kultur akzeptiert die Schuhgröße und versucht nicht, sie zu verändern. Das Gleiche sollte auch für unsere Körper gelten. Das Ziel Ihrer Reise ist, Ihre Körperbeschaffenheit zu akzeptieren und Ihren Körper zu respektieren. Wenn Sie die Tatsache, dass keine Diät, keine Essenseinschränkung und kein Sportprogramm Ihre genetisch bedingte Körpergröße dauerhaft verändern kann (außer auf schädliche Weise), akzeptieren, dann sind Sie auf dem Weg, wirklich freundlich zu Ihrem Körper zu sein, ihn mit Würde zu behandeln und, ja, ihn sogar zu lieben. Lieben Sie ihn für all das, was er für Sie tun kann. Lieben Sie ihn, indem Sie gut für ihn sorgen – er hat so viel für Sie getan. Lieben Sie ihn, indem Sie sich auf eine Art präsentieren, die Ihre eigene persönliche Ästhetik schätzt.

Das nächste Kapitel untersucht Ihre Beziehung zu Bewegung und körperlicher Aktivität und geht dabei auch auf Widerstände ein, die Sie vielleicht gegenüber körperlicher Betätigung haben.

KAPITEL 9

Prinzip 9

Bewegung – fühlen Sie den Unterschied

Vergessen Sie exzessiven Sport. Werden Sie einfach aktiv und konzentrieren Sie sich darauf, wie es sich anfühlt, Ihren Körper zu bewegen, anstatt darauf, wie viele Kalorien gerade verbrannt werden. Wenn Sie daran denken, wie Sie sich nach Bewegung fühlen, zum Beispiel voller Energie, kann es durchaus passieren, dass Sie sich morgens für einen Spaziergang aus dem Bett rollen, anstatt den Snooze-Knopf am Wecker zu drücken. Beim Aufwachen gleich ans Abnehmen zu denken, ist bestimmt keine gute Motivation.

Ohne jeden Zweifel hat Bewegung viele gesundheitliche Vorteile – von der Stressreduktion bis zur Vorbeugung gegen chronische Krankheiten. Das Problem für die meisten Menschen besteht in der Regelmäßigkeit, die häufig durch die Wahl des Sports verhindert wird, vor allem bei chronisch Diäthaltenden. Denn wenn diese ihre Wahl aufgrund dessen treffen, wie viele Kalorien sie verbrennen, könnten sie sich für eine Sportart entscheiden, die ihnen gar keinen Spaß macht.

Liegt Ihr Fokus auf einem unerreichbaren ästhetischen Ziel anstatt auf der Freude an der Bewegung, ist die Enttäuschung vorprogrammiert. Schlimmer noch, der Sport wird Teil der Diätmentalität und entwickelt sich zur Schinderei, was zu einem Burnout führen kann. Wenn die Diät aufhört, endet folglich auch die körperliche Aktivität – was verständlich ist, denn wenn Ihre ursprüngliche Erfahrung mit Sport mit dem Diäthalten verbunden war oder Sie nicht genügend Nahrung zu sich genommen haben, dann werden Sie bestimmt nicht lernen, dass sich Bewegung gut anfühlen kann.

Wir benutzen hier den Begriff Bewegung sowohl für Sport als auch für andere körperliche Aktivitäten. Die Weltgesundheitsorganisation (WHO) betont, dass körperliche Aktivität nicht nur organisierten Sport oder sportliche Betätigung bedeutet (World Health Organization 2010) Diese sind Unterkategorien körperlicher Aktivität, die auch andere Tätigkeiten umfasst wie zum Beispiel Bewegungsspiele, Gartenarbeit, Hausarbeit, Tanzen und alle möglichen Freizeitaktivitäten.

Zu körperlicher Aktivität und Gesundheit gehören zwei wesentliche Dinge – jeden Tag weniger Zeit im Sitzen zu verbringen und mehr Zeit körperlich aktiv zu sein. Immer mehr Forschungen zeigen, dass zu viel Zeit im Sitzen nicht das Gleiche ist wie zu wenig Bewegung (Henson et al. 2016; Cheval et al. 2014; Craft et al. 2012). Studien belegen, dass selbst regelmäßiger Sport nicht vor den Auswirkungen des vielen Sitzens schützt. In diesem Kapitel beschäftigen wir uns mit beiden Problemen.

Dabei werden Sie

- körperliche Aktivitäten entdecken, die Ihnen Freude machen;
- die Qualität achtsamer Bewegung kennenlernen, während Sie die Aufmerksamkeit auf die Verbindung mit Ihrem Körper lenken;
- persönliche Vorteile von Bewegung und Gründe dafür ermitteln;
- Möglichkeiten entdecken, um Hindernisse für Sport zu durchbrechen;
- lernen, wie Sie Ihre Aktivität steigern, indem Sie weniger sitzen.

Beginnen Sie damit, dass Sie in Ihrem Alltag einfach weniger sitzen

Eine Person kann heute essen, arbeiten, einkaufen, Bankgeschäfte tätigen und mit anderen kommunizieren, ohne die Bequemlichkeit ihres Stuhls zu verlassen.

– Henson et al. 2016

Dank Technologie und Verstädterung verbringt eine Person heute im Durchschnitt mehr Zeit sitzend als schlafend (Craft et al. 2012). Dieser Lebensstil des immer länger andauernden Sitzens wird als besonders schwerwiegende Gefahr für die Gesundheit angesehen, die das Risiko chronischer Krankheiten erhöht, insbesondere von Herzerkrankungen und Diabetes Typ 2 (Henson et al. 2016). Wenn der Körper über einen längeren Zeitraum sitzt – eine Stunde oder mehr –, kommt es zu einem physiologischen Staueffekt; der Stoffwechsel funktioniert nicht mehr ausreichend.

Deswegen reicht es nicht, sich auf Richtlinien für Sport zu konzentrieren (die trotzdem wichtig sind und später erörtert werden). Studien zeigen, dass viele Menschen, die regelmäßig Sport treiben, trotzdem zu viel sitzen und tatsächlich eher als Personen mit sitzender Lebensweise eingruppiert werden müssen. Sitzen kann man auf der Arbeit, in der Schule, zu Hause, auf Reisen oder in der Freizeit, zum Beispiel wenn man

- fernsieht oder Videospiele spielt;
- Auto fährt oder mit Flugzeug, Zug oder Bus unterwegs ist;
- liest, lernt, schreibt oder am Schreibtisch oder Computer arbeitet.

Aus diesen Gründen versuchen öffentliche Gesundheitsprogramme Wege zu finden, um die Gesamtzeit des Sitzens zu reduzieren und die Anzahl der Pausen während längeren Sitzens zu erhöhen – ohne dass man dabei gleich ins Schwitzen gerät. Dabei geht es nicht darum, von Ihrem Stuhl aufzuspringen, um ein paar Hampelmänner zu machen. Es hilft auch schon, aufzustehen und den Zustand des Sitzens zu unterbrechen, was so leicht sein kann wie das Aufstehen, um zu telefonieren, und das Gespräch im Stehen fortzusetzen. Diese Arten von Aktivität werden unter dem Begriff Non-exercise activity thermogenesis (NEAT) (Cheval et al. 2014) zusammengefasst, was auf Deutsch so viel heißt wie sportunabhängige Aktivitätsthermogenese. Dazu gehört eine breite Palette von Verhaltensweisen, die wenig intensiv sind: die normalen Tätigkeiten des täglichen Lebens, Zappeln, spontane Muskelkontraktionen und das Aufrechterhalten einer korrekten Körperhaltung. Auf keinen Fall sollte man unterschätzen, welche wichtige Rolle diese ganz normalen Aktivitäten für die Gesundheit des Stoffwechsels und des Herz-Kreislauf-Systems spielen! Sogar die nebensächlichsten Aufgaben des Alltags wie das Hinaustragen des Mülls bieten gesundheitliche Vorteile (Rezende et al. 2016).

Wenn Sie sich körperlich nicht in Form fühlen, können Sie einfach damit beginnen, weniger zu sitzen – das ist weniger abschreckend, als gleich ein neues Fitnessprogramm zu beginnen.

Seien Sie realistisch: Wie viel Zeit am Tag verbringen Sie im Sitzen?

Wir verbringen täglich so viel Zeit damit, Deadlines hinterherzujagen und Erledigungen zu machen, dass wir leicht glauben können, unser Lebensstil sei aktiv und nicht sitzend. Aber die meisten Menschen erledigen diese hektische Jagd, während sie im Auto oder hinterm Schreibtisch sitzen oder sitzend auf ihr Smartphone starren.

Machen wir uns zunächst ein Bild davon, wie Ihre sitzende Lebensweise tatsächlich aussieht (ohne Wertung!). Wir wollen ein Bild davon bekommen, wie viel Zeit Sie im Sitzen verbringen. So können Sie besser beurteilen, wo es möglich wäre, ein paar einfache Veränderungen vorzunehmen. Wählen Sie zwei typische Tage (einen Wochentag und einen Tag am Wochenende). Halten Sie in der folgenden Tabelle die Stunden fest, die Sie an diesen Tagen im Sitzen verbracht haben, und notieren Sie in der rechten Spalte die längste *ununterbrochene* Zeit im Sitzen. Haben Sie zum Beispiel drei Stunden gesessen und einen Film geschaut, schreiben Sie »drei Stunden« – wenn Sie aber nach der Hälfte des Films aufgestanden und in die Küche gegangen sind, müsste Ihr Eintrag »eineinhalb Stunden« lauten.

Ihre Zeit im Sitzen

	Gesamtstunden am Tag		Verbrachte Zeit
Sitzende Tätigkeiten	*Wochentag*	*Wochenende*	*Andauerndes Sitzen (ununterbrochen, ohne aufzustehen)*
Auto fahren oder Sitzen im Auto, Flugzeug oder Zug			
Am Schreibtisch sitzen			
Fernsehen oder einen Film sehen			
Im Internet surfen oder mit sozialen Medien wie Facebook beschäftigt sein			
Videospiele spielen			
Lesen			
Texten, reden, in den sozialen Medien aktiv sein oder telefonieren			
Einfach entspannen oder faulenzen			
Gesamtzahl Stunden			

Wie man weniger sitzen und lange Sitzzeiten unterbrechen kann

Nachdem Sie die Tabelle ausgefüllt haben, beantworten Sie folgende Fragen.

Wie viele Stunden verbringen Sie im Sitzen oder Liegen während

der Wochentage ___________

an Wochenenden ___________

Welches war die längste Periode ununterbrochenen Sitzens und ist das typisch für Sie?

____

____

Im Folgenden finden Sie eine Liste mit Möglichkeiten, um das Sitzen zu unterbrechen. Lesen Sie sie und setzen Sie ein Häkchen an diejenigen, die Sie bereit wären, in Ihren Alltag aufzunehmen.

Allgemeine Tipps

- ☐ Unterbrechen Sie lange Sitzzeiten mit Strecken, Aufstehen, Drehen oder Beugen.
- ☐ Lassen Sie sich von Ihrem Handy oder elektronischen Apps daran erinnern, nach fünfundvierzig bis sechzig Minuten ununterbrochenem Sitzen aufzustehen.
- ☐ Finden Sie andere Sitzmöglichkeiten, die eine aktive Haltung fordern, zum Beispiel einen Gymnastikball oder einen Barhocker.

Zu Hause

- ☐ Stellen Sie einen Wecker oder den Timer auf Ihrem Handy, um Sie jede Stunde daran zu erinnern, aufzustehen und sich irgendwie zu bewegen: Machen Sie eine Stretching-Pause, holen Sie die Post herein, räumen Sie herumliegende Sachen weg, machen Sie die Wäsche oder bringen Sie den Müll weg.
- ☐ Gehen Sie herum, anstatt zu sitzen, wenn Sie telefonieren.
- ☐ Machen Sie eine Steh-Pause, wenn Sie sitzend lesen.
- ☐ Wechseln Sie jede Stunde Ihren Leseplatz, zum Beispiel von drinnen nach draußen.

Im Büro oder am Schreibtisch

- ☐ Machen Sie Ihre Mittagspause nicht am Schreibtisch.
- ☐ Lesen Sie bei der Arbeit im Stehen.
- ☐ Gehen Sie herum oder stehen Sie, wenn Sie telefonieren, vielleicht mit Kopfhörer, wenn es das einfacher macht.
- ☐ Stehen Sie bei Meetings an einem Konferenztisch, anstatt zu sitzen.
- ☐ Schlagen Sie bei kleineren Meetings mit ein oder zwei Personen vor, beim Reden zu gehen.
- ☐ Stellen Sie Ihren Papierkorb ein Stück weg vom Schreibtisch, damit Sie aufstehen müssen, um etwas hineinzuwerfen.
- ☐ Stellen Sie einen Wecker auf Ihrem Computer, der Sie daran erinnert, öfter aufzustehen und sich zu bewegen.

- ☐ Erwägen Sie die Anschaffung eines höhenverstellbaren Schreibtischs, an dem Sie in verschiedenen Höhen arbeiten können, vom Sitzen bis zum Stehen.

Verkehrsmittel

- ☐ Stehen Sie im Flugzeug jede Stunde auf und machen Sie eine Stretching-Pause oder gehen Sie den Gang auf und ab.
- ☐ Steigen Sie aus dem Zug oder Bus möglichst eine Station vor Ihrem Ziel aus und laufen Sie die restliche Strecke.
- ☐ Steigen Sie aus dem Taxi eine Straße vor Ihrem Ziel aus und laufen Sie den Rest der Strecke.

Das Streben nach angenehmen Aktivitäten

Immer mehr Studien zeigen, dass nicht die Konzentration auf klassische Fitnessvorschriften wie Häufigkeit, Intensität und Dauer, sondern die Freude an körperlichen Aktivitäten einer der wichtigsten Faktoren für regelmäßiges Sporttreiben sein könnte (Parfitt et al. 2012; Ekkekakis et al. 2012; Petruzzello 2012; Segar et al. 2011). Dieses Konzept der Aufnahme von Aktivitäten, die einem Freude bereiten oder zu mehr Energie oder einer besseren Stimmung führen, beruht auf der hedonistischen Motivationstheorie. Diese besagt im Wesentlichen, dass man Aktivitäten, die sich gut anfühlen, wiederholen will. Andererseits werden Aktivitäten, die Schmerz oder Unbehagen bereiten, aufgegeben oder vermieden. Diese Untersuchungsergebnisse widerlegen die verbreitete Meinung, dass Menschen im Namen der Gesundheit zu körperlichen Aktivitäten gedrängt werden müssen.

Nur allzu oft wurden Leute dazu überredet, die warnenden Botschaften ihres Körpers zu missachten, mit Sprüchen wie *Find dich damit ab* oder *Ohne Schweiß kein Preis*. Ein solches Verhalten kann zu einer Entkopplung vom eigenen Körper führen, denn es fördert den Schmerz und entwertet die Botschaften des Körpers. So wie Diäten einem beibringen zu ignorieren, was der Körper möchte und braucht, trennen diese alten Gewohnheiten beim Sport einen von der Weisheit des Körpers. Noch einmal, nur Sie selbst können wissen, wie sich Ihr Körper anfühlt.

Lassen Sie sich von Ihrem Körper führen: Achtsame Bewegung

Um Aktivitäten zu finden, die Ihnen Freude bereiten, sollten Sie Ihre Aufmerksamkeit darauf richten, wie sich Ihr Körper während und nach der Bewegung *fühlt*. Darauf richtet man seine Aufmerksamkeit bei achtsamer Bewegung – ohne Wertung, Vergleich oder Wettbewerb. Diese Aktivität fördert die Einstimmung auf den Körper. Sie umfasst vier Bereiche (Calogero und Pedrotty 2007):

- Sie regeneriert, anstatt zu erschöpfen oder zu entkräften.
- Sie fördert die Verbindung zwischen Geist und Körper.
- Sie baut Stress ab, anstatt ihn zu verstärken.
- Sie erzeugt echte Freude und Genuss.

Je besser Sie sich während körperlicher Aktivitäten auf die Empfindungen Ihres Körpers einstimmen können (nicht daran denken, sondern sie wirklich *fühlen*), desto mehr wird Ihr interozeptives Bewusstsein trainiert (die Wahrnehmung von Empfindungen im Körperinnern). Während der Bewegung sind diese Empfindungen zum Beispiel die Intensität und die Frequenz Ihres Atems, die Schnelligkeit und Stärke Ihres Herzschlags, die Muskelanspannung und -entspannung und die insgesamt wahrgenommene Anstrengung. Je mehr Sie in Ihren Körper hineinhorchen, desto mehr werden Sie seine Signale »hören« können. Dadurch wird auch Ihr interozeptives Bewusstsein in anderen Bereichen gestärkt – zum Beispiel bei der Wahrnehmung von Hunger und Sättigung. Stellen Sie sich diese Übung wie eine Form des Crosstrainings für die Verbindung von Geist und Körper vor, die miteinander verbunden und voneinander abhängig sind.

Wie würden sich angenehme Aktivitäten auf Sie auswirken?

1. Welche Auswirkungen hätten körperliche Aktivitäten, die Ihnen Vergnügen und Freude bereiten würden, auf

   A. Ihren Wunsch, aktiv zu sein?

   ____

   ____

   ____

   B. die Wahl der Aktivität, bei der Sie sich engagieren würden, insbesondere wenn Sie sich nicht in Form fühlen?

   ____

   ____

   ____

   C. die Wahl der Umgebung, in der Sie Ihre Bewegung durchführen – mit anderen oder allein, in der Öffentlichkeit oder privat, im Freien oder in einem Fitnessstudio?

   ____

   ____

   ____

   ____

2. Wie würde sich eine angenehme körperliche Aktivität für Sie anfühlen, während und nach der Bewegung?

____

____

____

3. Wie würde die Betonung auf Aktivitäten, die eher belebend als erschöpfend sind, Ihre Wahl und Häufigkeit der Bewegung beeinflussen?

____

____

____

Vorteile körperlicher Aktivität

Zwar wissen die meisten Menschen, dass Bewegung viele Gesundheitsvorteile mit sich bringt, aber diese Vorstellung ist so allgemein, dass sie für Sie vielleicht keine besondere Bedeutung hat. In diesem Abschnitt werden wir kurz die Vorteile körperlicher Aktivität in zwei Teilen besprechen: Reduzierung von Gesundheitsrisiken und Verbesserung der Lebensqualität.

GESUNDHEITSVORTEILE KÖRPERLICHER AKTIVITÄT

Schauen Sie sich die folgende Tabelle mit den Gesundheitsvorteilen körperlicher Aktivität an. Im ersten Abschnitt *Reduziert Gesundheitsrisiken* setzen Sie ein Häkchen in den Kasten neben jeder Krankheit und jedem Leiden, das in Ihrer Familiengeschichte vorkommt (Eltern, Großeltern und Geschwister). Im unteren Abschnitt *Verbessert die Lebensqualität* kreisen Sie die Vorteile ein, die für Sie von Bedeutung sind.

Reduziert Gesundheitsrisiken	
Kognitiver Verfall	Insulinresistenz
Darmkrebs	Lungenkrebs
Depressionen	Osteoporose und Knochenbrüche
Gebärmutterkrebs	Vorzeitiger Tod
Herzerkrankungen	Schlaganfall
Bluthochdruck	Diabetes Typ 2
Verbessert die Lebensqualität	
Langfristige Vorteile, die erst nach einiger Zeit auftreten	*Kurzfristige Vorteile, die Sie täglich bemerken werden*
Knochendichte	Stärke
Graue Hirnsubstanz	Gleichgewicht
Kognition und Gedächtnis	Stimmung
Darmflora	Ausdauer
Sättigungssignale	Appetitregulierung
Magere Körpermasse	Stresstoleranz
Herz-Kreislauf-System	Schlafqualität

KURZFRISTIGE VORTEILE KÖRPERLICHER AKTIVITÄT, DIE DIE LEBENSQUALITÄT VERBESSERN

In diesem Abschnitt konzentrieren wir uns auf die stärker wahrnehmbaren kurzfristigen Vorteile von Bewegung, durch die Sie sich ganz allgemein gut fühlen.

Beschreiben Sie zwei kurzfristige Vorteile von Bewegung, die Sie reizvoll finden.

____

____

Wie würde es sich auf Ihre alltägliche Lebensqualität auswirken, wenn Sie eine Aktivität aufgrund von Vorteilen auswählten, die Sie tatsächlich *fühlen*, wie zum Beispiel mehr Energie, bessere Stimmung, mehr Stärke oder besserer Schlaf? Überlegen Sie zum Beispiel, wie es den Rest Ihres Tages (oder der Nacht) beeinflussen würde, wenn Sie nach einer Aktivität mehr Energie fühlten.

____

____

____

____

Hindernisse für körperliche Bewegung

Trotz der bekannten Vorteile körperlicher Aktivität ist Bewegungsmangel weltweit ein wachsendes Problem. Nach Angaben der Weltgesundheitsorganisation (World Health Organization 2010) ist körperliche Inaktivität die vierthäufigste Todesursache – mit etwa 3,2 Millionen Todesfällen im Jahr, die ungenügender körperlicher Bewegung zugeschrieben werden können.

Selbst wenn Sie persönlich die Vorteile von Bewegung wertschätzen und den ehrlichen Wunsch haben, aktiv zu sein, kann es Hindernisse geben – von denen einige ihre Ursache in frühen Erfahrungen bei Spiel und Sport haben könnten. Vielleicht wurden Sie gehänselt oder zum Sport gedrängt, was dann einen Widerwillen gegen jede Art von Sport hervorgerufen hat. Ober es gibt aktuell Schwierigkeiten, zum Beispiel einen mit Schule, Kindern und Arbeit vollgestopften Terminkalender. Diese Hindernisse wahrzunehmen und sich Strategien zur Überwindung zu überlegen, kann dabei helfen, körperliche Aktivität zu einem regelmäßigen Teil Ihres Lebens zu machen.

Bewegungshindernisse bewerten

Schauen Sie sich die Fragen an und machen Sie ein Kreuz vor diejenigen, die Ihre Situation betreffen.

Ja	Fragen
Hänseln, Bestrafung oder Druck	
	1. Wurde Sport jemals als Bestrafung eingesetzt (zum Beispiel wegen Fehlverhaltens Runden laufen oder Liegestütze machen)?
	2. Hat man Sie wegen unkoordinierter Bewegungen ausgelacht?
	3. Wurden Sie immer als Letzter für eine Mannschaft ausgewählt?
	4. Wurden Sie jemals gezwungen, Sport zu machen, um abzunehmen?
Diätmentalität und strenges Denken	
	5. Benutzen Sie Sport, um den Verzehr eines bestimmten Essens, zum Beispiel eines Desserts, auszugleichen?
	6. Glauben Sie, dass Sie die richtige Körpergröße oder das richtige Gewicht haben müssen, um Sport zu machen?
	7. Denken Sie, dass körperliche Aktivität nur zählt, wenn Sie schwitzen und viele Kalorien verbrennen?
	8. Ist das Abnehmen für Sie der Hauptzweck von Sport?
	9. Treiben Sie Sport oft nur, wenn Sie eine neue Diät anfangen?
	10. Setzen Sie sich unrealistische Ziele, nur um körperliche Aktivität dann aufzugeben?
Zeit, Terminkalender und Wetterherausforderungen	
	11. Haben Sie das Gefühl, nicht genug Zeit für körperliche Bewegung zu haben?
	12. Müssen Sie aus Arbeitsgründen viel reisen?

	13. Haben Sie viele familiäre Verpflichtungen und wenig freie Zeit für sich?
	14. Beeinflusst das Wetter Ihre Möglichkeit, im Freien Sport zu machen?
Vertrauen, Bedingungen und Ausrüstung	
	15. Haben Sie kein Vertrauen zu Ihren Fähigkeiten, körperlich aktiv zu sein?
	16. Hatten Sie eine Verletzung oder gibt es eine besondere Bedingung (einschließlich Alter), die Sie davon abhält, das zu tun, was Sie früher gerne gemacht haben?
	17. Haben Sie Angst, sich zu verletzen?
	18. Fühlen Sie sich zu müde für körperliche Bewegung?
	19. Denken Sie, Sie haben keine bequeme Kleidung, die Sie bei Aktivitäten tragen könnten?

BEWEGUNGSHINDERNISSE UNTERSUCHEN

Wählen Sie aus der Liste Ihre größten Hindernisse für körperliche Aktivität aus und beschreiben Sie, was Sie tun könnten, um jedes davon zu überwinden.

Erstes Hindernis:

____

____

Lösung:

____

____

Zweites Hindernis:

____

____

Lösung:

____

____

Was brauchen Sie, um in Ihrem Leben körperliche Aktivität zu einer nicht verhandelbaren Priorität zu machen? Überlegen Sie, wie Sie bei Selbstfürsorge und beim Grenzensetzen abschneiden.

____

____

____

Hindernisse überwinden: die Wichtigkeit einer für den Körper positiven Umgebung

Wenn Sie sich unwohl dabei fühlen, allein eine neue Aktivität oder Fitnessart zu erkunden, könnte ein qualifizierter Personal Trainer oder ein Fitnessstudio mit angeleiteten Gruppen helfen. Allerdings fühlen sich sehr viele Menschen in einem Fitnessstudio fehl am Platz und nicht willkommen. Noch schlimmer ist, dass es bei einigen Fitnessstudios und Kursen ums Abnehmen geht anstatt um Freude, Stärke und Energie.

Glücklicherweise wird die Wichtigkeit von Body-Positivity innerhalb der Fitnessindustrie zunehmend erkannt, was in den USA durch die Gründung der Body Positive Fitness Alliance (BPFA) deutlich wird. Die

BPFA verlangt von angegliederten Studios und Unternehmen, dass sie in den von der Gesellschaft erarbeiteten sieben Säulen der Body Positive Fitness geschult sind und sich nach diesen richten; so wird körperliche Aktivität zugänglicher und macht mehr Spaß. Außerdem fördert die Institution eine erfolgreiche Gemeinschaft, zu der Sportexperten gehören, die innerhalb Ihres Berufsfeldes arbeiten und den Fokus auf umfassende Gesundheit und Body-Positivity legen. Wir halten diese Säulen für revolutionär und empfehlen, nach diesen Qualitäten zu suchen, sei es in einer Fitnessumgebung oder bei einem Trainer.

Die sieben Säulen der Body Positive Fitness Alliance*

1. *Zugänglichkeit.* Ich sorge für eine Umgebung, in die jeder und jede aus jeder sozialen Schicht eintreten und seinen/ihren Körper bewegen kann, ohne sich darum zu sorgen, wie er/sie dabei aussieht.

2. *Nahbarkeit.* Ich entferne alle einschüchternden Elemente aus diesem von mir zur Verfügung gestellten Raum. Ich verstehe den Unterschied zwischen Einschüchterung und Herausforderung.

3. *Freude.* Ich berücksichtige die Tatsache, dass Menschen motiviert sind, wenn sie das Gefühl haben, zu einer Gemeinschaft zu gehören, in der sie ihr bestes Selbst werden und Spaß haben können!

4. *Gemeinschaft.* Ich habe eine Gemeinschaft voller Herzlichkeit und ohne Egoismus aufgebaut. Ich habe meinen Mitgliedern beigebracht, dass »fit« zu sein kein Aussehen hat. Jeder und jede, der/die bei uns eintritt, ist ein Mitglied unserer Familie. Wir feiern unser aller Erfolge, richten uns gegenseitig auf, wenn sich jemand schlecht fühlt, und tolerieren keine Wertungen.

5. *Tätigkeitsrahmen.* Ich stimme zu, dass ein Fitnessexperte nicht notwendigerweise ein Ernährungsexperte, ein Experte für psychische Ge-

* Nachgedruckt mit Genehmigung der Body Positive Fitness Alliance.

sundheit oder ein allgemeiner Gesundheitsberater ist. Bei einem Bedarf außerhalb meines Tätigkeitsbereichs verweise ich meine Mitglieder an eine entsprechende Fürsorgeeinrichtung. Ich kann evidenzbasierte Wissenschaft erkennen und schätze sie. Basis meiner Praxis sind erforschte und erwiesene Methoden.

6. *Vollständige Gesundheit.* Ich habe die Überzeugung, dass Gesundheit zu gleichen Teilen mental, körperlich und emotional ist. Ausgewogenheit ist der Schlüssel zur Gesundheit, und das eine Drittel kann nicht gedeihen, wenn ein anderes Drittel leidet.

7. *Body-Positivity.* Ich glaube, dass man das loben und feiern sollte, was man tun kann, und nicht sein Aussehen. Ich verstehe den Schaden, der bei Menschen angerichtet wurde, wenn man sie ermutigte, weniger Raum einzunehmen. Ich bin davon überzeugt, dass jeder Mensch in Bezug auf Form und Größe einzigartig ist und dass Form oder Größe eines Menschen nicht notwendigerweise ein Hinweis auf dessen Stärke, Ausdauer und Gesamtfitness und -gesundheit ist. Ich verstehe, dass Glück nicht von einer Größe abhängt und Fitness kein Aussehen hat.

Entdecken Sie körperliche Aktivitäten, die Ihnen Freude bereiten

In diesem Abschnitt werden wir körperliche Aktivitäten erkunden, die für Sie interessant sein könnten, außerdem die optimale Häufigkeit und Dauer einer Aktivität behandeln und überprüfen, wie sich Ihr Körper fühlt – natürlich alles mit der Betonung auf Freude!

Der Anfang

Um körperliche Aktivität zu einem erfreulichen Teil ihres Lebens zu machen, vergegenwärtigen Sie sich folgende Faktoren.

1. Was sind Ihre Vorlieben?

   ☐ Sich allein bewegen oder

   ☐ in einer Gruppe

   ☐ Sich drin bewegen oder ☐ im Freien

2. Wie fit schätzen Sie sich im Moment ein? ____________________

3. Wenn Sie den Grad Ihrer momentanen Fitness berücksichtigen, was wäre die angenehmste Art Aktivität zum Ausprobieren?

   ____

   ____

4. Wie möchten Sie sich nach körperlicher Betätigung fühlen? Vielleicht ruhig oder vielleicht energiegeladen?

   ____

   ____

   ____

ARBEITSBLATT KÖRPERLICHER AKTIVITÄTEN

Schauen Sie sich die Liste körperlicher Aktivitäten an. Die fünf mittleren Spalten verweisen auf verschiedene Aspekte der Aktivitäten – ob diese normalerweise als Spiel betrieben wird, ob man dabei allein oder in einer Gruppe aktiv ist (oder ob beides möglich ist) und ob sie drin oder im Freien stattfindet (oder beides). In der rechten Spalte bewerten Sie Ihr Interesse an einem Erkunden jeder Aktivität von 0 bis 10, wobei 0 nicht interessiert und 10 sehr interessiert bedeutet.

Aktivität	Spiel	Allein	Gruppe	Drinnen	Im Freien	Interesse (0–10)
Badminton	x		x	x	x	
Basketball	x		x	x	x	
Fahrradfahren		x	x	x	x	
Bodysurfing		x	x		x	
Boogieboard Surfing		x	x		x	
Skilanglauf		x	x		x	
Tanzen				x		
Ballett		x	x	x		
Gesellschaftstanz			x	x		
Tanzen im Club			x	x		
Hip-Hop			x	x		
Jazzdance			x	x		
Poledance			x	x		
nach YouTube-Videos		x		x		
Zumba			x	x		
Völkerball	x		x		x	
Flag Football	x		x		x	
Gartenarbeit		x			x	
Geocoaching	x				x	
Gymnastik				x		
Akrobatik				x		
Luftring oder Vertikaltuch				x		
Tumbling				x		
Gyrotonic		x	x	x		
Handball	x		x	x	x	
Wandern		x	x		x	
Hula-Hoop		x		x	x	

Aktivität	**Spiel**	**Allein**	**Gruppe**	**Drinnen**	**Im Freien**	**Interesse (0–10)**
Eislaufen		x	x	x	x	
Seilspringen		x	x	x	x	
Lasertag	x		x	x		
Kajakfahren		x	x		x	
Kickboxen			x	x		
Kampfkunst		x	x	x		
Capoeira		x	x	x		
Karate		x	x	x		
Kung-Fu		x	x	x		
Jiu-Jitsu		x	x	x		
Selbstverteidigung		x	x	x		
Taekwondo		x	x	x		
Tai-Chi		x	x	x		
Paintball	x		x		x	
Pilates		x	x	x		
Tischtennis	x		x	x	x	
Mit Ihrem Hund spielen		x		x	x	
Mit Kindern spielen	x		x	x	x	
Völkerball	x		x		x	
Verstecken	x		x	x	x	
Hüpfspiel	x		x		x	
Fangen	x		x		x	
Klettern		x	x	x	x	
Rollerskating oder Inlineskaten		x	x	x	x	
Laufen		x	x	x	x	
Segeln		x	x		x	
Skateboard fahren		x	x	x	x	
Skilaufen		x	x		x	

Aktivität	**Spiel**	**Allein**	**Gruppe**	**Drinnen**	**Im Freien**	**Interesse (0–10)**
Snowboarding		x	x		x	
Fußball	x		x		x	
Stand-up-Paddling		x	x		x	
Windsurfen		x	x		x	
Schwimmen		x	x	x	x	
Tennis	x		x		x	
Trampolin		x	x	x	x	
Videospiele	x	x	x	x		
Dance Dance Revolution	x	x	x	x		
Wii Fit	x	x	x	x		
Wii Tennis	x	x	x	x		
Just Dance	x	x	x	x		
Andere	x					
Volleyball	x		x	x	x	
Wakeboarding		x	x		x	
Gehen		x	x	x	x	
Gewichtheben		x	x	x		
Bodypump/Hot Iron (Gewichte zu Musik unter Anleitung heben)			x	x		
Circuit-Training mit Gewichten		x	x	x		
Freies Training mit Gewichten		x	x	x		
Yoga		x	x	x		

KÖRPERLICHE AKTIVITÄTEN ERKUNDEN

1. Schreiben Sie jene Aktivitäten in die Tabelle, denen Sie 7 Punkte oder mehr für Ihr Interesse daran gegeben haben. Dann umkreisen Sie davon jene drei, die Sie am liebsten ausprobieren wollen. (Wenn Ihnen keine der Aktivitäten reizvoll genug erschien, um 7 Punkte oder mehr zu vergeben, schreiben Sie hier ein paar Aktivitäten auf, mit denen Sie sich vielleicht zur Probe anfreunden könnten.)

2. Was brauchen Sie, um anzufangen? Denken Sie an Ihren Terminkalender, bequeme Kleidung, bequeme Schuhe, Ausrüstung und ein Check-up beim Arzt.

3. Was brauchen Sie, um Ihre Erwartungen realistisch zu halten, vor allem wenn Sie nicht fit sind oder wenn Sie eine neue Aktivität ausprobieren wollen, vielleicht sogar eine, die geübt werden muss, um neue Fähigkeiten zu entwickeln?

___

___

___

___

___

Wie viel Aktivität und wie oft?

Ein bisschen Bewegung ist besser als gar keine.

– Weltgesundheitsorganisation (WHO)

In diesem Abschnitt befassen wir uns damit, wie viel Aktivität man in einer Woche anstreben sollte, aber wie Sie oben gelesen haben, ist es wichtig, den Rat der Weltgesundheitsorganisation zu beherzigen: Jede Aktivität ist besser als gar keine. Wenn man die Gesundheitsvorteile körperlicher Aktivität wahrnehmen möchte, sind selbst kurze Zeitabschnitte von zehn Minuten vorteilhaft für Ihr Herz-Kreislauf-System (World Health Organization 2010). Bitte schelten Sie sich nicht, wenn Sie die folgenden Übungsziele im Moment nicht erreichen. Wichtig ist, dass Sie auf ihrem derzeitigen Level beginnen, auf eine Art, die sich gut für Sie anfühlt.

WIE VIELE MINUTEN IN DER WOCHE?

Sowohl die WHO als auch die Physical Activity Guidelines for Americans (Richtlinien zur körperlichen Aktivität für US-Amerikaner) empfehlen folgende Zielsetzungen für Erwachsene zwischen 18 und 64 Jahren.

- Streben Sie 75 bis 150 Minuten körperlicher Aktivität pro Woche an, abhängig davon, ob die Aktivität moderat oder intensiv ist (dazu mehr im nächsten Abschnitt).
- Nehmen Sie mindestens zwei muskelstärkende Aktivitäten pro Woche als Teil Ihrer gesamten Aktivitätszeit mit auf. (Beispiele dieser Art Aktivität umfassen manche Yoga-Stile und Übungen im Gewichtheben.)

Wenn Sie 65 Jahre oder älter sind, gelten die gleichen Leitlinien wie oben, mit einer zusätzlichen Empfehlung für diejenigen mit schlechter Mobilität: Nehmen Sie an mindestens drei Tagen pro Woche Aktivitäten mit auf, die das Gleichgewicht stärken und Stürzen vorbeugen.

ANSTRENGUNG ODER INTENSITÄT

Grundsätzlich bezieht sich *Intensität* darauf, wie sehr man sich bei einer Aktivität anstrengt, und das kann von Person zu Person unterschiedlich sein. Für die Messung der Anstrengung kann man eine Anstrengungsskala von 0 bis 10 verwenden, bei der Sitzen der 0 und die größtmögliche Anstrengung der 10 entspricht.

Moderat intensive Aktivität erfordert einen mittleren Grad an Anstrengung, etwa 5 oder 6 auf der Anstrengungsskala. Dabei erhöht sich Ihre Atem- und Herzfrequenz merkbar. Zu diesen Aktivitäten gehören zum Beispiel übliche Gartenarbeit und Gehen. Streben Sie für diese Art Aktivität 150 Minuten pro Woche an.

Intensive Aktivität entspricht etwa einer 7 oder 8 auf der Skala und geht einher mit einem starken Anstieg der Atem- und Herzfrequenz und oft auch mit Schwitzen. Beispiele sind Tennis, Joggen und Wandern in hügeligem Gelände. Wenn Sie diese Art Aktivität ausüben, sollten Sie mindestens 75 Minuten pro Woche anstreben.

Als allgemeine Faustregel gilt, dass zwei Minuten moderat intensiver Aktivität genauso viel zählen wie eine Minute hochintensiver Aktivität (U.S. Department of Health and Human Services 2008), sodass 30 Minuten moderat intensiver Aktivität ungefähr 15 Minuten hochintensiver Aktivität entsprechen.

Leitfaden für die Planung körperlicher Aktivität

Wenn Sie sich konkret überlegen, wie Sie 75 bis 150 Minuten Bewegung in einer Woche unterbringen können, scheint sich das überraschend gut verwirklichen zu lassen. Berücksichtigen Sie Ihre regelmäßigen Verpflichtungen, und verwenden Sie das folgende Wochenplanungsraster, um einzutragen, wann wie viel Bewegung für Sie realistisch ist.

	Ziel Minuten pro Woche	**Montag**	**Dienstag**	**Mittwoch**	**Donnerstag**	**Freitag**	**Samstag**	**Sonntag**
Beispiel: moderat	*150*		*10 Minuten Gehen*	*10 Minuten Gehen*	*10 Minuten Gehen*		*60 Minuten Yoga-Kurs*	*60 Minuten Gartenarbeit*
Beispiel: hoch-intensiv	*75*	*20 Minuten Joggen*		*20 Minuten flottes Gehen*		*20 Minuten Wandern*		*15 Minuten Gewicht-heben*
Woche 1								
Woche 2								
Woche 3								
Woche 4								

BEOBACHTEN SIE, WIE SIE SICH FÜHLEN

Es ist wichtig, darauf zu achten, wie Sie sich während und nach der Aktivität fühlen – das hilft Ihnen, Verletzungen vorzubeugen und Ihren Fokus auf das Gefühl der Freude während der Bewegung und die Vorteile der Aktivität (wie eine verbesserte Stimmung und Munterkeit) zu richten. Das folgende Tagebuch ist ein nützliches Instrument, um diese Faktoren zu beobachten.

In der linken Spalte notieren Sie das Datum, Ihre Aktivität und deren Dauer und in den mittleren Spalten, wie Sie sich während und nach der Aktivität fühlen. Achten Sie während der Aktivität auf die Intensität Ihrer Atmung, die Empfindungen Ihrer Muskeln (zum Beispiel entspannt, angespannt oder schmerzend) und die von Ihnen insgesamt wahrgenommene Anstrengungsbemühung. Dann überlegen Sie, ob sich die Aktivität angenehm, unangenehm oder neutral angefühlt hat. Nach der Bewegung denken Sie über die weniger direkten Wirkungen Ihrer Aktivität nach – hat sie Ihre Munterkeit, Stimmung oder Ihr Stressniveau verbessert? Einige dieser Wirkungen spüren Sie vielleicht sofort, andere später und diese Wirkungen können lange oder nur kurz anhalten. Schreiben Sie in die rechte Spalte alle anderen Anmerkungen über die Aktivität, die Sie möchten.

Aktivitätstagebuch: Wirkungen der körperlichen Aktivität

Datum	Aktivität	Dauer (Minuten)	Wie fühlten Sie sich … … während der Aktivität?			… nach der Aktivität?			Kommentare
			Angenehm	Unangenehm	Neutral	Munterkeit	Stimmung	Stress	

REFLEXION ÜBER DAS AKTIVITÄTSTAGEBUCH

Nachdem Sie dieses Tagebuch ein paar Tage lang ausgefüllt haben, schauen Sie sich Ihre Einträge an und beantworten Sie folgende Fragen.

Wie wirken sich Ihre wahrgenommene Anstrengung und die Atemintensität auf die Freude am Gesamterlebnis aus?

____

____

____

Was ist der Unterschied zwischen der Empfindung, sich belebt zu fühlen, und jener, sich von einer Aktivität erschöpft und ausgelaugt zu fühlen?

____

____

____

Was könnten Sie tun, um mehr Freude an der Aktivität zu empfinden, wenn diese sich unangenehm angefühlt hat? Denken Sie an die Intensität Ihrer Anstrengung, Ihre Erwartungen und überlegen Sie, ob Sie sich im Wettbewerb mit sich selbst oder anderen gefühlt haben. Berücksichtigen Sie auch andere Faktoren, zum Beispiel genügend Schlaf in der Nacht zuvor, wie oft Sie diese Aktivität schon durchgeführt haben.

____

____

____

Welche Trends hinsichtlich Stimmung, Munterkeit und Stressniveau haben Sie nach der Aktivität wahrnehmen können?

____

____

____

Haben Sie andere Vorteile bemerkt, zum Beispiel eine verbesserte Schlafqualität oder dass Sie Ihren Tag mit mehr Energie starteten?

____

____

____

Anfangs bemerken Sie vielleicht noch keine Trends eines verbesserten Allgemeinbefindens. Aber bedenken Sie, dass es etwa zwölf Wochen dauern kann, bis sich durch regelmäßige Bewegung ein physiologischer Effekt einstellt.

ZU VIEL KÖRPERLICHE AKTIVITÄT

Den größten Teil dieses Kapitels ging es darum, wie man Bewegungsarmut überwindet, aber es ist auch wichtig, dass man erkennt, wann man die Grenze überschritten hat und auf ungesunde Art zwanghaft aktiv ist. Das könnte sogar ein Anzeichen einer Essstörung sein. In der folgenden Tabelle sind einige Warnzeichen aufgeführt, die Sie beachten sollten. Kreuzen Sie die Aussagen an, die auf Sie zutreffen.

Ja	Warnzeichen
	Sie gehen weiter zum Workout, auch wenn Sie krank sind.
	Sie haben Schuldgefühle, wenn Sie einen Tag keinen Sport machen.
	Sie nehmen nicht an Aktivitäten mit Freunden teil (zum Beispiel Rad fahren oder spazieren gehen), weil es Ihnen als Zeitverschwendung erscheint (das heißt, Sie finden es nicht anstrengend genug, um als Sport zu zählen).
	Sie steigern die Häufigkeit Ihrer sportlichen Betätigung, wenn Sie denken, dass Sie zu viel oder Sachen mit zu vielen Kalorien gegessen haben.
	Sie fühlen sich ruhelos oder gereizt, wenn Sie einen Tag Pause oder weniger Sport machen.
	Sie machen länger Sport, als Sie ursprünglich wollten.
	Sie lügen Freunde und die Familie an, um zu verheimlichen, wie viel Sport Sie machen.
	Sie haben das Bedürfnis, ein immer längeres Workout zu machen, damit Sie sich gut fühlen.
	Sie lehnen es ab, auszugehen oder an anderen gesellschaftlichen Aktivitäten teilzunehmen, um Ihren Sport zu machen.
	Sie fühlen sich wie auf Entzug, wenn Sie keinen Sport machen, zum Beispiel werden Sie ängstlich oder depressiv.
	Sie fürchten, dass Sie nicht zum Workout zurückkehren können, wenn Sie aufhören, Sport zu machen.
	Sie glauben, dass Sie Schmerzen haben müssen, damit der Sport Ihnen Vorteile bringt (nach dem Mantra *Ohne Schweiß kein Preis*).
	Sie übertreiben beim Sport, um abzunehmen.

Wenn Sie glauben, dass Sie zu viel Sport machen, ist es wichtig, auf Ihren Körper zu hören, anstatt den Sportregeln in Ihrem Kopf zu folgen. Das kann bedeuten, dass Sie eine Zeit lang kein Workout machen und Ihren Körper sich erholen lassen sollten. Von ein paar versäumten Workouts geraten Sie nicht aus der Form, aber Sie könnten krank werden oder sich verletzen, wenn Sie keine Pause machen. Sich von übertriebenem Sport zu erholen, erfordert einen ähnlichen Prozess wie die Erholung von der Diätmentalität. Vielleicht wäre es sogar angebracht, einen Experten für Essstörungen aufzusuchen.

KURZE ZUSAMMENFASSUNG

Auch wenn es von zentraler Bedeutung ist, seinen Körper regelmäßig zu bewegen und langes Sitzen zu vermeiden, bleibt es doch auch wichtig, auf seinen Körper zu hören. Das kann heißen, dass man eine Pause macht, wenn man krank oder verletzt ist oder zu wenig geschlafen hat. Das ist kein Problem – es dient Ihrer Gesundheit und macht es wahrscheinlicher, dass Sie danach wieder regelmäßig körperlicher Aktivität nachgehen, was für das große Ganze Ihres Lebens wichtig ist.

KAPITEL 10

Prinzip 10

Erhalten Sie Ihre Gesundheit mit sanfter Ernährung

Entscheiden Sie sich für Nahrungsmittel, die Ihre Gesundheit und Ihre Geschmacksknospen ehren und dazu führen, dass Sie sich wohlfühlen. Denken Sie daran, dass Sie sich nicht genau nach irgendwelchen Richtlinien ernähren müssen, um gesund zu sein. Von einem Snack, einer Mahlzeit oder einem Essenstag bekommen Sie nicht plötzlich ein Nährwertdefizit oder nehmen zu. Es kommt darauf an, was Sie regelmäßig über längere Zeit essen – auf den Fortschritt kommt es an, nicht auf Perfektion.

Das letzte Kapitel in diesem Arbeitsbuch erreicht zu haben, ist eine große Leistung! Sie haben viele Stunden damit verbracht, alte Überzeugungen, Annahmen und Fantasien in Frage zu stellen. Sie haben sich Ihre Verhaltensweisen und Ihre Gedanken und Gefühle bewusst gemacht. Sie haben Frieden mit dem Essen geschlossen, sich das Versprechen gegeben, nie wieder eine Diät zu machen, herauszufinden gelernt, was Sie wirklich essen wollen und was Sie *wirklich brauchen*, wenn Sie essen wollen, obwohl Sie nicht hungrig sind. Sie haben geübt, Ihren Hunger zu honorieren und Ihre Sättigung zu spüren. Sie haben Gefühle der Traurigkeit zugelassen, wenn es an der Zeit war, mit dem Essen einer köstlichen Mahlzeit aufzuhören, und Sie haben Ihre emotionalen Muskeln gestärkt, um Ihre Gefühle auszuhalten. Sie empfinden mehr Respekt und Wertschätzung für Ihren Körper und für alles, was er für Sie tun kann. Sie haben einen Weg gefunden, Bewegung auf eine fröhliche und gesunde Art zurück in Ihr Leben zu bringen. Wir hoffen, Sie sind stolz auf all die Arbeit, die Sie geleistet haben!

Nun bleibt Ihnen noch eine letzte Aufgabe – herauszufinden, ob Sie bereit sind, sich mit der sich ständig verändernden Welt der Ernährung zu befassen und zu entscheiden, wie Sie diese erfolgreich in ihr Leben integrieren können. Es gibt einen Grund, warum wir *Erhalten Sie Ihre Gesundheit mit sanfter Ernährung* als zehntes und letztes Prinzip aufgenommen haben. Hätten wir schon am Anfang den Fokus auf Ernährung gerichtet, wäre es Ihnen wahrscheinlich schwergefallen, das Konzept von »guten« und »schlechten« Nahrungsmitteln in Frage zu stellen. Es war jedoch zunächst wichtig, dass Sie Nahrungsmittel als *emotional gleichwertig* ansehen können, um sich wirklich darauf einzustimmen, welche Nahrungsmittel Sie am besten zufriedenstellen und sich in Ihrem Körper gut anfühlen. Hoffentlich sind Sie jetzt bereit, dies darauf auszudehnen, welche Nahrungsmittel Sie in Ihre Welt aufnehmen wollen, um daraus den Vorteil guter Gesundheit zu ziehen.

Im Allgemeinen entwickelt sich der Wunsch, nahrhafte Nahrungsmittel in sein Essen aufzunehmen, ganz natürlich, sobald man die anderen Prinzipien in sein Leben aufgenommen hat. Menschen, die zum ersten Mal die Diätmentalität hinter sich lassen und Frieden mit dem Essen schließen, äußern oft, dass sie die Nahrungsmittel, die sie während des Diäthaltens essen mussten, nicht einmal mehr anschauen können. Salate, Äpfel, Hüttenkäse, Brokkoli und gegrillte Hühnerbrust ohne Haut sind die letzten Sachen, die sie attraktiv und zufriedenstellend finden. Doch haben sie dann wirklich Frieden mit dem Essen geschlossen und wissen hundertprozentig, dass sie nie wieder eine Diät machen werden, tritt eine seltsame Wandlung ein. Anstatt Visionen von Zuckerwatte, Kartoffelchips oder Schokoriegeln zu haben, verspüren sie tatsächlich ein Verlangen nach Salat oder Äpfeln, die ihnen Monate zuvor noch ein Gräuel waren!

Wie kommt das? Das ist das Paradox intuitiven Essens. Als Folge der umfassenden Erlaubnis, der Gewöhnung und der sensorisch-spezifischen Sättigung verschwindet der Reiz, der mit dem Essen von etwas Verbotenem oder Eingeschränktem einhergeht. Nahrungsmittel, die Sie vorher nur schuldbewusst und gedankenlos gegessen haben, erreichten nie einen solchen Punkt der Gewöhnung, und Ihre Geschmacksknospen merkten gar nicht, dass diese Sachen gar nicht so gut schmeckten wie am Anfang. Haben Sie aber erst einmal umfassende Erlaubnis, sind diese verbotenen

Nahrungsmittel keine große Sache mehr, die ständig danach verlangt, gegessen zu werden. Nahrungsmittel zu mögen, die man nicht mehr wollte oder rebellisch abgelehnt hat, wird damit Vorschub geleistet.

In diesem Kapitel werden Sie Übungen durchführen, die

- die Übereinstimmung von *Essenswahl und Körperbedürfnissen* erklären und überprüfen;
- Ihnen helfen, die Ausgewogenheit von nahrhaftem Essen und *Spaßessen* zu überprüfen;
- Ihnen helfen, die Wirkung abzuwägen, die Nährwerte auf Ihre Gesundheit und Ihre Nahrungsmittelwahl haben können;
- die Bedeutung von *wahrhafter Gesundheit* aufzeigen und überprüfen, ob Sie diese erreicht haben;
- Ihre Essensweisheit erkunden;
- Sie befähigen, genügend zu essen, um Energie und Wohlbefinden zu erhalten;
- die Wechselbeziehung zwischen Ernährung und Zufriedenheit erkunden.

Übereinstimmung von Essenswahl und Körperbedürfnissen

Dieser Teil intuitiven Essens tritt ein, wenn jemand die ersten neun Prinzipien verinnerlicht hat. Die Übereinstimmung von Essenswahl und Körperbedürfnissen spiegelt das Prinzip der sanften Ernährung wider, mit einem wichtigen Unterschied: Sie ist auch eine Form der interozeptiven Wahrnehmung und so bedeutend, dass sie der aktualisierten Skala intuitiven Essens (Tylka und Kroon Van Diest 2013) hinzugefügt wurde. Sie verdeutlicht, wie sich Essen in Ihrem Körper anfühlt – also welche Wirkung der Verzehr eines bestimmten Nahrungsmittels oder einer Mahlzeit auf Ihr Gefühl hat. Dieses innerliche Bewusstsein beeinflusst zusätzlich Ihre Entscheidung, was Sie essen, und geht über das hinaus, was Ihre Geschmacksknospen vielleicht möchten. Das bedeutet, dass die Zunge nicht der einzige Teil Ihres Körpers ist, den wir ehren, wenn wir eine Essensauswahl treffen.

So wird die Voraussetzung für mehr Selbstfürsorge durch Ernährung geschaffen – eben für das, was die sanfte Ernährung bietet. Man trifft dann Essensentscheidungen, die sowohl die Gesundheit und das Funktionieren des Körpers als auch den Genuss am Essen zum Ziel haben. Man entscheidet sich für Nahrungsmittel, durch die man sich besser fühlt und seine Energie und Leistungsfähigkeit steigert, wobei die Geschmacksknospen jedoch nicht ignoriert werden. Zufriedenheit ist immer der Motor intuitiven Essens. Zufriedenheit und Freude am Essen können nur dann entstehen, wenn Sie Nahrungsmittel wählen, die Ihren Gaumen kitzeln und Ihnen Freude bereiten. Nur ist dies nicht mehr der einzige Gesichtspunkt. Wie sich Ihr Körper fühlt und wie er funktioniert, wird nun bei Ihrer Essensauswahl genauso wichtig, und wenn Sie sich gut fühlen, werden Sie tatsächlich sogar noch mehr Zufriedenheit vom Essen erlangen. Wenn Sie sich nach dem Essen miserabel fühlen, spielt es keine Rolle, wie gut es geschmeckt hat; dann ist Ihr ganzes Erlebnis verdorben und Ihre Zufriedenheit herabgesetzt.

Die Übereinstimmung von Essenswahl und Körperbedürfnissen spiegelt sich in vielen Äußerungen wider:

- Ich möchte mehr Energie und Ausdauer.
- Ich möchte schwanger werden und mein Baby soll alles Nötige bekommen, damit es gut wächst und gesund ist.
- Manchmal bekomme ich zu schnell wieder Hunger. Vielleicht bleibe ich länger satt, wenn ich meine Essensauswahl etwas verändere.
- Ich glaube, ich nehme zu wenig nahrhafte Lebensmittel zu mir.
- Ich hatte seit Ewigkeiten keinen Salat und jetzt habe ich richtigen Heißhunger darauf.
- Ich möchte mich wirklich gerne besser fühlen.

Die nachfolgenden Fragen können Sie sich stellen, wenn Sie bereit sind, Ihre Essensauswahl auf Ihr Körperempfinden abzustimmen. Machen Sie diese Übung, wenn Sie leichten Hunger haben und darüber nachdenken, was Sie gerne essen würden. Während Sie jede Essensmöglichkeit erwägen, die Ihnen reizvoll erscheint, gehen Sie folgende Fragen durch.

Wie hat sich mein Körper gefühlt, als ich dies in der Vergangenheit gegessen habe?

___

___

___

Mochte ich dieses Gefühl?

___

___

Wie habe ich mich nach dem Essen gefühlt?

___

___

___

Würde ich mich wieder so fühlen wollen?

___

___

Hat dieses Essen oder diese Mahlzeit mir lang anhaltende Energie gegeben?

___

___

Die Botschaften aus Ihrem Körper

Horchen Sie in sich hinein und nehmen Sie wahr, wie Sie sich körperlich fühlen, nachdem Sie das von Ihnen ausgewählte Essen verzehrt haben. Ihr Körper wird Ihnen sagen, was bei Ihnen gut wirkt und was nicht. Manches sieht vielleicht großartig aus, macht Sie aber schläfrig, erzeugt Magenschmerzen oder führt zu einem schnellen Absinken Ihres Blutzuckers. Es ist wichtig, all dies abzuwägen und sich nicht einfach nur nach den Wünschen Ihrer Geschmacksknospen zu richten.

Stellen Sie sich folgende Fragen, nachdem Sie gegessen haben:

Wie hat sich mein Körper gefühlt, nachdem ich dieses Nahrungsmittel oder diese Mahlzeit gegessen habe? Mochte ich dieses Gefühl?

____

____

Gab es unschöne Nebenwirkungen – zum Beispiel Völlegefühl oder Blähungen, Bauchschmerzen, Kopfschmerzen oder Müdigkeit? Möchte ich diese Gefühle noch einmal haben?

____

Hatte ich nach dem Essen mehr Energie?

____

War ich nach dem Essen ausreichend gesättigt? Hat meine Mahlzeit oder mein Snack mich lange genug satt gehalten oder bekam ich schnell wieder Hunger?

____

____

Funktionieren meine Essensmuster im Allgemeinen gut für mich oder muss ich vielleicht etwas ändern?

Intuitives Essen ist ein dynamisches Zusammenspiel von Instinkt, Gefühl und Gedanken. Wenn es nötig ist, nutzen Sie von Zeit zu Zeit Ihr rationales Denken, damit es Ihnen hilft, irgendwelche Störfaktoren in Ihrem gesamten Essensprozess zu überwinden; zum Beispiel können sich Hungersignale oder Ihre Essenswahl aufgrund von Krankheit oder Emotionen verändern. Aber denken Sie auch daran, dieses Ziel mit einer Mentalität des *meistens* anzugehen. Manchmal können auch Veränderungen in Ihren Hungersignalen, Ihren Essenswünschen und in anderen Körpersignalen auftreten und Sie möchten diesen Änderungen vielleicht nachgeben und nicht gegen sie handeln. Das alles gehört zu einem intuitiven Esser!

Spaßessen gegen nahrhaftes Essen

Wenn man über Essen redet, von dem man meint, dass es weniger Wert hat, verwendet man oft den Begriff *Junkfood.* Aber wenn Sie an das englische Wort *junk* und seine deutsche Bedeutung Schrott oder Ramsch denken, was kommt Ihnen dann in den Kopf? Wahrscheinlich denken Sie an etwas, das in den Abfalleimer gehört, oder an etwas, das keinerlei Wert hat. Als intuitiver Esser könnten Sie erwägen, den Begriff *Junkfood* durch den Begriff *Spaßessen* zu ersetzen. Woran denken Sie, wenn Sie das Wort Spaß hören? Und wie beeinflusst das Wort Ihre Gefühle?

Warum haben Kinder am Wochenende keine Schule? Warum nehmen Sie Urlaub oder gehen sonntags zum Strand? Wenn wir nichts anderes täten, als zu arbeiten oder zu studieren, wären wir bald ausgebrannt. Wir brauchen Ruhezeiten, eine gelegentliche Auszeit; wir brauchen Spaß, um im Leben ein Gleichgewicht zu finden. Das gleiche Prinzip kann man auch auf das Essen übertragen. Wenn man nur noch strikt gesunde Sachen isst, riskiert man, aus dem Gleichgewicht zu geraten. Bei der anerkannten Essstörung Orthorexie sind die Betroffenen besessen von Nahrungsmitteln, die sie für gesund halten. Das hört sich nicht sehr nach Gleichgewicht an, nicht wahr? Deswegen schlagen wir vor, den Begriff *Junkfood* durch *Spaßessen* zu ersetzen. Spaßessen ist einfach Essen, nach dem man ein Verlangen hat und dessen Hauptnährwert ist, Energiequelle zu sein, also hauptsächlich aus Kalorien zu bestehen. Meist mangelt es ihm an Vitaminen, Mineralien, Proteinen oder Ballaststoffen.

Haben Sie Spaß – essen Sie diesen Keks oder Kartoffelchip. Wenn Sie kompletten Frieden mit dem Essen geschlossen haben, wird Spaßessen ganz sicher nicht alles sein, was Sie essen wollen. Eine Menge nahrhaftes Essen wird ebenfalls seinen Weg auf Ihren Teller finden.

Sind Sie bereit, bei Ihrer Essenswahl Nährwerte zu berücksichtigen?

In diesem Abschnitt schätzen Sie ein, inwieweit Sie bereit sind, Ihre Essenswahl mit Ihren Körperbedürfnissen in Übereinstimmung zu bringen. Sie werden dann eher bewerten können, ob Ihre Wahl von gesundem Essen wirklich von Heilung und Vertrauen bestimmt ist oder ob Sie noch etwas mehr daran arbeiten sollten, Frieden mit dem Essen zu schließen.

Was sind die Motive für Ihre Essenswahl?

Um Ihre Motivation für Ihre Essenswahl zu erkennen, werfen wir als Erstes einen Blick auf Ihre Absicht. Wenn Sie sich für ein Essen mit hohem Nährwert entscheiden, beruht Ihre Wahl dann auf dem echten Wunsch, Ihrer Essensaufnahme bewusst mehr Nährstoffe hinzuzufügen, oder eher auf einer früheren Essensregel? Beantworten Sie folgende Fragen, wenn sie gerade Hunger haben und entscheiden, was Sie essen wollen. Und beantworten Sie sie auf jeden Fall spontan. Die Antwort soll aus dem Bauch heraus kommen, ohne dass Sie darüber nachdenken, welches die »richtige« Antwort wäre.

1. Ist der Nährwert eines Nahrungsmittels das Einzige, was Sie berücksichtigen, wenn Sie Ihren Hunger wahrnehmen und entscheiden, was Sie essen?

Wenn Sie mit Ja geantwortet haben, sollten Sie darüber nachdenken, ob Sie von Natur aus gerne nahrhaft essen oder ob diese Entscheidung darauf beruht, dass Ihnen jahrelang gesagt wurde, Sie sollten sich gesünder ernähren. Das ist keine Frage, die man mit Ja oder Nein beantworten muss. Es kann sein, dass Sie Salat und Gemüse, Obst, Fisch und Bohnen wirklich mögen, auch wenn Sie wissen, dass alle nahrhaft sind. Aber horchen Sie tief in sich hinein, damit Sie die wahrhaftigste Antwort geben. Beschreiben Sie in diesem Kontext Ihre Beziehung zu nahrhaften Nahrungsmitteln.

Wenn Ihre Antwort besagt, dass Sie sich einfach nur danach richten, was Ihre Zunge sagt, ohne auf den Nährwert des Essens zu achten, überlegen Sie, ob Sie jemals daran denken, wie sich das Essen in Ihrem Körper anfühlt oder welche Wirkung es auf Ihren Körper haben könnte, nachdem der Verdauungsprozess begonnen hat.

Wenn Ihre Antwort lautete, dass Sie die meiste Zeit Essen aufgrund seines Nährwerts wählen, aber manchmal einfach nur, weil es gut schmeckt, denken Sie über Ihre emotionale Reaktion auf diese Philosophie nach. Fühlt sich dieses Konzept passend für Sie an?

Überprüfen Sie Ihre emotionale Beziehung zu Spaßessen. Welche Gefühle tauchen in Ihnen auf, wenn Sie sich dafür entscheiden, Spaßessen zu verzehren?

Wie oft haben Sie ein Verlangen nach Spaßessen? Täglich? Einige Male am Tag? Einmal in der Woche? Selten?

Wie viel Spaßessen können Sie verzehren und sich noch immer körperlich wohlfühlen? Sehr wenig? Eine mittelgroße Menge? Viel? (Dieses Empfinden ist subjektiv – geben Sie eine spontane Antwort aus dem Bauch heraus.)

Denken Sie über Ihre Antworten auf die vorherigen Fragen nach, um zu bestimmen, welche Rolle der Nährwertgehalt eines Essens im Allgemeinen für Sie spielt. Welchen der folgenden Aussagen stimmen Sie zu? (Wählen Sie so viele, wie auf Sie zutreffen.)

1. Sie wählen nahrhaftes Essen nur, weil Sie denken, dass Sie das tun sollten. Ja____ Nein _____

2. Sie mögen nahrhaftes Essen wirklich, weil es Ihnen schmeckt. Ja ____ Nein ____

3. Sie schätzen auch dessen Wert für Ihre Gesundheit. Ja ____ Nein ____

4. Sie wählen Spaßessen, wenn Sie ein Verlangen danach haben, es sei denn, Sie fühlen sich danach körperlich unwohl. Ja _____ Nein _____

5. Sie wählen Spaßessen eher als nahrhafteres Essen, unabhängig von seinem geringeren Nährwert oder der Reaktion Ihres Körpers auf diese Wahl. Ja____ Nein ____

Wenn Sie auf die Fragen 2 bis 4 mit Ja geantwortet haben, beruht Ihre Motivation für Ihre Essenswahl wahrscheinlich einerseits auf dem Wunsch, für Ihr körperliches Wohlbefinden nahrhaftes Essen zu verzehren, andererseits möchten Sie aber auch die Option haben, etwas nur wegen seines Geschmacks zu essen. Sie kümmern sich darum, wie Sie sich fühlen, und gleichzeitig möchten Sie ein zufriedenstellendes Essenserlebnis haben. Sie verurteilen sich nicht, wenn Sie etwas mit geringerem Nährwert essen, und Sie sind sich auch bewusst, wie Ihr Körper auf die Menge dieser von Ihnen gegessenen Nahrungsmittel reagiert. Sie sind bereit für sanfte Ernährung!

Wahrhafte Gesundheit

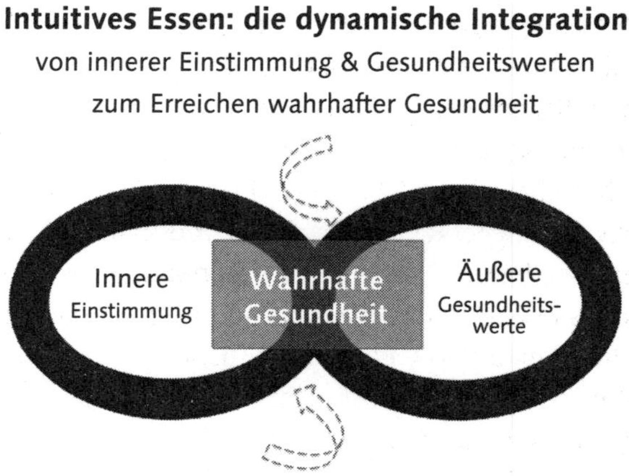

Abbildung 10.1 Wahrhafte Gesundheit
Nachgedruckt mit Genehmigung von Tribole und Resch 2012 / St. Martin's Press.

Ein gesunder Esser ist jemand, der nicht nur ein gesundes Gleichgewicht der Nahrungsmittel anstrebt, sondern auch eine gesunde Beziehung zum Essen hat. Ihre Essenswahl ruft kein Empfinden moralischer Überlegenheit oder Unterlegenheit hervor. Tatsächlich stellen Sie keinerlei Verbindung zwischen Ihrem Essverhalten und der Essenz dessen her, was Sie als Individuum ausmacht. Sie gehen einfach ganz neutral an das Empfangen der Botschaften aller entsprechenden Quellen heran und integrieren sie mit dem Ziel, in Ihrem Leben ein gesundes Gleichgewicht zu fühlen. Auf diese Art kommen Sie zu *wahrhafter Gesundheit.*

Wahrhafte Gesundheit wird erreicht, indem Sie die Botschaften Ihrer inneren Welt von Körper und Geist mit den Gesundheitsrichtlinien für Ernährung und Bewegung, die von seriösen Quellen der äußeren Welt stammen, zusammenbringen. Ihre innere Welt besteht aus einem dynamischen Wechselspiel von Instinkt, Gefühlen und Gedanken. Der Instinkt wird von dem primitiven, sich um Ihr Überleben kümmernden Teil Ihres Gehirns geleitet. Hier entsteht der Instinkt, zu essen, weil Sie Hunger haben, und mit dem Essen aufzuhören, wenn Sie satt sind. Leider kann der Instinkt Ihnen nicht immer helfen. Manchmal kann eine Krankheit Sie von Ihren Hungersignalen trennen. Und manchmal können Ihre Gefühle Ihre Hunger- und Sättigungssignale stören – zum Beispiel werden bei einigen Menschen ihre Hungersignale blockiert, wenn Sie ängstlich oder aufgebracht sind. Bei anderen können Gefühle und Gedanken dazu führen, dass sie über die Sättigung hinaus essen, um sich zu beruhigen oder ihre Gefühle zu betäuben. Glücklicherweise können wir dank unserer höchsten Hirnfunktionsebene, dem Neocortex, mithilfe rationaler Gedanken potenzielle körperliche oder emotionale Störungen außer Kraft setzen. In diesem dynamischen Zusammenspiel hilft Ihnen Ihre innere Welt, auf Ihre körperlichen und emotionalen Bedürfnisse eingestimmt zu bleiben.

Wahrhafte Gesundheit erreicht man, indem man auf die Botschaften seines Körpers eingestimmt bleibt und gleichzeitig aufmerksam gegenüber externen Gesundheitsrichtlinien ist, die von Ernährungsexperten auf der Grundlage wissenschaftlicher Forschung und Übereinstimmung erstellt werden. Zu Ihren äußeren Richtlinien können auch philosophische Prioritäten gehören, zum Beispiel die Berücksichtigung von Ökologie und Umwelt. Sie könnten sich Gedanken darüber machen, ob die Landwirtschaft nachhaltig ist, ob bei der Produktion von Nahrungsmitteln, Textilien oder anderen pflanzlichen oder tierischen Erzeugnissen Anbaumethoden eingesetzt werden, die die Umwelt, die öffentliche Gesundheit, menschliche Gemeinschaften und das Tierwohl schützen. Vielleicht kaufen Sie lieber ökologische Nahrungsmittel – solche, deren Anbaumethoden den Schutz von Boden und Wasser gewährleisten, die Umweltverschmutzung verringern und den Einsatz künstlicher Pestizide überflüssig machen. Sie können sich für Vegetarismus oder Veganismus entscheiden, sei es wegen der möglichen gesundheitlichen Vorteile oder aus persönlichen Gründen.

Wenn eines dieser philosophischen oder gesundheitspolitischen Themen Sie anspricht, ist es sehr wichtig, dass Sie Ihre Aufmerksamkeit nicht nur auf die äußere Welt richten, sondern gleichzeitig die Botschaften aus Ihrer inneren Welt ehren. Wenn Sie das Gefühl haben, dass Sie vielleicht eine starre Haltung gegenüber einem dieser neuen Gesichtspunkte einnehmen, ist das ein Alarmzeichen für die Notwendigkeit, Ihre Beziehung zum Essen neu zu bewerten. Dann empfiehlt es sich, die in diesem Arbeitsbuch verteilten Übungen zu wiederholen.

Ob Sie wahrhafte Gesundheit erreichen, können Sie überprüfen, indem Sie folgende Fragen beantworten:

Wie überprüfen Sie die Quellen und die wissenschaftlichen Aussagen, die Sie in Bezug auf Ernährung aus der äußeren Welt erhalten: soziale Medien, Zeitschriften, Freunde, Familie und so weiter? Suchen Sie nach wissenschaftlichen Erklärungen, übernehmen Sie einfach die Ansichten, die im Familien- oder Freundeskreis zirkulieren, oder verlassen Sie sich auf Ihr Bauchgefühl hinsichtlich dessen, was Sie hören?

Wenn Sie eine Information erhalten, die Ihnen wissenschaftlich stichhaltig erscheint, überlegen Sie dann, wie Sie sich körperlich und emotional fühlen werden, wenn Sie diese in Ihr Leben integrieren? Würden Sie etwas entbehren oder sich davon kontrolliert fühlen? Oder wären Sie dankbar, dass Sie informiert sind, und bereit, Opfer zu bringen, um Ihren Essstil zu verändern? Würden Sie sich anderen gegenüber vielleicht überlegen fühlen, die nicht auf diese Weise essen?

Wenn Sie die Information integrieren und in der Folge ängstlich werden, bewerten Sie dann erneut, ob diese Veränderungen in Ihrem Interesse sind? Meistens _____ Manchmal _____ Nie _____

Wenn Sie von dem letzten Ernährungswahn hören, zum Beispiel Vermeiden von Gluten, GVO (genetisch veränderte Organismen) oder zugesetztem Zucker, berücksichtigen Sie dann deren möglicherweise ungesunde Wirkungen auf Ihre Beziehung zum Essen, auf Ihren Geist und Körper? Meistens _____ Manchmal _____ Nie _____

Falls Sie diesen Wahn ablehnen, fühlen Sie sich ausgeschlossen, wenn andere dessen Nutzen anpreisen? Meistens _____ Manchmal _____ Nie _____

Wenn Sie sich gestresst und verletzlich fühlen, wenden Sie sich dann dem jüngsten Ernährungswahn zu, um ein falsches Gefühl von Macht und Kontrolle über Ihr Leben zu gewinnen? Meistens _____ Manchmal _____ Nie _____

Können Sie Ihre philosophischen Vorlieben respektieren (zum Beispiel die Rücksichtnahme auf die Umwelt), ohne dass Sie Ihre Essenswahl streng reglementieren? Meistens _____ Manchmal _____ Nie _____

Sie haben wahrscheinlich wahrhafte Gesundheit erreicht, wenn Sie

- die wissenschaftliche Gültigkeit von Ernährungsrichtlinien aus der äußeren Welt überprüfen;
- einige dieser Richtlinien in Ihr Leben übernehmen, ohne dass Sie deswegen ängstlich werden, ein Gefühl falscher Kontrolle über Ihr Leben bekommen oder sich anderen überlegen fühlen;
- Ihr körperliches Wohlbefinden ehren und dabei in Kontakt mit Ihrem Hunger, Ihrer Sättigung und Ihrer Zufriedenheit bleiben.

Essensweisheit

Wenn Sie bereit sind, mehr gesunde Ernährung in Ihr Leben aufzunehmen, ist jetzt die Zeit, um die Grundlagen der Essensweisheit zu erlernen und zu praktizieren, die das intuitive Essen Ihnen bietet. Sollte das Lesen dieser Einführung in Ihnen ein Gefühl der Entbehrung oder Ängstlichkeit auslösen, sind Sie vielleicht noch nicht so weit, um diesen Abschnitt zu lesen. Sie können jederzeit wieder hierher zurückkommen, wenn Sie sich in der Welt intuitiven Essens sicherer fühlen.

Die Basics: Vielfalt, Mäßigung und Ausgewogenheit

Beginnen wir mit einigen Fragen für Sie, um über einige grundsätzliche, aber sehr wichtige Konzepte für gesundes Essen nachzudenken. (Wenn Sie jetzt die Augen verdrehen, könnte das ein Zeichen sein, dass Sie noch nicht bereit für das Beantworten dieser Fragen sind.)

Wenn Sie das Wort *Vielfalt* hören, was geht Ihnen dann durch den Kopf? Klingt es für Sie wie ein Gesundheitsmantra, das vermutlich schwierig zu erreichen ist? Oder finden Sie die Vorstellung, eine Vielfalt an Nahrungsmitteln zu essen, vielleicht sinnvoll?

____

____

Nun denken Sie an *Mäßigung*. Eine langweilige Vorstellung? Oder vielleicht etwas, das die Art beschreibt, wie Sie im Moment essen?

____

____

Und was ist mit *Ausgewogenheit*? Wenn Sie dieses Wort hören, befürchten Sie dann, dass jede Mahlzeit perfekt ausgewogen sein muss? Oder stellen Sie sich bei Ausgewogenheit etwas vor, das weiter gefasst ist?

Beginnen wir mit *Vielfalt*. Wir versuchen im Allgemeinen unser Essen vielfältig zu gestalten, damit wir so viel Genuss wie möglich daraus ziehen können. (Erinnern Sie sich daran, dass der Genuss eines bestimmten Nahrungsmittels aufgrund der sensorisch-spezifischen Sättigung schon nach ein paar Minuten nachlässt.) Darüber hinaus führt eine tägliche Vielfalt von Nahrungsmitteln dazu, dass Sie eher eine breite Palette der in den Nahrungsmitteln enthaltenen Nährstoffe erhalten – zum Beispiel Proteine, Fette, Kohlenhydrate, Ballaststoffe, Vitamine, Mineralstoffe und sekundäre Pflanzenstoffe. Diäten begrenzen die Vielfalt der Nahrungsmittel und schließen manchmal ganze Nahrungsmittelgruppen aus. Es gab Zeiten, in denen kohlenhydratarme und eiweißreiche Diäten beliebt waren, dann wieder Perioden, die viele Kohlenhydrate und wenig Eiweiß favorisierten, gefolgt von extrem fettarmen Diäten und so weiter und so fort.

Wie können Sie die Vielfalt Ihrer Nahrungsmittel steigern, wenn Sie daran gewöhnt waren, nur bestimmte, Ihnen erlaubte Sachen zu essen, oder wenn Ihr Essverhalten zur Routine geworden ist und Sie immer die gleichen Nahrungsmittel gegessen haben?

Was das Thema der *Mäßigung* angeht, haben Sie vielleicht schon festgestellt, dass Sie als intuitiver Esser gemäßigter essen, weil Sie auf Hunger und Sättigung achten und mit allen Nahrungsmitteln Frieden geschlossen haben. Sie haben die Übungen in Kapitel 7, *Bewältigen Sie Ihre Gefühle ohne den Einsatz von Essen*, durchgeführt und essen nicht mehr exzessiv. Vielleicht haben manche unter Ihnen trotzdem das Gefühl, noch nicht durchgängig gemäßigt zu essen. Das kann an einigen Tagen leichter sein, an anderen haben Sie vielleicht noch Probleme.

Wenn Sie im Moment nicht gemäßigt essen, welche Prinzipien intuitiven Essens bräuchten dann mehr Übung?

____

____

____

____

____

Schauen wir uns zum Schluss das Thema *Ausgewogenheit* an. Manche Menschen interpretieren dieses Konzept vielleicht so, dass bei jeder Mahlzeit die Nährstoffe vollkommen ausgeglichen sein müssen. Das ist weder realistisch noch notwendig. In Studien, in denen Kleinkinder die Möglichkeit hatten, ihr Essen ohne Einschränkung aus einer großen Vielfalt an Nahrungsmitteln auszuwählen, zeigte sich, dass die Kinder im Verlauf einer Woche alle Nährstoffe erhielten, die sie für ihre Gesundheit brauchten. Sie bekamen insgesamt genügend Proteine, Kohlenhydrate, Fette, Vitamine, Mineralstoffe und Ballaststoffe in genau der Verteilung und dem Verhältnis, wie es zur Erhaltung ihrer Gesundheit nötig war (Birch et al. 1991). Erwachsene werden oft durch starke Einflüsse der Medien, ihrer Freunde und ganz sicher durch Diäten von ihrer intuitiven Weisheit getrennt, aber diese Weisheit kann wiedergewonnen werden.

Denken Sie an eine typische Woche. Glauben Sie, dass Sie in dieser Woche Nahrungsmittel in der Ausgewogenheit zu sich genommen haben, die für Sie nötig war? Gibt es Bereiche, auf die Sie achten sollten, um Ihre Ernährung im Laufe einer Woche auszubalancieren?

Ernährungsempfehlungen

Die US-Ernährungsrichtlinien werden alle fünf Jahre zusammen vom US-Gesundheitsministerium und dem US-Landwirtschaftsministerium aktualisiert und veröffentlicht (USDHHS und USDA 2015). Diese Richtlinien spiegeln die Erkenntnisse der aktuellen Ernährungswissenschaft wider und bilden die Grundlage für Ernährungspolitik und -programme in den Vereinigten Staaten. Wenn Sie diese Richtlinien beachten, bedenken Sie, dass sich die Wissenschaft weiterentwickelt und es zwangsläufig zu Änderungen kommen wird, wenn neue Forschungsergebnisse vorliegen. Deswegen scheinen einige Empfehlungen im Widerspruch zu früheren Richtlinien zu stehen, was für die Öffentlichkeit verwirrend sein kann – und ebenso für Ernährungswissenschaftler. Das ist ein weiterer Grund, sich um Vielfalt, Mäßigung und Ausgewogenheit zu bemühen, um die Lücken zwischen den sich ständig ändernden Empfehlungen zu schließen.

In diesem Abschnitt behandeln wir die fünf übergreifenden Ernährungsrichtlinien aus den Jahren 2015–2020. Denken Sie beim Lesen jedoch daran, dass die eigene Weisheit und das eigene Bauchgefühl eine wichtige Rolle spielen. Sogar die offizielle Zusammenfassung der Leitlinien fordert den Leser auf, Folgendes zu bedenken: »Diese Leitlinien verkörpern die Idee, dass ein gesundes Essverhalten keine starre Vorschrift ist, sondern vielmehr ein anpassungsfähiger Rahmen, innerhalb dessen Menschen Nahrungsmittel genießen können, die ihren persönlichen, kulturellen und traditionellen Vorlieben entsprechen« (USDHHS und USDA 2015, S. xi). Das ist eine wunderbare Veränderung und Entwicklung gegenüber früheren Richtlinien.

Bevor wir uns diese Richtlinien anschauen, sollen ein paar Informationen zur Ernährung die Grundlage für einige der Empfehlungen erläutern. Die von uns aufgenommene Energie setzt sich aus Kohlenhydraten, Proteinen und Fetten zusammen. Einen Großteil unserer Vitamine, Mineralstoffe und Ballaststoffe erhalten wir aus Obst, Gemüse, Vollkornprodukten, Bohnen und Nüssen.

- Kohlenhydrate sind unsere Hauptenergiequelle, vor allem für das Gehirn, da diese seine einzige Energiequelle sind. Diese wesentliche Energiequelle ist so wichtig, dass der Körper bei ungenügender Zufuhr die Muskeln ausschlachtet, indem er deren Proteine in Aminosäuren aufbricht und dann in Glukose umwandelt. (Dieser Vorgang wird als Glukoneogenese bezeichnet, was so viel bedeutet wie »die Bildung von neuem Zucker«.)
- Proteine sind die Bausteine von Muskeln, Organen, Haaren, Nägeln, Enzymen, Hormonen und mehr. Denken Sie daran: Wenn Sie nicht genügend Kohlenhydrate zu sich nehmen, verbraucht Ihr Körper Ihr Eiweiß – sowohl dasjenige, das Sie essen, als auch das in Ihrem Körper vorhandene. Dies ist eine sehr teure Energiequelle – sowohl in Euros als auch in Form eines Schadens für Ihren Körper!
- Fette sind für viele Funktionen notwendig – für die Aufnahme fettlöslicher Vitamine, für die Bildung der Myelinscheiden, die unsere Nerven schützen, für die Neurotransmitter-Rezeptoren in unserem Gehirn, um uns zu sättigen und zufriedenzustellen, um uns mit einer Isolierung zu versorgen, damit wir warm bleiben, um unsere inneren Organe zu schützen und mehr.
- Vitamine und Mineralstoffe tragen dazu bei, die Nahrung in Energie umzuwandeln, Zellschäden zu reparieren, die Knochen zu kräftigen, Wunden zu heilen und das Immunsystem zu stärken; und sie sind an der Produktion von Blutzellen, Hormonen und Neurotransmittern beteiligt, die neben anderen Funktionen mit der Stimmung und der Wahrnehmung zusammenhängen.
- Ballaststoffe unterstützen die Verdauung und sind für das gesunde Funktionieren des Magen-Darm-Trakts notwendig.

Die fünf übergreifenden US-amerikanischen Ernährungsrichtlinien der Jahre 2015–2020

Hier folgt ein Überblick über die Empfehlungen.

1. *»Beherzigen Sie in Ihrem ganzen Leben ein gesundes Essensmuster.«* Ein Essensmuster ist die Kombination der Nahrungsmittel und Getränke, die eine Person im Laufe der Zeit zu sich nimmt. Das entspricht unserer Empfehlung der Vielfalt. Zu einem gesunden Essensmuster gehört

   - eine Vielzahl von Gemüsesorten, darunter Gemüse unterschiedlicher Farben, Hülsenfrüchte (Bohnen und Erbsen), stärkehaltige Gemüse und Blattgemüse;
   - Obst, vor allem ganze Früchte anstatt Obstsaft;
   - Getreide, mindestens die Hälfte davon Vollkorngetreide;
   - Milchprodukte, darunter Milch, Joghurt, Käse und angereicherte Sojagetränke;
   - eine Vielzahl eiweißhaltiger Nahrungsmittel, darunter Meeresfrüchte, mageres Fleisch und Geflügel, Eier, Hülsenfrüchte (Bohnen und Erbsen), Sojaprodukte, Nüsse und Samen;
   - Öle, darunter solche aus Pflanzen und solche, die natürlich vorhanden sind in Nüssen, Samen, Meeresfrüchten, Oliven und Avocados.

2. *»Achten Sie auf Abwechslung, Nährstoffdichte und Menge.«* Jedes Nahrungsmittel bietet eine einzigartige Zusammensetzung von Nährstoffen. Sie haben eine bessere Chance, alle Grundlagen abzudecken, wenn Sie Ihre Auswahl an Nahrungsmittelarten erweitern. *Nährstoffdichte* bedeutet einfach, dass Sie mehr für Ihr Geld bekommen, wenn Sie Nahrungsmittel wählen, die mehr Nährstoffe und Energie pro Gramm enthalten. Nahrungsmittel mit hoher Nährstoffdichte sind zum Beispiel Nüsse und Samen, Bohnen, Avocados, Lachs, Grünkohl, Blaubeeren und Eigelb.

3. *»Beschränken Sie zugefügte Zuckerarten und reduzieren Sie Salz.«* Mit *zugefügten Zuckerarten* sind Haushaltszucker und Maissirup gemeint (wie auch die meisten anderen Süßungsmittel, zum Beispiel Honig), die Nahrungsmitteln bei der Verarbeitung zugesetzt werden oder die Sie selbst hinzufügen (zum Beispiel einen Löffel Zucker zum Kaffee oder Tee). Nicht gemeint sind die natürlich vorkommenden Zucker in Nahrungsmitteln wie Milch und Obst (und in einigen Gemüsesorten). (Hinweis: Dies heißt nicht, dass wir künstliche Süßstoffe befürworten, da man weiß, dass diese Sie von inneren Sättigungs- und Belohnungssignalen trennen.) Viele hochverarbeitete Nahrungsmittel, von Dosensuppen über Cracker bis zu Wurst und Schinken enthalten besonders viel Salz.

4. *»Stellen Sie auf eine gesündere Nahrungsmittel- und Getränkewahl um.«* Diese Empfehlung entspricht der Wahl von Nahrungsmitteln und Getränken mit einer höheren Nährstoffdichte. Zum Beispiel die Wahl von Milch oder frischem Saft statt Softdrinks, von frischem Obst und Gemüse statt Gemüse in Dosen oder in Sirup eingelegtem Obst und von Vollwertnahrungsmitteln statt hochverarbeiteten Nahrungsmitteln.

5. *»Gesunde Essensmuster für alle unterstützen.«* Das Ziel dieser Empfehlung ist es, die Wahl eines gesunden Lebensstils jenseits des Zuhauses auch auf die Schule, den Arbeitsplatz und die Gemeinde zu erweitern – durch einfache, zugängliche, kulturell angemessene und erschwingliche Mittel.

Essen Sie nicht zu viel – und nicht zu wenig

PROBLEME DAMIT, NICHT ZU VIEL ZU ESSEN

Wichtig zu erwähnen wäre noch, dass wir das Thema Portionsgrößen in diesem Buch ausgelassen haben. Portionsgrößen sind relevant, wenn man abgelenkt, eingeschränkt oder unbewusst isst, aber intuitive Esser müssen sich darum keine Sorgen machen, weil sie in Kontakt mit ihren Hunger- und Sättigungssignalen sind. Die US-Ernährungsrichtlinien aus den Jahren 2015–2020 betonen die »Wichtigkeit, sich nicht isoliert auf einzelne Nährstoffe oder Nahrungsmittel zu konzentrieren, sondern auf die Vielfalt dessen, was die Menschen essen und trinken – auf gesunde Essensmuster als Ganzes«. Trotzdem gibt es in den Richtlinien Kalorienziele, was die Diätmentalität verstärkt und daher problematisch ist.

PROBLEME DAMIT, ZU WENIG ZU ESSEN

Wie wir bereits besprochen haben, ist der ausreichende Verzehr einer breiten Vielfalt an Nahrungsmitteln notwendig, um die Nährstoffe zu erhalten, die für die Gesundheit insgesamt wichtig sind. Viele Menschen verfehlen dieses Ziel. Ihnen mangelt es zum Beispiel an essenziellen Vitaminen, weil sie nicht genug frisches Obst und Gemüse essen. Im Folgenden finden Sie also einige zu berücksichtigende Vorschläge – jedenfalls *meistens*. Es sind nur Ziele, die über einen bestimmten Zeitraum *durchschnittlich* erreicht werden sollen. Es sind *keine* starren Empfehlungen! Und wenn Sie sich beim Blick auf diese Empfehlungen unwohl fühlen, überschlagen Sie diesen Abschnitt bitte.

Verzehren Sie genügend von diesen Nahrungsmitteln:

- Obst und Gemüse – darunter viel dunkelgrünes Blattgemüse und farbenfrohes Obst und Gemüse, darunter rote und orange Sorten;
- Fisch – zweimal in der Woche;
- Kohlenhydrate – mindestens 130 Gramm am Tag für die meisten Erwachsenen und Teenager, erhöht auf 175 Gramm für Frauen in der Schwangerschaft und auf 210 Gramm während der Stillzeit. Wir betonen die Kohlenhydrate hier, weil sie sehr oft verteufelt und gefürchtet werden. Vergessen Sie nicht, Kohlenhydrate sind der ausschließliche Brennstoff für unser Gehirn.
- Nahrungsmittel mit hoher Nährstoffdichte;
- proteinreiche Nahrungsmittel, darunter Bohnen, Fisch, Geflügel, Fleisch, Eier, Milchprodukte und Nüsse. Viele Menschen nehmen viel mehr Proteine zu sich, als sie brauchen, aber es gibt auch einige, deren Proteinaufnahme ungenügend ist.

- hochwertige Fette – Omega-3-Fette aus Meeresfrüchten, Fischöl und Algen sowie Fette aus Olivenöl, Avocados, Nüssen, Samen, Leinöl und Rapsöl;
- vollwertige Nahrungsmittel – nicht verarbeitete, die noch ihre Ballaststoffe, Vitamine und Mineralstoffe enthalten.

Wenn Sie sich stärker auf Ihre Person zugeschnittene Informationen über Ihren Ernährungsbedarf wünschen, wenden Sie sich bitte an einen registrierten Ernährungsberater mit einer Ausbildung in intuitivem Essen. Die Liste der Bezugsquellen am Ende dieses Buches enthält Informationen zu entsprechenden Kontakten.

Überlegen Sie einen Moment, wie das Nahrungsmittelspektrum aussieht, das Sie in einer typischen Woche essen. Verzehren Sie eine ungenügende Menge von einem oder mehreren dieser Nahrungsmittel? Gibt es Kategorien, die Sie vernachlässigt haben? Wenn das der Fall ist, wie könnten Sie Ihre Ernährung verbessern?

- Müssen Sie öfter Nahrungsmittel einkaufen gehen?
- Sollten Sie die Restaurantarten erweitern, in denen Sie essen?
- Müssen Sie zu Hause etwas häufiger kochen?

____

____

____

Behalten Sie vor allem im Blick, dass intuitives Essen auf einem dynamischen Zusammenspiel aus Instinkt, Gefühlen und Gedanken besteht. Wenn nötig, benutzen Sie von Zeit zu Zeit Ihr rationales Denken, das Ihnen hilft, Abweichungen in Ihrem Essverhalten zu überwinden – zum Beispiel Veränderungen in Hungersignalen oder Ihrer Essenswahl aufgrund von Krankheit, Stress oder Emotionen. Und wenn Sie an einer Krankheit leiden, wenden Sie sich auf jeden Fall an einen registrierten Diätassistenten oder Ernährungsberater mit einer Ausbildung in intuitivem Essen, damit er Ihnen eine medizinische Ernährungstherapie empfiehlt. Essensentscheidungen zu treffen, die auf einem medizinischen Bedarf beruhen, und intuitives Essen schließen sich nicht gegenseitig aus.

Haben Sie bei Ihren täglichen Essensentscheidungen immer im Kopf, dass Sie mit dem Instinkt geboren wurden, das zu essen, was Sie brauchen, um Ihren Körper zu ernähren. Beim intuitiven Essen geht es darum, Sie an diesen Ort zurückzuführen und Sie von restriktivem Denken und emotionalem Essen zu befreien. Seien Sie versichert, dass Sie Ernährungsrichtlinien kennenlernen können, ohne dass diese zu einem neuen Regelwerk und neuen Einschränkungen werden. Sie können die darin enthaltenen Informationen für sich nutzen und gleichzeitig wissen, dass Ihr Körper Ihnen mitteilen wird, was Sie wirklich brauchen, um Vielfalt, Mäßigung und Ausgewogenheit in Ihr Essen zu bringen.

Ernährung und Zufriedenheit

In Kapitel 6, *Entdecken Sie den Genussfaktor*, haben Sie viele Übungen durchgeführt, die Ihnen halfen, die Nahrungsmittel zu erkennen, die Sie am zufriedensten machen. Nun fügen wir Ihrer Suche nach Zufriedenheit beim Essen noch einen weiteren Aspekt hinzu – die Nährwerte. Bei manchen Menschen kann das Besprechen von Nährwerten alte Gefühle über Nahrungsmittel auslösen, die sie wählen oder einschränken sollten – diese Gedanken sind ein Beweis einer noch in Ihnen vorhandenen Diätmentalität. Nehmen Sie sich dann einen Moment, um bei sich selbst zu überprüfen, ob das der Fall ist, und um diese Gedanken sofort zu hinterfragen:

Denken Sie daran, dass Zufriedenheit die treibende Kraft beim intuitiven Essen ist. Wenn Sie dieses Ziel immer im Kopf behalten, werden Sie nicht nur motiviert sein, alle Prinzipien intuitiven Essens einzuhalten, sondern auch einen Weg finden, um zum Erhalt Ihrer Gesundheit genügend nahrhafte Nahrungsmittel in Ihre wöchentliche Essenswahl mit einzubeziehen. Wenn Ihre Mahlzeit Sie zufriedener macht, indem Sie einige sehr nahrhafte Sachen mit aufnehmen, nun, dann tun Sie das auf jeden Fall. Ein ausgewogenes Verhältnis nahrhafter Speisen mit etwas Spaßessen aufrechtzuerhalten, ist der beste Weg zu lebenslangem, zufriedenstellendem Essen. Hören Sie auf jeden Fall auf die Botschaften, die Ihr Körper Ihnen in Bezug auf Ihre Essenswahl sendet, und nehmen Sie keine Wertung vor, wenn Sie sich für Nahrungsmittel mit geringerem Nährwert entscheiden.

Kurze Zusammenfassung

Es muss nicht perfekt sein

Manchmal werden Sie nicht die Möglichkeit haben, das zu bekommen, was Sie möchten. Vielleicht essen Sie bei Freunden oder Verwandten, weil Sie gerne mit ihnen zusammen sind, doch das Essen ist nicht nach Ihren Vorlieben zubereitet. Oder Sie reisen in ein Land, dessen Küche nicht reizvoll für Sie ist, oder es gibt dort nicht die frischen, nahrhaften Nahrungsmittel, die Sie bevorzugen. Oder Sie finden sich unerwartet in Situationen wieder, in denen es nicht das gibt, was Sie gerne essen, und Sie müssen sich mit dem abfinden, was zur Verfügung steht. Dann ist es wichtig, sich zu vergegenwärtigen, dass Sie noch viele Mahlzeiten vor sich haben – tatsächlich eine etwa alle drei oder vier Stunden! Sie werden noch sehr viel mehr Gelegenheiten bekommen, zu Ihrer Zufriedenheit und auch die Nahrungsmittel zu essen, die Ihren Präferenzen aufgrund ihres Nährwerts entsprechen. Eine einzige Mahlzeit – und sogar Essen über Wochen, wenn Sie auf einer längeren Reise sind – wird Ihre Ernährung insgesamt nicht beeinflussen. Beim intuitiven Essen geht es nicht um Perfektion – es geht nur darum, Ihnen Richtlinien für eine angenehme Beziehung zum Essen zur Verfügung zu stellen.

Also entspannen Sie sich. Denken Sie daran, dass es um das Konzept *meistens* geht. Streben Sie meistens nach Vielfalt, Mäßigung und Ausgewogenheit beim Essen. Genießen Sie meistens nahrhafte Lebensmittel und ein wenig Spaßessen. Essen Sie meistens zufriedenstellende Mahlzeiten.

Die Ruhe und das Vertrauen, die Sie in Bezug auf Essen fühlen und die auf Ihrer inneren Weisheit und Ihrer Perfektionsverweigerung beruhen, werden Ihnen lebenslange Freiheit und Freude am Essen schenken!

Sie haben nun viele Übungen durchgeführt, die mit allen zehn Prinzipien intuitiven Essens zusammenhängen. Wir hoffen, dass Sie dadurch ein tieferes Verständnis dafür gewonnen haben, was intuitives Essen bedeutet, und darauf vertrauen, die Botschaften Ihres Körpers und Ihrer inneren Weisheit hören zu können, sodass Sie wissen, was, wann und wie viel Sie essen sollten. Vielleicht müssen Sie zu einigen Übungen in diesem Arbeitsbuch zurückkehren, um Ihre Fähigkeiten im intuitiven Essen zu verfeinern. Je mehr Sie üben, desto stärker werden Sie mit einer Welt verbunden sein, die frei von Diäten ist, aber voll mit genussreichem Essen, Selbstachtung und Selbstwertgefühl!

Dank

Wir sind vielen Menschen dankbar, einschließlich, aber nicht begrenzt auf:

David Hale Smith, Inkwell Management, LLC, unserem Agenten, der sich für unsere Arbeit eingesetzt hat, und seiner Mitarbeiterin Liz Parker für ihre kluge Aufmerksamkeit für Einzelheiten.

Ryan Buresh, unserem Autorenbetreuer, für seine begeisterte Vision; Jennifer Eastman, unserer Redakteurin, für ihre Geduld und sorgfältige Hilfe; und dem New-Harbinger-Publications-Lektorenteam für dessen Beratung und Führung. Susan Albers, PsyD, dafür, dass sie uns New Harbinger Publications empfohlen und vorgestellt hat. St. Martin's Press für die Erlaubnis, Teile aus *Intuitiv abnehmen* zu übernehmen.

Tracy Tylka, PhD, dafür, dass sie intuitives Essen zum Thema der Forschung machte und viele seiner Teile überprüft hat.

Folgenden Forscherinnen und Forschern für das Teilen ihrer Werkzeuge und Einsichten: Kristin Neff, PhD, Lindo Bacon, PhD, Carl Lavie, MD, Catherine Cook-Cottone, PhD, Janet Polivy, PhD, und C. P. Herman, PhD, Ellen Satter, MS, RDN, MSSW, Susie Ohrbach, Jane Hirschmann, PhD, und Carol Munter, Laurel Mellin, PhD, Rachel Calgero, PhD, Diane Neumark-Sztainer, PhD, MPH, RD, Traci Mann, PhD, Leann Birch, PhD, Cynthia Price, PhD, MA, LMT.

Folgenden Communitys und Personen für ihr Eintreten für intuitives Essen: Health at Every Size, Certified Intuitive Eating Counselors und die Intuitive Eating Online Community.

Arlene Drake, PhD, LMFT, für ihre beständige und hilfreiche Unterstützung, ihre Ratschläge und ihre Geduld. (E. R.)

Pablo Nardi für seine standhafte Unterstützung und seine elementare Güte. (E. T.)

Shazi Shabatian, MS, RDN (Associate) und den Mitgliedern der von mir betreuten Expertengruppe für ihren Einsatz und ihre Ermutigung. (E. R.)

Samantha Mullen für ihre verlässliche und beständige Hilfe bei allen *Intuitive-Eating*-Projekten. (E. T.)

Weitere Informationen

Allgemein

Intuitiv essen – Buch
Tribole, E. und E. Resch, *Intuitiv essen*, Neuausgabe 2024 Goldmann Verlag

Intuitive Eating – Audio CD (in englischer Sprache)
Diese vier CDs sind ein großartiger Begleiter zu Ihrem Buch. Sie konzentrieren sich auf die praktischen Aspekte der Umsetzung intuitiven Essens. Es ist keine wörtliche Lesung des Buchs.

Intuitive Eating – offizielle Website (in englischer Sprache)
http://www.intuitiveeating.org
Die jüngsten Neuigkeiten aus unserem Blog und ein Kalender der Veranstaltungen. Hier finden Sie auch Artikel, Forschungen, Interviews und allgemeine Informationen über intuitives Essen.

Beratung und Unterstützung

Certified Intuitive Eating Counselor Directory
http://www.intuitiveeatingcounselordirectory.org

Eine Liste von Gesundheitsexperten, die im Prozess des intuitiven Essens ausgebildet und registriert sind. Wir erhalten zahlreiche Anfragen nach entsprechenden Gesundheitsexperten vor Ort. Um diese Lücke zu füllen, bieten wir Zertifizierungen für uns verbundene Gesundheitsexperten an. Dazu zählen Diätassistenten, Psychotherapeuten, Ärzte, Körpertherapeuten, Krankenschwestern, Chiropraktiker, Zahnärzte, berufsbezogene Therapeuten, lizenzierte Massagetherapeuten, lizenzierte Physiotherapeuten, lizenzierte Gesundheitserziehungsexperten, lizenzierte Gesundheits- und

Lebenscoaches und andere in Gesundheitsberufen Tätige, die in ihrer Arbeit die Prinzipien intuitiven Essens unterstützen.

Intuitive Eating Online Community (in englischer Sprache)
www.intuitiveeating.org/community

Lassen Sie sich inspirieren, teilen Sie Ihre Geschichte und profitieren Sie von den vielen Werkzeugen, die Ihre Reise zum intuitiven Essen unterstützen. Dies ist Ihre Gemeinschaft, mit über zehntausend Mitgliedern. Die Teilnahme ist gratis, aber Sie müssen sich registrieren.

Quellen für beruflich Interessierte

Wie man ein zertifizierter Intuitive Eating Counselor wird

Es liegt uns sehr am Herzen, die Botschaft intuitiven Essens durch uns verbundene Gesundheitsexperten zu verbreiten, die sich qualifizieren, um zertifiziert und dann in unserem Intuitive Eating Counselor Directory aufgenommen zu werden. Die Ausbildung dafür besteht aus drei Schritten:

1. Abschluss eines Selbststudiums, verwaltet von Helm Publishing (http://www.helmpublishing.com).

2. Teilnahme an einem Intuitive-Eating-PRO-Teleseminar-Training, durchgeführt von Evelyn Tribole

3. Supervision und Coaching, entweder bei Elyse Resch oder Evelyn Tribole

Nach erfolgreicher Zertifizierung haben Sie die Wahl zwischen folgenden Möglichkeiten:

1. Mitgliedschaft in der Certified Intuitive Eating Counselors Community

2. Aufnahme in das Certified Intuitive Eating Counselors Directory auf der Intuitive Eating Website (http://www.intuitiveeating.org)

Abbildung R.1 Logo der zertifizierten Berater für intuitives Essen

Weitere Einzelheiten und Informationen unter:
http://www.evelyntribole.com
http://www.elyseresch.com
http://www.intuitiveeatingprotraining.com
http://www.helmpublishing.com

Experten für intuitives Essen auf LinkedIn
http://bit.ly/LinkedIn-IEPro

Eine internationale Gruppe von fast viertausend Gesundheitsexperten. Wir teilen Neuigkeiten, Ansichten und Quellen.

Quellen

Adams, C. und M. Leary. 2007. »Promoting Self-Compassionate Attitudes Toward Eating Among Restrictive and Guilty Eaters.« *Journal of Social and Clinical Psychology* 26 (10): 1120–44.

Albertson, E., K. Neff und K. Dill-Shackleford. 2015. »Self-Compassion and Body Dissatisfaction in Women: A Randomized Controlled Trial of a Brief Meditation Intervention.« *Mindfulness.* 6 (3): 444–54.

Avalos, L., T. Tylka und N. Wood-Barcalow. 2005. »The Body Appreciation Scale: Development and Psychometric Evaluation.« *Journal of Body Image* 2: 285–297.

Bacon, L. und L. Aphramor. 2011. »Weight Science: Evaluating the Evidence for a Paradigm Shift.« *Nutrition Journal* 10: 9. DOI: 10.1186/1475-2891-10-9.

Barnes, R. und S. Tantleff-Dunn. 2010. »Food for Thought: Examining the Relationship Between Food Thought Suppression and Weight-Related Outcomes.« *Eating Behaviors* 11 (3): 175–79.

Barnett, J., K. Baker, N. Elman und G. Schoener. 2007. »In Pursuit of Wellness: The Self-Care Imperative.« *Professional Psychology: Research and Practice* 38 (6): 603–12.

Birch, L. L. und M. Deysher. 1986. »Calorie Compensation and Sensory Specific Satiety: Evidence for Self-Regulation of Food Intake by Young Children.« *Appetite* 7 (4): 323–31.

Birch, L. L., S. L. Johnson, G. Andresen, J. C. Peters, M. C. Schulte. 1991. »The Variability of Young Children's Energy Intake.« *New England Journal of Medicine* 324 (4): 232–23. DOI: 10.1056/NEJM199101243240405.

Brunstrom, J. und G. Mitchell. 2006. »Effects of Distraction on the Development of Satiety.« *British Journal of Nutrition.* 96 (4): 761–69.

Calogero, R. und K. Pedrotty. 2007. »Daily Practices for Mindful Exercise.« In *Handbook of Low-Cost Preventive Interventions for Physical and Mental Health: Theory, Research, and Practice*, edited by L. L'Abate, D. Embry, and M. Baggett, 141–60. New York: Springer-Verlag.

Cameron, J., G. Goldfield, G. Finlayson, J. Blundell und E. Doucet. 2014. »Fasting for 24 Hours Heightens Reward from Food and Food-Related Cues.« *PLOS ONE* 9 (1): e85970. DOI: 10.1371/journal.pone.0085970.

Carr, K. 2011. »Food Scarcity, Neuroadaptations, and the Pathogenic Potential of Dieting in an Unnatural Ecology: Binge Eating and Drug Abuse.« *Physiology and Behavior* 104: 162–67.

Cheval, B., P. Sarrazin und L. Pelletier. 2014. »Impulsive Approach Tendencies Towards Physical Activity and Sedentary Behaviors, but Not Reflective Intentions, Prospectively Predict Non-Exercise Activity Thermogenesis.« *PLOS ONE* 9 (12): e115238. DOI: 10.1371/journal.pone.0115238.

Cook-Cottone, C. 2015. *Mindfulness and Yoga for Self-Regulation: A Primer for Mental Health Professionals.* New York: Springer Publishing Company.

Cook-Cottone, C., E. Tribole und T. Tylka. 2013. *Healthy Eating in Schools.* Washington, D. C.: American Psychological Association.

Cornil, Y. und P. Chandon. 2015. »Pleasure as an Ally of Healthy Eating? Contrasting Visceral and Epicurean Eating Pleasure and Their Association with Portion Size Preferences and Well-Being.« *Appetite* 104: 52–9. DOI: 10.1016/j.appet.2015.08.045.

Craft, L., T. Zderic, S. Gapstur, E. VanIterson, D. Thomas, J. Siddique und M. Hamilton. 2012. »Evidence That Women Meeting Physical Activity Guidelines Do Not Sit Less: An Observational Inclinometry Study.« *The International Journal of Behavioral Nutrition und Physical Activity* 9: 122. http://doi.org/10.1186/1479-5868-9-122.

De Witt Huberts, J., C. Evers und D. de Ridder. 2013. »Double Trouble: Restrained Eaters Do Not Eat Less and Feel Worse.« *Psychology und Health* 28 (6): 686–700.

Dulloo, A., J. Jacquet und J. Montani. 2012. »How Dieting Makes Some Fatter: From a Perspective of Human Body Composition Autoregulation.« *Proceedings of the Nutrition Society* 71: 379–89.

Ekkekakis, P., G. Parfitt und S. Petruzzello. 2012. »The Pleasure and Displeasure People Feel When They Exercise at Different Intensities Decennial Update and Progress Towards a Tripartite Rationale for Exercise Intensity Prescription.« *Sports Medicine* 41 (8): 641–71.

Emmons, R. und E. McCullough. 2003. »Counting Blessings Versus Burdens: An Experimental Investigation of Gratitude and Subjective Well-Being in Daily Life.« *Journal of Personality and Social Psychology*. 84 (2): 377–89.

Epstein, L., J. Temple, J. Roemmich und M. Bouton. 2009. »Habituation as a Determinant of Human Food Intake.« *Psychological Review* 116 (2): 384–407. DOI: 10.1037/a0015074.

Field, A., S. Austin, C. Taylor, S. Malspeis, B. Rosner, H. Rockett und G. Colditz. 2003. »Relation Between Dieting and Weight Change Among Preadolescents and Adolescents.« *Pediatrics* 112: 900–906.

Fothergill, E., J. Guo, L. Howard, J. Kerns, N. Knuth, R.Brychta, K. Chen, M. Skarulis, M. Walter, P. Walter und K. Hall. 2016. »Persistent Metabolic Adaptation 6 Years After ›The Biggest Loser‹ Competition.« *Obesity Biology and Integrated Physiology* 24 (8): 1612–9. http:// dx.doi.org/10.1002/oby.21538.

Friedemann Smith C., C. Heneghan und A. Ward. 2015. »Moving Focus from Weight to Health. What Are the Components Used in Interventions to Improve Cardiovascular Health in Children?« *PLOS One* 10 (8): e0135115. http://dx.doi.org/10.1371/journal. pone.0135115.

Galloway A., C. Farrow und D. Martz. 2010. »Retrospective Reports of Child Feeding Practices, Current Eating Behaviors and BMI in College Students.« *Obesity* 18: 1330–35.

Gearhardt, A., W. Corbin und K. Brownell. 2009. »Preliminary Validation of the Yale Food Addiction Scale.« *Appetite* 52: 430–36.

Grecucci, A., E. Pappaianni, R. Siugzdaite, A. Theuninck und R. Job. 2015. »Mindful Emotion Regulation: Exploring the Neurocognitive Mechanisms Behind Mindfulness.« *BioMed Research International* 670724. http://doi.org/10.1155/2015/670724.

Hainer, V. und I. Aldhoon-Hainerova. 2013. »Obesity Paradox Does Exist.« *Diabetes Care* 36(Suppl 2): S276–S281.

Hallowell, E. 2007. *CrazyBusy: Overstretched, Overbooked, and About to Snap! Strategies for Handling Your Fast-Paced Life*. New York, NY: Ballantine Books.

Hamilton, M., D. Hamilton und T. Zderic. 2004. »Exercise Physiology Versus Inactivity Physiology: An Essential Concept for Understanding Lipoprotein Lipase Regulation.« *Exercise and Sport Sciences Reviews* 32 (4): 161–66.

Harned, M., L. Dimeff, E. Woodcock, T. Kelly, J. Zavertnik, I. Contreras und S. Danner. 2014. »Exposing Clinicians to Exposure: A Randomized Controlled Dissemination Trial of Exposure Therapy for Anxiety Disorders.« *Behavior Therapy* 45 (6): 731–44.

Harrington, M., S. Gibson und R. Cottrell. 2009. »A Review and Meta-Analysis of the Effect of Weight Loss on All-Cause Mortality Risk.« *Nutrition Research Reviews* 22 (01): 93–108.

Hetherington, M., B.J. Rolls und J. Burley. 1989. »The Time Course of Sensory-Specific Satiety.« *Appetite* 12 (1): 57–68.

Henson, J., D. Dunstan, M. Davies und T. Yates. 2016. »Sedentary Behaviour As a New Behavioural Target in the Prevention and Treatment of Type 2 Diabetes.« *Diabetes/Metabolism Research und Reviews* 32 (Suppl. 1): 213–20.

Herbert, B., J. Blechert, M. Hautzinger, E. Matthias und C. Herbert. 2013. »Intuitive Eating Is Associated with Interoceptive Sensitivity. Effects on Body Mass Index.« *Appetite* 70: 22–30.

Herbert, B., E. Muth, O. Pollatos und C. Herbert. 2012. »Interoception Across Modalities: On the Relationship Between Cardiac Awareness and the Sensitivity for Gastric Functions.« *PLOS One* 7 (5): e36646.

Herman, C. und J. Polivy. 1984. »A Boundary Model for the Regulation of Eating.« In *Eating and Its Disorders*, edited by A. Stunkard and E. Stellar, 151. New York, NY: Raven Press.
Holmes, M., M. Fuller-Tyszkiewicz, H. Skouteris und J. Broadbent. 2014. »Improving Prediction of Binge Episodes by Modelling Chronicity of Dietary Restriction.« *European Eating Disorders Review* 22: 405–11.
Ihuoma, U. E., P. A. Crum und T. L. Tylka. 2008. »The Trust Model: A Different Feeding Paradigm for Managing Childhood Obesity.« *Obesity* 16 (10) 2197–204. DOI: 10.1038/oby.2008.378.
Jansen, E., S. Mulkens und A. Jansen. 2007. »Do Not Eat the Red Food! Prohibition of Snacks Leads to Their Relatively Higher Consumption in Children.« *Appetite* 49: 572–77.
Jansen, E., S. Mulkens, A. Emond und A. Jansen. 2008. »From the Garden of Eden to the Lund of Plenty. Restriction of Fruit and Sweets Intake Leads to Increased Fruit and Sweets Consumption in Children.« *Appetite* 51 (3): 570–75.
Keeler, C., R. Mattes und S. Tan. 2015. »Anticipatory and Reactive Responses to Chocolate Restriction in Frequent Chocolate Consumers.« *Obesity* 23 (6): 1130–35.
Køster-Rasmussen, R., M. Simonsen, V. Siersma, J. Henriksen, B. Heitmann und N. Olivarius. 2016. »Intentional Weight Loss and Longevity in Overweight Patients with Type 2 Diabetes: A Population-Based Cohort Study.« *PLOS One* 11 (1): e0146889. http://dx.doi.org/10.1371/journal.pone.014688.
Kristeller, J. und R. Wolever. 2011. »Mindfulness-Based Eating Awareness Training for Treating Binge Eating Disorder: The Conceptual Foundation.« *Eating Disorders* 19 (1): 49–61.
Lavie, C. 2014. *The Obesity Paradox: When Thinner Means Sicker and Heavier Means Healthier.* New York: Hudson Street Press.
Levine, J., M. Vander Weg, J. Hill und R. Klesges. 2006. »Non-Exercise Activity Thermogenesis: The Crouching Tiger Hidden Dragon of Societal Weight Gain.« *Arteriosclerosis, Thrombosis, and Vascular Biology* 26: 729–36.
Long, C., J. Blundell und G. Finlayson. 2015. »A Systematic Review of the Application and Correlates of YFAS-Diagnosed ›Food Addiction‹ in Humans: Are Eating-Related ›Addictions‹ a Cause for Concern or Empty Concepts?« *European Journal of Obesity* 3: 386–401.
Mann, T. 2015. *Secrets From the Eating Lab.* New York: HarperCollins.
Massey, A. und A. Hill. 2012. »Dieting and Food Craving. A Descriptive, Quasi-Prospective Study.« *Appetite* 58 (3): 781–85.
Neal, D., W. Wood, M. Wu und D. Kurlunder. 2011. »The Pull of the Past: When Do Habits Persist Despite Conflict with Motives?« *Personality and Social Psychology Bulletin* 37 (11): 1428–37.
Neff, K. 2003. »Self-Compassion: An Alternative Conceptualization of a Healthy Attitude Toward Oneself.« *Self and Identity* 2: 85–101.
Neff, K. 2016. »The Self-Compassion Scale Is a Valid and Theoretically Coherent Measure of Self-Compassion.« *Mindfulness* 7 (1): 264–74.
Neff, K. und A. Costigan. 2014. »Self-Compassion, Wellbeing, and Happiness.« *Psychologie in Österreich* 2/3: 114–19.
Neumark-Sztainer, D., M. Wall, N. Arson, M. Eisenberg und K. Loth. 2011. »Dieting and Disordered Eating Behaviors from Adolescence to Young Adulthood: Findings from a 10-Year Longitudinal Study.« *Journal of the American Dietetic Association* 111: 1004–11.
Ozier, A., O. Kendrick, L. Knol, J. Leeper, M. Perko und J. Burnham. 2007. »The Eating and Appraisal Due to Emotions and Stress (EADES) Questionnaire: Development and Validation.« *Journal of the American Dietetic Association* 107 (4): 619–28.
Paddock, N. 2014. »Alcohol Disrupts Body's Sleep Regulator.« *Medical News Today.* Dezember 11.
Parfitt G., H. Evans und R. Eston 2012. »Perceptually Regulated Training at RPE13 Is Pleasant and Improves Physical Health.« *Medicine and Science in Sports and Exercise* 44 (8): 1613–18. DOI: 10.1249/MSS.0b013e31824d266e.
Péneau S., E. Ménard, C. Méjean, F. Bellisle, S. Hercberg. 2003. »Sex and Dieting Modify the

Association Between Emotional Eating and Weight Status.« *American Journal of Clinical Nutrition* 97: 1307–13.

Petruzzello, S. 2012. »Doing What Feels Good (and Avoiding What Feels Bad) – A Growing Recognition of the Influence of Affect on Exercise Behavior: A Comment on Williams et al.« *Annals of Behavioral Medicine* 44 (1): 7–9.

Pietilainen, K., S. Saarni, J. Kaprio und A. Rissanen. 2012. »Does Dieting Make You Fat? A Twin Study.« *International Journal of Obesity* 36: 456–64.

Rezende, L., T. Sa, G. Mielke, J. Viscondi, J. Rey-Lopez und L. Garcia. 2016. »All-Cause Mortality Attributable to Sitting Time.« *American Journal of Preventive Medicine* 51 (2): 253–63.

Robinson, E., P. Aveyard, A. Daley, K. Jolly, A. Lewis, D. Lycett und S. Higgs. 2013. »Eating Attentively: A Systematic Review and Meta-Analysis of the Effect of Food Intake Memory and Awareness on Eating.« *American Journal of Clinical Nutrition* 97: 728–42.

Rolls, B. J. 1986. »Sensory-Specific Satiety.« *Nutrition Reviews* 44 (3): 93–101. DOI: 10.1111/j.1753-4887.1986.tb07593.x.

Ross, R., S. Blair, L. de Lannoy, J. Després und C. Lavie. 2015. »Changing the Endpoints for Determining Effective Obesity Management.« *Progress in Cardiovascular Disease* 57 (4): 330–36.

Schoenefeld, S. und J. Webb. 2013. Self-Compassion and Intuitive Eating in College Women: Examining the Contributions of Distress Tolerance and Body Image Acceptance and Action. *Eating Behaviors* 14: 493–96.

Segar, M., J. Eccles und C. Richardson. 2011. »Rebranding Exercise: Closing the Gap Between Values and Behavior.« *International Journal of Behavioral Nutrition und Physical Activity* 8: 94. https://ijbnpa.biomedcentral.com/articles/10.1186/1479-5868-8-94.

Stice, E., K. Burger und S. Yokum. 2013. »Caloric Deprivation Increases Responsivity of Attention and Reward Brain Regions to Intake, Anticipated Intake, and Images of Palatable Food.« *NeuroImage* 67: 322–30.

Stice, E., K. Davis, N. Miller und C. Marti. 2008. »Fasting Increases Risk for Onset of Binge Eating and Bulimic Pathology: A 5-Year Prospective Study.« *Journal of Abnormal Psychology* 117 (4): 941–46.

Tomiyama, A., J. Hunger, J. Nguyen-Cuu und C. Wells. 2016. »Misclassification of Cardiometabolic Health When Using Body Mass Index Categories in NHANES 2005–2012.« *International Journal of Obesity* 40: 883–86. DOI: 10.1038/ijo.2016.17.

Tomiyama, A., T. Mann, D. Vinas, J. Hunger, J. Dejager und S. Taylor. 2010. »Low Calorie Dieting Increases Cortisol.« *Psychosomatic Medicine* 72 (4): 357–64.

Tribole, E. und E. Resch. 1995. *Intuitive Eating.* 1st ed. New York: St. Martin's Press.

Tribole, E. und E. Resch. 2012. *Intuitive Eating.* 3rd ed. New York: St. Martin's Press.

Truong, G., D. Turk und T. Hundy. 2013. »An Unforgettable Apple: Memory and Attention for Forbidden Objects.« *Cognitive, Affective, and Behavioral Neuroscience* 13 (4): 803–13.

Tsafou, K., D. De Ridder, R. van Ee, J. Lacroix. 2015. »Mindfulness and Satisfaction in Physical Activity: A Cross-Sectional Study in the Dutch Population.« *Journal of Health Psychology.* DOI: 10.1177/1359105314567207.

Tylka, T. 2006. »Development and Psychometric Evaluation of a Measure of Intuitive Eating.« *Journal of Counseling Psychology* 53: 226–40.

Tylka, T. und A. Kroon Van Diest. 2013. »The Intuitive Eating Scale-2: Item Refinement and Psychometric Evaluation with College Women and Men.« *Journal of Counseling Psychology* 60 (1): 137–53.

Tylka, T., R. Annunziato, D. Burgard, S. Daníelsdóttir, E. Shuman, C. Davis und R. Calogero. 2014. »The Weight-Inclusive Versus Weight-Normative Approach to Health: Evaluating the Evidence for Prioritizing Well-Being over Weight Loss.« *Journal of Obesity,* article ID 983495, http://dx.doi.org/10.1155/2014/983495.

Tylka, T., Christophe Maïano, Matthew Fuller-Tyszkiewicz, Jake Linardon, C. Blair Burnette,

Jennifer Todd, Viren Swami. 2024. »The Body Appreciation Scale-3: Development and Psychometric Evaluation.«

Urbszat, D., C. Herman und J. Polivy. 2002. »Eat, Drink, and Be Merry, For Tomorrow We Diet: Effects of Anticipated Deprivation on Food Intake in Restrained and Unrestrained Eaters.« *Journal of Abnormal Psychology* 111 (2): 396–401.

USDHHS 2008. *Physical Activity Guidelines*. www.health.gov/paguidelines.

USDHHS und USDA. 2015. *Dietary Guidelines for Americans 2015–2020*. 8th ed. verfügbar unter http://health.gov/dietaryguidelines/2015/guidelines.

Wegner, D., D. Schneider, S. Carter und T. White. 1987. »Paradoxical Effects of Thought Suppression.« *Journal of Personality und Social Psychology* 53 (1): 5–13.

Wenzlaff, R. und D. Wegner. 2000. »Thought Suppression.« *Annual Review of Psychology* 51: 59–91.

World Health Organization. 2006. Constitution of the World Health Organization-Basic Documents, 45th ed., Supplement, October.

World Health Organization. 2010. *Global Recommendations on Physical Activity for Health*. Geneva, Switzerland: WHO Press.

Wood A., J. Maltby, R. Gillett, P. Linley und S. Joseph. 2008. »The Role of Gratitude in the Development of Social Support, Stress, and Depression: Two Longitudinal Studies.« *Journal of Research in Personality* 42 (4): 854–71.